VADIM TSCHENZE

Vetucha-Heilung

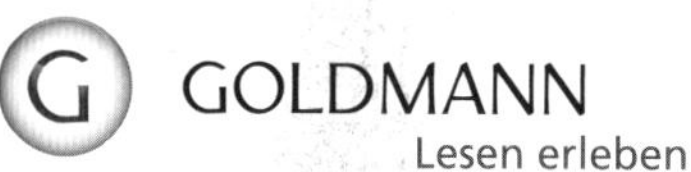

Buch

In der Familie Vadim Tschenzes gehört die Kunst des Heilens zur Familientradition. Seine Großmutter Baba Walja war eine bekannte russische Heilerin, die den Autor in die Geheimnisse der Arbeit mit Ritualen eingeführt hat. Dieses Buch ist ein Leitfaden zur Energiearbeit mit Ritualen, Rezepten und Übungen, die einfach nachzuvollziehen sind. Es enthält Anleitungen zur Herstellung von Ikonen und gibt wertvolle Tipps, die zur Selbstheilung ebenso wie zur Heilung anderer angewandt werden können.

Autor

Vadim Tschenze, geb. 1973 in Usbekistan, lebt und arbeitet am Bodensee in der Schweiz. Sein spirituelles Wissen über die Parapsychologie, Naturheilkunde und Spiritualität ist ein Familienerbe, denn seit vielen Generationen arbeitet seine Familie in den Bereichen Heilung und spirituelle Beratung. Er leitet die Vadim-Tschenze-Akademie für Geistheilen, Schamanismus und Medialität und ist Autor zahlreicher erfolgreicher Bücher.

Von Vadim Tschenze sind bei Goldmann außerdem erhältlich:

Vadims Methode (22073)
Wer war ich in meinem früheren Leben? (22143)
Vadims schamanischer Kalender (22190)
Sex und Karma (22217)
Heilenergetische Ernährung (22219)
Meine 100 Seelenschützer (22243)
Matrix-Wiederherstellung (22216)
Das Engel-Alphabet (22291)

Vadim Tschenze

Vetucha-Heilung

Die russische Magiemethode zur Selbstheilung

GOLDMANN

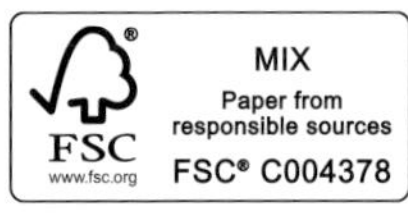

Penguin Random House Verlagsgruppe FSC® N001967

4. Auflage
Originalausgabe Januar 2016

Umschlaggestaltung: UNO Werbeagentur, München
Umschlagmotiv: © FinePic®, München
Lektorat: Ingrid Lenz-Aktas, Aschheim
FM · Herstellung: cb
Satz: Satzwerk Huber, Germering
Druck und Bindung: PB Tisk, a.s., Pribram
Printed in Czech Republic
ISBN 978-3-442-22136-3
www.goldmann-verlag.de

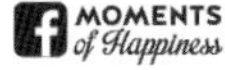

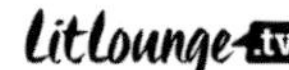

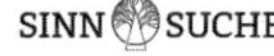

Inhalt

Dank

Ich danke meiner Oma Baba Walja, die mir die Liebe zu Vetucha-Ritualen und zu Ikonen in die Wiege gelegt hat. Dank ihr kann ich Menschen helfen und sie zum inneren Licht begleiten. Ihr Wissen lebt noch heute und unterstützt Menschen in schwierigen Lebenslagen. Ich bedanke mich bei all meinen Lesern und Schülern, die mich bei meiner Arbeit motiviert haben. Ich danke auch allen, die mir bei der Erstellung dieses Buches von Beginn an zur Seite standen. Mein besonderer Dank gilt meiner gesamten Familie und dem Verleger.

Ihr Vadim Tschenze

Vorwort

»Akzeptiere das Schicksal,
aber verwandele es in deine Bestimmung!«
Anonymus

Lieber Leser,
ich bin in einer russischen Familie aufgewachsen, in der Heilung, Rituale und Gebete zum Alltag gehören. Daher ist es für mich ziemlich »normal«, Rituale zu vollziehen. Diese Rituale stellen eine Art Brücke zu Mutter Natur dar. Sie funktionieren seit Jahrtausenden. Manche halten rituelle Vorgänge für »Aberglauben«, doch hat jeder »Aberglaube«, der zu alten Lehren gehört, Hand und Fuß. Heutzutage kann man die Wirkungsweise solcher Rituale durch Impulslehre, Elemente-Eigenschaften oder auch durch die Quantenphysik erklären.

Schon als Kleinkind erlebte ich magische Vorgänge, die meine Oma durchführte, und lernte Kräutermischungen, die Arbeit mit Elementen und Bedeutungen von Bäumen und Steinen kennen. Die Vetucha-Heilung gehörte zu meiner Kindheit. Ich kann mir meine Kindheit ohne diese Erfahrung gar nicht vorstellen, denn genau diese hat mich zu dem gemacht, was ich heute bin – zu einem Vetucha-Schamanen.

In diesem Buch finden Sie den zusammengetragenen Erfahrungsschatz meiner Familie, welcher mir schon von klein auf beigebracht wurde. Den größten Teil des Wissens habe ich durch meine bereits verstorbene Großmutter Baba Walja überliefert bekommen. Ich sage ihr immer wieder ein riesiges Dankeschön, dass es sie auf dieser Erde gab. Ich freue mich sehr, Ihnen dieses Wissen, das oft Wunder bewirkt, weitergeben zu können.

In meiner Arbeit als spiritueller Therapeut verwende ich Vorgänge aus der russischen weißen Magie sowie die neuen Erfahrungen der Energielehre zur Genesung meiner Klienten. Ich freue mich, Ihnen all dies nun auch als Buch vorlegen zu können – das Buch über die Vetucha-Heilung.

Dieses Buch widme ich meinen Fernsehzuschauern und Lesern, die an meiner Arbeit Interesse gefunden haben.

Falls Sie, liebe Leserinnen und Leser, in meinen Seminaren noch mehr lernen möchten, schreiben Sie mir bitte eine E-Mail an meine Akademie: vadim@vadimtschenze.ch oder besuchen Sie meine Homepage www.vadimtschenze.ch.

Ihr Vadim Tschenze

Kapitel 1

Was ist Vetucha?

Die Geschichte von Vetucha

»Erbitte Gottes Segen für deine Arbeit –
aber erwarte nicht, dass er sie auch noch tut!«
Norbert Blüm

Mein neues Buch, das Sie in den Händen halten, ist sehr wertvoll für Sie, denn es geht um Ihre eigene Vetucha-Selbstheilung. Ich beginne es mit einem Zitat von Norbert Blüm, das den Inhalt dieses Buches kurz zusammenfasst. Es gibt viele Mittel, um die Selbstheilungskräfte zu aktivieren. Sie sollten nicht nur darauf warten, bis ein Arzt Ihnen eine Pille verschreibt, sondern auch selbst etwas für Ihre Gesundheit tun. Menschen werden nicht geheilt, sondern Menschen heilen sich selbst. Tun Sie also etwas für sich.

Ich teile gerne mit Ihnen die Erfahrungen meiner russischen Seele und gebe Ihnen auf diesen Seiten Anleitungen, die Sie nutzen können, um fit und gesund zu werden. Seit Jahren gebe ich weltweit Seminare zum Thema Vetucha- und Geistheilen. Tausende meiner Schüler profitieren von diesen Kenntnissen und helfen sich und anderen. Auch Sie, liebe Leserin und lieber Leser, werden in diesem Buch lernen, wie Sie sich selbst und Ihre Mitmenschen heilen können. Sagen Sie Ihrer Krankheit »Ade und auf Nimmerwiedersehen«.

Das Thema geistiges Heilen steht in diesem Buch im Mittelpunkt. Sie finden Übungen und Rituale für Körper, Geist und Seele, wertvolle Rezepturen aus der ganzen Welt und viele Tipps für Ihre Gesundheit.

Geistheiler benutzen verschiedene Methoden. Jeder Heiler entwickelt im Laufe der Jahre seine eigene Methode, die auf seiner Erfahrung beruht. Das Wichtigste dabei ist jedoch, dass sie AUSSCHLIESSLICH die Selbstheilungskräfte des Körpers und der Seele des Betroffenen aktiviert.

Somit kocht jeder Heiler mit dem gleichen Wasser – mit der SELBSTHEILUNGSKRAFT.

Tun Sie etwas für sich selbst und werden Sie gesund! Werden Sie Ihr eigener Heiler und helfen Sie anderen Menschen, fit zu werden. Gleichzeitig möchte ich Sie aber darum bitten, bei Krankheit oder Beschwerden ungewisser Herkunft jegliche Selbstmedikation zu unterlassen und unbedingt einen Arzt aufzusuchen, damit dieser eine Diagnose stellen kann!

Das Buch ist geschrieben für Kranke, die gesund werden wollen, und für Gesunde, die gesund bleiben möchten. Es geht um die russische Vetucha-Heilung.

Was genau ist Vetucha? Seit Beginn des russischen Reiches gab es immer Kräutermänner und -frauen sowie Hexen und Magier. Man nannte sie »Povetucha«. Sie lebten auf dem Lande und empfingen bedürftige Menschen bei sich zu Hause. Die Lehre dieser Männer und Frauen wurde als Vetucha-Heilung bekannt. Bis heute lebt diese alte Lehre in ganz Russland, von Moskau bis Irkutsk. Auch im tiefsten Sibirien gibt es Vetucha-Heiler. Man findet fast in jedem Dorf eine eigene Povetucha-Person. Sie alle sind Künstler und Gestalter der Zukunft. Sie werden mit Respekt behandelt. Vetucha-Heiler energetisieren sich, um zu helfen. Sie arbeiten geistig und benutzen viele verschiedene Werkzeuge. Vetucha-Heilung ist Energiearbeit durch Ikonen, Kräuter, Räucherungen, Geistheilung und Rituale. Diese russische Lehre ist im Westen kaum bekannt. Ich durfte sie schon als Kind miterleben und bin dankbar dafür, dass ich sie auch heute in meinem Alltag verwenden kann. Nun gebe ich diese Lehre an Sie weiter.

Die Geschichte von Vetucha ist sehr alt. Sie ist genauso alt wie der russische Schamanismus. Vetucha ist eine Parallele zu diesem. Vetucha-Heiler verwenden ihren Geist, Gebete, Besprechungen (genuschelte Kurzformeln), Rituale, Kräuter, Essenzen und Ikonen, um die Heilung des Geistes, der Seele und des Körpers zu ermöglichen.

Man nennt Vetucha-Heiler auch »Auserwählte«. Sie kommunizieren mit Geistern und können durch verschiedene Frequenzen von Mutter Natur, seien es Kräuter, Steine oder Energien, heilen. Vetucha-Heiler wirken meistens alleine. Doch es gibt auch kollektive Rituale mit Räucherungen und Geisterbeschwörungen an bestimmten Tagen.

Für Vetucha-Heiler befindet sich ein Mensch in einer Matrix, in einem Energiemeer. Er wird als Zelle eines Ganzen angesehen. In dieser Matrix gibt es eine ständige Zellerneuerung. Die »gesunden« Zellen des Systems (gütige Menschen) werden unterstützt, und die »kranken« Zellen der Matrix (egoistische, berechnende Menschen) werden durch bestimmte Schicksalsschläge korrigiert. Es ist also wie im menschlichen Körper: Krebszellen werden von Killerzellen, den Lymphozyten oder T-Zellen, erkannt und angegriffen.

Vetucha-Heiler arbeiten in erster Linie mit Ritualen. Diese wirken entweder »prophylaktisch« oder auch bei speziellen Problemen. Oft werden sie bei Neu- oder zunehmendem Mond durchgeführt. Ich werde Ihnen einige Rituale in diesem Buch vorstellen. Jeder Vetucha-Heiler hat zudem sein eigenes Orakelsystem, um in die Zukunft zu schauen. So werden Karten, Zettel, Tafeln oder auch Steine und Ziffern genutzt. Jeder gestaltet also seine Arbeit so, wie er fühlt.

Ich arbeite gerne mit dem Feuer. Mein bevorzugtes Orakelsystem ist das Aschen-Orakel. Auch Sie können es benutzen: Stellen Sie eine Frage. Nehmen Sie einen Teller, legen Sie einen Zettel darauf und zünden Sie diesen an. Nach dem Verbrennen des Zettels schauen Sie das »Bild« auf dem Teller an. Die Zeichen entstehen durch Asche und Schmiere. Sie können anstatt eines Zettels auch ein Stück Zeitungspapier verwenden. Wenn Sie die Flamme beobachten, können zusätzlich einige Bilder übermittelt werden.

Die Spodomantie oder auch »Lesen aus der Asche« genannt, ist bis heute in Russland im Einsatz. Die Methode ist ganz leicht zu erlernen. Um sie anzuwenden, braucht man ein Blatt Papier und eine Kräuter-Zigarre oder eine gewöhnliche Zigarette. Nehmen Sie ein Metallblech und legen Sie ein Blatt Papier darauf. Zünden Sie die Zigarre bzw. Zigarette an und lassen Sie ihre Asche immer wieder auf das Blatt Papier fallen, achten dabei aber darauf, dass das Papier nicht zu brennen beginnt. Danach werten Sie das Blatt aus und deuten die Löcher und Brandspuren, die sich auf dem Blatt gebildet haben. Säubern Sie das Blatt von der Asche und merken Sie sich, welches der obere Teil des Blattes ist. Schauen Sie, ob sich ein Zeichen gebildet hat und wo die entstandenen Löcher platziert sind. Nun teilen Sie das Blatt, ohne es zu drehen, in vier gleich große Felder: Privatleben, Schicksal, Geld, Beruf. Schreiben Sie in jede Ecke des Blattes eine Sechs. Diese Zahl schließt den Zugang der Geister zu Ihnen und dient als Schutz.

Deutung der Brandspuren:

- Schwarze Spuren auf dem Papier weisen auf einen in Gang gesetzten Prozess oder dessen Entwicklung hin.
- Brandspuren nahe den Blattkanten oben oder unten deuten auf eine gute Entwicklung hin.
- Brandspuren nahe den Blattkanten links oder rechts deuten eine langsame gute Entwicklung an.
- Alle Brandspuren, die mittig sind, zeigen eine Tendenz zur Stag-

nation bzw. sind kritisch. Je mittiger die Brandspur, desto kritischer die Situation.

- Löcher deuten auf ein unangenehmes Geschehen hin. Je größer sie sind, desto schwieriger ist die Entwicklung. Je größer das Loch, desto größer das Problem.
- Wenn die Asche überhaupt keine Spuren hinterlässt, weil sie zu kalt ist, läuft Ihr Leben stabil und ohne Konflikte weiter.

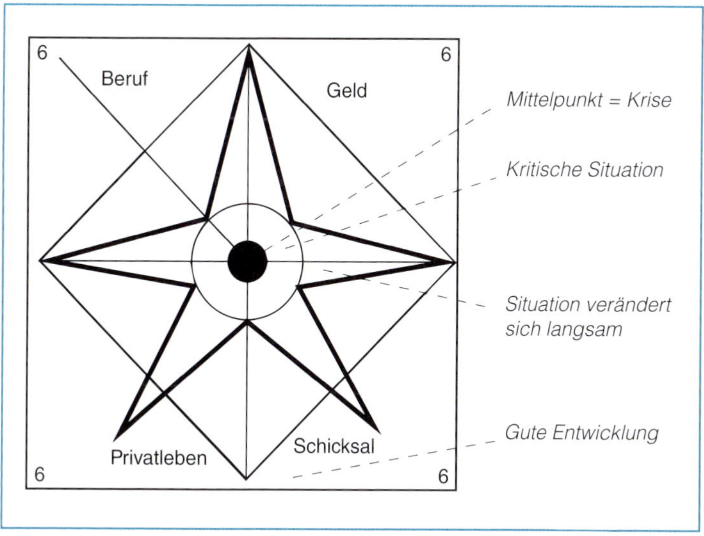

Spodomantie

Da Feuer zudem für die Übermittlung der Wünsche steht, können Sie mit dieser Methode auch Ihre Wünsche an das Universum richten.

Als weitere Methode bietet sich Pyromantie (griech. pyr = Feuer), das Lesen aus der Kerzenflamme, an. Nehmen Sie eine Kerze und zünden Sie sie an. Setzen Sie sich bequem davor und nehmen Sie eine Prise Sand in die Finger. Streuen Sie den Sand langsam über die Flamme und beobachten Sie sie.

Deutung der Flamme:

- Bleibt die Flamme ruhig, hat man ein ruhiges, stabiles Leben zu erwarten.
- Geht sie hoch und nieder und ist hell, kommen neue Ereignisse, und eine Besserung der Situation tritt ein.
- Wird die Flamme laut, knisternd, rauschend oder krachend, hat man ein fröhliches, abenteuerliches Leben vor sich.
- Verdunkelt sich die Flamme, bekommt man Kummer und sollte auf die Gesundheit achten.
- Eine rote Flamme steht für Trauer und Wut und kann Unglück bedeuten.
- Eine gelbe Flamme verspricht Freude.
- Sollte die Flamme rauchen, deutet dies auf Probleme in einigen Lebensbereichen hin.

Jeder Vetucha-Heiler arbeitet mit Ikonen. Sie spielen eine große Rolle bei Heilvorgängen. Auch ich besitze mehrere Ikonen und verwende sie bei Fernheilungen sowie in meiner Praxis.

Die heiligen Bilder, die man in den Kirchen des Ostens sieht, wurden immer schon zur Heilung genutzt. Ich kannte sie schon als Kind, denn meine Oma Baba Walja arbeitete mit ihnen. Es waren, genau gesagt, 36 verschiedene Ikonen von Maria und Jesus. Meistens werden für eine Heilung Marienikonen verwendet, denn Maria gilt nicht umsonst als Heilerin der Herzen. Die Bilder werden zur Heilung des Geistes und des Verstandes sowie bei psychischen Leiden eingesetzt. Auch bei Frauenleiden ruft man Maria zu Hilfe. Jesusikonen und Ikonen der Heiligen werden dagegen zur Heilung der körperlichen Leiden von Männern verwendet. Meistens werden jedoch mehrere Ikonen miteinander kombiniert. So werden bei Ritualen oft bis zu sechs Ikonen eingesetzt. Dabei geht man intuitiv vor, und es kann vorkommen, dass auch Marienikonen bei einem Männerleiden ihre Verwendung finden.

Jede Ikone ist ein Unikat, etwas ganz Besonderes, das für spezielle Ziele verwendet wird. Meine Oma nahm Ikonen in ihre Hände, küsste sie und betete für die Bedürftigen. Zusätzlich wurden magische Rituale, Waschungen und Räucherungen durchgeführt. Ikonen sind für mich gezeichnete Gebete, eine Art Energiebilder oder »lebende Bilder«. Sie haben ihr eigenes Leben, ihre eigene Welt und bringen viel Zuversicht und Schutz in Ihr Herz. Man kann sie als Kanal bezeichnen, den Kanal zum Universum. Vetucha-Heiler schließen sich an diesen Kanal an, indem sie in die Augen der Heiligen schauen.

Die Ikonenmalerei ist eine alte Kunst, eine Wissenschaft für sich. Warum sind Ikonen heute noch so populär? Die Antwort liegt auf der Hand: Sie haben unheimliche Kräfte und können Ihr Leben erleichtern. In diesem Buch werde ich Ihnen unter anderem beibringen, wie Sie Ikonen verstehen und wie Sie eigene Ikonen, Ihre persönlichen Schutzbilder, gestalten können. Es ist leichter, als man denkt, Ikonen selbst zu malen. Sie werden eine Anleitung dazu finden und Ihrer Seele eine Möglichkeit geben, sich durch das Ikonenmalen auszudrücken.

Vetucha-Heiler arbeiten gegen Vergucken und den bösen Blick, die sogenannten Dora, Portscha, Besetzungen oder Flüche, die das Menschenleben oft beeinflussen. Ich bezeichne all das als »negative Energie«. Eine Reinigung von derartigen Energien gehört zur Vetucha-Heilung. So, wie ein Arzt auf einem Röntgenbild Knochenbrüche oder Fremdmaterie erkennt, erkennen Vetucha-Heiler Fremdenergien in Ihrer Aura. Auch hier werden Ikonen und Rituale zur Reinigung verwendet.

Vetucha-Heiler sind davon überzeugt, dass alle Erkrankungen der Welt in jedem Menschen vorhanden sind, aber erst dann ausbrechen, wenn ein Individuum einen falschen Weg wählt. Sie nennen solche Wege »Prüfungen der Geister«. Nach der Vetucha-Vorstellung handeln die Geister immer gezielt. Befindet sich der Mensch auf einem falschen Weg, entziehen sie ihm zuerst die sogenannte »goldene Atmung« oder das Glück. Reagiert das Individuum nicht, so wird seine »silberne Atmung« oder Gesundheit weggenommen. Zum Schluss, wenn die Person immer noch auf dem falschen Weg beharrt, verliert sie ihre »rote Atmung« oder die letzte Atmung. Dann löst sich die Seele langsam vom Körper. Vetucha-Heiler sagen dazu: »Sine Dsin geht« – der Geist löst sich im Ozean.

Vetucha-Heiler verwenden bei einigen Ritualen Ikonen, Kräuter und Steine, bei anderen Opfergaben. So können Hühnerfüße, Lammschenkel oder auch Knochen benutzt werden. Immer wird intuitiv vorgegangen.

Jeder Vetucha-Heiler errichtet zudem in einem Wald oder auf dem eigenen Grundstück einen Ritualplatz, das sogenannte »Owa«. Auch ich habe so einen Platz in einem Naturschutzgebiet nahe dem Rhein. Wenn ich den Platz besuche oder meine Schüler hinführe, binde ich verschiedene Baumwollstreifen und Tücher um einen 200 Jahre alten Birkenbaum und lege Edelsteine, Süßigkeiten oder auch Kräuter an die Wurzeln des alten Baumes.

Vetucha-Heiler arbeiten mit den Elementen als den Geistern der Materie. Dabei werden die Kräfte der Elemente zu unterschiedlichen Zwecken genutzt. Diese Kräfte sind enorm:

- Das Wasserelement vertreibt das Negative und befreit von bösen Anteilen.
- Das Feuerelement bringt die Wünsche ins Universum.
- Das Erdelement verschafft Sicherheit und lässt einen an sich glauben.
- Das Luftelement wirkt eher telepathisch und macht gehorsam.
- Pflanzen und Bäume gehören zu den alten Erdbewohnern und symbolisieren das 5. Element – das Holz. Mit diesem Element lässt sich Wachstum erreichen.

Sehr oft werden mehrere Elemente in einem Ritual miteinander verbunden.

Auch eine Babuschkapuppe (Matroschka) aus Holz gehört zur Kunst des Vetucha-Heilens. So eine Babuschka ermöglicht die Energieübertragung für Familienzwecke und bewirkt Wunscherfüllung. Sie gibt Geduld, festigt den Glauben, schirmt vor Problemen ab und hält das Böse vom Haus fern.

Früher, aber auch heute noch, wurden in Russland den Holzpuppen zum Schutz der Personen die Namen der Familienmitglieder gegeben. So genießen alle Familienangehörigen Betreuung durch die geistige Welt. Diese Puppen sind in Russland sehr beliebt und gehören zur Tradition. Es gibt kaum einen Russen, der keine Babuschka besitzt. Diese Puppe, ältestes Symbol der Slawen, ist bis heute in Gebrauch und wird bei Geistheilung, zum Behüten der Güter sowie bei Heil- und Erfolgsmagie eingesetzt. Babuschkas werden sogar von Generation zu Generation vererbt.

Matroschkas vertreiben Kummer und Sorgen und versprechen den Frauen Schönheit. Mancher wundert sich, warum viele russische Frauen so hübsch und frisch wirken. Das Geheimnis liegt in der alten Tradition der Anbetung der Babuschkapuppe. Zudem steht sie für Fruchtbarkeit und wird von vielen Frauen angebetet, die schwanger werden wollen. Auch für mehr Erfolg und Geld, ein gutes Aussehen und Wohlbefinden wird sie genutzt. Sie gehört zu einer vorchristlichen Zeit und wird als magische Puppe (wie auch im Voodoo) bei Eheproblemen eingesetzt. Auch Sie können sich eine Babuschka zulegen, um mehr Schutz zu genießen.

Vetucha-Wissen in meiner Familie

Die Vetucha-Heilkunst wird in meiner Familie seit mehreren Generationen praktiziert. Die gesamte Familie meiner Mutter beherrschte die Lehre von den Ritualen. Auch ich lernte sie – eher sporadisch, sogar oft ungewollt.

Meine geliebte Lehrerin Baba Walja und ihre Mutter Anastasia vollzogen täglich Rituale. Ich kann mich erinnern, dass im Haus ihre Ikonen in der Küche standen. Davor befand sich immer eine Kerze. Diese durfte nie ausgehen. Sogar in der Nacht sah ich die Ikonen im Kerzenlicht. Beide Großmütter beteten ständig zu diesen Ikonen für Menschen, die Hilfe brauchten.

Nicht nur für die Familie, sondern auch für Klienten praktizierte meine Oma Walja Energiearbeit. Sie empfing ihre Schützlinge mit einem speziellen Tee, der auf ganz besondere Art zubereitet wurde. Ich liebte ihn! Dieser Tee sollte eine energetische Reinigung bewirken. Schwarzer Tee mit Milch und etwas Salz zog im Ofen bis zu zwei Stunden. Dieser geräucherte Tee sollte von kleinen Geistern befreien. Nach einer Tasse dieses aromatischen Tees begann dann die Heilung, bei der die größeren Geister angesprochen wurden.

Mich faszinierte es immer wieder aufs Neue, wenn ich meine Oma bei den Heilritualen erlebte. Sie handelte höchst kreativ, folgte ganz ihrer Intuition. Mal hat sie Gebete gesprochen, mal legte sie ihre Hände auf die Schmerzstellen der Klienten, mal nuschelte sie ihre Besprechungen und drückte eine Ikone in die Hand des Kranken. Durch ihre Rituale erreichte sie immer das, was sie bezweckt hatte.

Nach einem Heilvorgang schuf sie zum Abschluss immer einen Schutz für den Klienten. Dafür stellte meine Oma spezielle Schutzamulette her. Diese wurden mit einer Spirale versehen. Oft wurden sie aus Steinen oder Tierknochen hergestellt. Für Frauen nahm sie einen weißen Knochen oder einen hellen Stein und für Männer einen dunkleren. Bei Liebesmagie oder auch für den Schutz des Hauses verband sie zwei solcher Gegenstände miteinander. Wenn sie sich für

Knochen entschied, verwendete sie einen Fußknochen und ein Schulterblatt eines Lammes. Sie beräucherte das Amulett, besprach es und legte es auf eine Ikone. Danach gab sie das Amulett ihrem Besucher. Sie sagte, dass diese lebendigen Amulette eine enorme Kraft besäßen. So ein Amulett sollte immer beobachtet werden, denn wenn daran eine Veränderung vorging, das Amulett z.B. dunkler oder heller wurde, war dies ein Zeichen dafür, dass es arbeitete. Zudem sollte dieses Amulett immer gereinigt und »gefüttert« werden. Dazu sollte der Klient immer wieder das Amulett über den Rauch verschiedener Pflanzen halten oder etwas Süßes zu dem Amulett legen. Das Amulett sollte kleine und große Geister vom Haus fernhalten und Liebe anziehen.

Einige Rituale widersprechen den physischen Gesetzen. Doch funktionieren sie zum Wohl der Menschen. Ich erlebte einige Spontanheilungen und sah sie mit eigenen Augen. Vetucha-Heiler sind für mich Menschen mit großer Kraft, die mit Energien und Informationen arbeiten, die aus der geistigen Welt kommen.

In diesem Buch finden Sie viele verschiedene Ansätze, die Ihre Arbeit als Heiler bereichern werden. Lassen Sie sich inspirieren und motivieren!

Menschen sind daran gewöhnt, gesund zu sein, und achten oft erst dann auf ihren Körper, wenn er erkrankt. Genau dasselbe geschieht auch mit der Seele. Es ist jedoch wichtig, die Seele und ihr Haus, den Körper, von Anfang an zu lieben und zu behüten. Dieses Buch ist Ihr Selbstheilungslehrer. Es bietet Ihnen Anleitungen, wie Sie Ihre Seele und Ihren Körper behüten und heilen können. Trauen Sie sich an diese Materie, befolgen Sie die Schritte, die ich hier beschreibe. Heute können Sie damit beginnen, Ihr Leben neu zu gestalten. Verbessern Sie Ihre Lebensqualität durch die Weisheiten aus dem russischen Raum. Werden und bleiben Sie gesund!

Was ist eine Krankheit und was ihre Ursache?

Krankheit ist aus Vetucha-Sicht das verloren gegangene Gleichgewicht zwischen Körper, Geist und Seele. Deshalb basiert die Vetucha-Heilung auf folgenden Punkten:

- Erkennen der Ursachen
- Reinigung
- Heilung
- Fixierung der Energie

Vetucha besteht aus mehreren Prinzipien: Bevor etwas geheilt werden kann, muss eine Reinigung stattfinden, vor allem die Reinigung der Ursachen der Erkrankung. Ich nutze diese Einsichten bei meiner Methode und habe mich zu dem Thema in meinem Buch »Vadims Methode« geäußert.

Die russische Vetucha-Heilmethode hat das Ziel, die Selbstheilungskräfte durch verschiedene Vorgänge zu aktivieren. Haben Sie schon einmal über die Weisheit des Volksmunds nachgedacht? Kennen Sie Sätze wie »Mach dir keinen Kopf« oder »Mir läuft die Galle über«? All diese Aussprüche haben eine Information in sich, man sollte nur versuchen, sie zu hören. Beim »Kopf machen« gibt es Kopfschmerzen, der Kopf platzt, weil er voller Gedanken ist. Und die Galle meldet sich, wenn Sie Wut oder Groll nicht loslassen können und sich über jemanden ärgern. Bei Augenleiden leiden Sie darunter, etwas zu sehen. Etwas nicht sehen wollen, kein Gleichgewicht zu haben, Verstimmung und Verwirrung zu erleben – das sind Probleme auf der seelischen Ebene. Und wenn Ihnen Ihre Knie wehtun, haben Sie sich womöglich vor etwas oder vor jemandem hinknien müssen. Die Bandscheiben melden sich, wenn man zu viel auf den Schultern trägt, und der Darm, wenn man viel Ärger in sich hineingefressen oder ihn nicht verdaut hat. Auch wenn man sich selbst im Leben etwas nicht gönnt oder sogar verbietet, bekommt man Darmprobleme. Diese Liste kann immer weiter fortgesetzt werden.

Körper, Geist und Seele gehören zusammen und erkranken miteinander. Diese alte Weisheit liegt meiner Theorie als Baustein der Selbstheilung zugrunde. Man sollte versuchen, ganzheitlich zu denken und zu handeln. Jede Erkrankung hat ihre eigenen Ursachen, sowohl psychisch, seelisch, aber auch körperlich. Wenn eine Erkrankung vorliegt, ist sie nur ein Zeichen, das Ihnen vom Körper gesendet wird. Das Zeichen bedeutet jedoch nicht »Jetzt bekommst du es ab«, sondern »Tue etwas dagegen«. Man muss selbst aktiv werden.

Grundsätze der Selbstheilung sind:

- Alles hängt immer miteinander zusammen.
- Alle Menschen sind miteinander verbunden.
- Die Natur verurteilt Sie nicht, sie lehrt Sie.
- Es gibt keine Feinde, es gibt nur Lehrer.
- Menschen werden nicht bestraft, sie bestrafen sich selbst.
- Man kann vieles durch Naturkräfte heilen.
- Alles braucht eine goldene Mitte.
- Alles ist ein Prozess.

Menschen suchen ständig nach Hilfe von außen. Sie gehen zu einem Wunderheiler und vergessen, dass es einen in ihnen selbst gibt. Der eigene Heiler ist die Selbstheilung, die auf Ihrem Immunsystem und Ihrem Glauben basiert. Durch dieses Buch werden Sie diesen Heiler kontaktieren und viele Wunder erleben. Dabei ist immer klar, dass man bei Erkrankungen einen Arzt aufsuchen muss. Auch die Schulmedizin gehört zu Ihrer Selbstheilung. Das eine kann ohne das andere kaum richtig funktionieren.

Überlegen Sie sich, was Ihre Leiden verursacht. Ich gebe Ihnen einige Beispiele:

A

Abszess oder Furunkel: Der geschlossene Pickel deutet auf etwas hin, das nicht verarbeitet ist. Es liegen alte Verletzungen vor, die Sie von innen auffressen. Wenn Sie immer wieder Abszesse bekommen, sollten Sie über Ihre Kränkungen nachdenken und verzeihen lernen. Der Vetucha-Heiler wird Ihnen seine energetische Hilfe anbieten und Furunkel zusätzlich mit einem Gebet besprechen.

Afterprobleme: Diese haben mit »nicht loslassen können« zu tun. Sie beharren womöglich auf etwas, was Ihren After reizt. Lernen Sie loszulassen, so werden die Probleme schneller weggehen, als Sie denken. Auch hier wird Ihnen ein Vetucha-Heiler durch Energiearbeit helfen. Er wird ein Ritual zum Loslassen vorschlagen.

Akne: Bei Akne geht es um eine Veränderung der Haut. Man versucht, sich von etwas abzugrenzen. Das können Probleme oder Ihre Mitmenschen sein. Zudem deutet das Problem auf einen Mangel an Selbstliebe hin und Unzufriedenheit mit Ihrer Umwelt. Versuchen Sie, sich von den Menschen zu trennen, die Sie bremsen, und Sie werden schnell merken, dass Ihre Haut besser wird. Ein Vetucha-Heiler hilft Ihnen mit Energiearbeit und macht Vorschläge für spezielle Kräutertees für die Heilung der Haut.

Alkoholismus: Dieses Problem entsteht, wenn man mit der Umwelt und den Mitmenschen nicht zurechtkommt. Man ist einsam, fühlt sich in dieser Welt als wertlos und erlebt keine Lebensfreude. Alkoholismus kann auch entstehen, wenn man zu wenig Zärtlichkeit oder Beachtung erlebt und Schuldgefühle hat. Arbeiten Sie daran. Trennen Sie sich von Menschen, die Ihnen nicht guttun. Sie können nur profitieren. Ein Vetucha-Heiler wird auch hier einige Rituale vorschlagen und Kräuterzubereitungen anbieten.

Allergie: Allergische Reaktionen sind ein Schutz des Körpers gegen Umweltbelastungen. Sie werden durch zu wenig Glaube an sich selbst, Stress, verschiedene Ängste und eine Stauung der Emotionen hervorgerufen. Reduzieren Sie den Stress und trennen Sie sich von unnötigen Dingen! Gehen Sie in einen Wald und schreien Sie laut! Lassen Sie Ihre Emotionen heraus. Ein Vetucha-Heiler wird Ihnen vorschlagen, Bienenprodukte zu verwenden, Kräutertees und Öle einzunehmen, um Toxine aus dem Körper zu entfernen. Zudem wird er mit Gebeten arbeiten.

Alzheimer: Bei Alzheimer geht es um die Flucht vor der Realität. Man versteht seine Umwelt nicht und wird ignoriert. Helfen kann nur eines: mehr Kontakt zu neuen Menschen. Ein Vetucha-Heiler arbeitet bei solchen Problemen mit Gebeten, Ikonen und Ritualen. Zudem versucht er in einem Ritual, die verloren gegangenen Seelenanteile zurückzuholen.

Anämie: Diese entsteht, wenn in Ihrem Leben Sinnlichkeit oder Freude fehlt. Das Süße im Leben ist nicht mehr vorhanden. Suchen Sie nach Liebe bzw. nach Selbstliebe und belohnen Sie sich jeden Tag! Es müssen nicht immer große Geschenke sein. Gehen Sie einfach in die Natur und genießen die frische Luft. Ein Vetucha-Heiler empfiehlt Ihnen, das Essen umzustellen, und führt Rituale für Ihre Seele durch.

Appetit (zu viel): Dies deutet auf versteckte Angst hin. Man baut sich durch Gewicht eine Mauer auf, die eine Art Schutz darstellt. Menschen haben Ängste, und das ist menschlich. Doch sind zu viele Ängste unbegründet. Stellen Sie sich einfach die Frage: »Was kann mir im schlimmsten Fall passieren, wenn das, wovor ich Angst habe, eintrifft?« Sie werden sehen, dass das, was eintreffen könnte, gar nicht so schlimm ist. Ein Vetucha-Heiler wird Rituale gegen Angst vorschlagen und mit Kräutertees arbeiten.

Appetitverlust: Dieser hat meistens mit Kummer und Unsicherheit zu tun, kann aber auch durch Magie entstehen. Eine Meditation hilft, die Ursachen zu erkennen. Ein Vetucha-Heiler wird Ihnen einige Rituale anbieten.

Arthritis, Arthrose, Gicht und Rheuma: All diese Leiden haben mit Liebe zu tun. Es geht hier sowohl um Liebe von außen als auch um die Selbstliebe. Gönnen Sie sich täglich eine Kleinigkeit, die Sie freut, und Sie werden sehen, dass Ihre Leiden nachlassen. Ein Vetucha-Heiler wird für Sie Rituale durchführen, die Ihre Liebe erblühen lassen, und arbeitet dabei mit Ikonen und Gebeten.

Asthma: Dieses Krankheitsbild deutet auf eine erdrückende Liebe hin. Man hat Angst vor dem Leben, man lehnt etwas ab oder wurde magisch manipuliert. Auch hier ist anzuraten, sich täglich zu verwöhnen. Wenn das andere Menschen nicht tun, dann tun Sie es selbst. Gehen Sie shoppen, gönnen Sie sich einen Café- oder Kinobesuch. Ein Vetucha-Heiler kann auch hier helfen. Er beschränkt sich auf magische Vorgänge, um Ihre Seele von Ängsten zu befreien.

B

Bandscheiben: Vorfälle der Bandscheiben deuten auf Hilflosigkeit hin. Man trägt zudem zu viel auf den Schultern. Überdenken Sie Ihre Aufgaben und sortieren Sie Ihr Leben. Lassen Sie die Aufgaben, die nicht eilen, liegen. Sie werden merken, wie gut es Ihren Bandscheiben dann gehen wird. Ein Vetucha-Heiler wird Ihnen Energie übertragen, damit Ihre Hüfte sich entspannen kann. Durch Rituale und geistige Arbeit wird er auch eine Fernheilung anbieten. Zusätzlich empfiehlt er Kräutersalben.

Bauchspeicheldrüse: Hier geht es um fehlende Lebensfreude und Ablehnung der Gesellschaft. Was tun? Suchen Sie Gleichgesinnte, legen Sie sich ein neues Hobby zu oder fangen Sie an, sich etwas Schönes zu gönnen. Denken Sie an Ihre Wünsche: Was möchten Sie noch erleben? Das Leben ist zu kurz, um zu warten. Handeln Sie heute und nicht morgen. Ein Vetucha-Heiler wird Ihnen raten, Ihre Essgewohnheiten zu überdenken, und bietet Rituale an.

Beine und Füße: Alle Probleme mit den Beinen und mit den Füßen deuten auf Zukunftsangst und mangelnde Anerkennung hin. Nicht anerkannt zu werden, ist jedoch unwichtig. Denken Sie nach: Was bringt Ihnen diese Anerkennung? Balsam für die Seele? Nein. Balsam für die Seele ist etwas anderes – das ist die Selbstliebe. Auch ein Kindheitstrauma legt die Füße lahm. Überlegen Sie sich, wie Ihre Kindheit war. Lassen Sie diese Erinnerungen los und belohnen sich dann mit schönen Augenblicken in der Natur. Ein Vetucha-Heiler wird sich als Erstes mit Ihrem inneren Kind unterhalten. Zusätzlich schlägt er einige Rituale vor und rät Ihnen, mit Kräutern zu arbeiten.

Blase: Sie hat mit dem Thema Loslassen zu tun. Fragen Sie sich, was Sie nicht loslassen können. Was drückt Ihnen auf die Blase? Durch das Loslassen werden Sie das Problem schnell vergessen. Ein Vetucha-Heiler wird die Energiearbeit mit Ikonen durchführen und Rituale vorbereiten.

Blutdruck zu hoch: Hier geht es um die unverarbeitete Vergangenheit. Versuchen Sie zu analysieren, was Sie aus früheren Zeiten belastet. Lernen Sie, auch bei diesem Problem loszulassen. Und lassen Sie nicht zu, dass andere Menschen Sie ärgern, denn auch Ärger lässt Ihren Blutdruck in die Höhe steigen. Ein Vetucha-Heiler wird Ihnen durch Energiearbeit, Kräuter und Gebete helfen.

Blutdruck zu niedrig: Bei zu niedrigem Blutdruck sprechen Vetucha-Heiler über Probleme aus der Kindheit. Mangelnde Elternliebe oder zu wenig Anerkennung wirken sich bei Ihnen noch heute aus. Überlegen Sie sich, bei welchen Themen Sie noch nicht verzeihen konnten, und leben Sie nach dem Motto »leben und leben lassen«. Ein Vetucha-Heiler wird Ihnen auch hier Rituale vorschlagen, die das innere Kind heilen können.

C

Cholesterin: Dieses hat in erster Linie mit Ihrer Psyche zu tun. Angst oder Unzufriedenheit können den Cholesterinspiegel erhöhen. Fragen Sie sich einfach, ob es das wert ist, die Ängste zu behalten. Analysieren Sie, was Sie unzufrieden macht, und trennen Sie sich von diesen Dingen oder Personen. Ein Vetucha-Heiler wird Ihnen raten, Ihr Essverhalten zu verändern, und bietet Ihnen an, Kräuter und Rituale auszuprobieren.

D

Darmprobleme: Alle Darmprobleme haben mit Loslassen zu tun. Man hat keine Stabilität oder gönnt sich etwas nicht. Bei Darmkrebs geht es sogar darum, dass man sich etwas verboten hat. Analysieren Sie auch hier, was Ihnen auf dem Darm liegt. Ein Vetucha-Heiler rät Ihnen, mit Kräutern und Ritualen zu arbeiten.

Depression: Sie hat mit Wut, Zukunftsangst oder Neid zu tun. Oft wird sie durch Magie hervorgerufen. Versuchen Sie, sich von unschönen Dingen zu trennen. Lernen Sie Gleichgesinnte kennen und suchen Sie nach neuen Wegen. Ein Vetucha-Heiler wird bei diesem Problem mit starken Ritualen arbeiten und einen Schutz aufstellen.

Diabetes: Diabetes hat mit Kontrolle, Sehnsüchten und Kummer zu tun. Trennen Sie sich von Menschen, die Sie erdrücken. Auch wenn das wehtut, werden Sie merken, dass Sie endlich die Ketten sprengen und frei atmen können. Ein Vetucha-Heiler wird Ihnen Schätze aus der Kräuterapotheke und Energiearbeit für Ihre Seele anbieten.

Durchfall: Man lässt etwas los und ist nervös. Man hat womöglich »Schiss« vor der Zukunft. Noch öfter liegt hier Angst vor Ablehnung vor. Ist es aber so wichtig, anerkannt zu werden? Stehen Sie einfach zu sich selbst und zu Ihrer Meinung. Es gibt immer Menschen, die Sie nicht akzeptieren werden. Das ist jedoch nicht Ihr Problem, sondern deren. Man muss es nicht jedem recht machen. Ein Vetucha-Heiler wird Ihnen mit Kräutern und Ritualen für die Seele helfen können.

E

Eierstöcke: Bei Eierstockproblemen wurde Ihre Weiblichkeit unterdrückt. Suchen Sie nach einer neuen Liebe und lassen die Vergangenheit los. Legen Sie sich ein Hobby zu, das Ihnen Spaß macht. Handwerkliche Arbeiten wie Malen, Stricken oder Nähen werden Ihnen helfen, die seelischen Wunden zu heilen. Ein Vetucha-Heiler wird hier definitiv eine Lösung durch Ikonen anbieten.

Ekzeme: Man nimmt etwas nicht an oder versteht etwas nicht. Oft geht es um das Loslassen, das man nicht leistet. Trennen Sie sich von alten Dingen, seien es Menschen oder der Job. Sie werden merken, dass Ihr Leiden vergeht. Ich hatte selbst dieses Problem durch das Nichtloslassen eines Jobs gehabt. Nach dem endgültigen Loslassen sind meine Ekzeme nach fast zwei Jahren verschwunden. Ein Vetucha-Heiler wird hier mit Kräutern und Ritualen, aber auch mit Gebeten vorgehen.

Entzündung: Diese hat in erster Linie mit Wut und Angst zu tun. Dabei spielt es keine Rolle, wo sich die Entzündung eingenistet hat. Lassen Sie Ihre Emotionen fließen. Unterdrücken Sie auf keinen Fall das, was Sie fühlen, und sprechen Sie alles aus. Ein Vetucha-Heiler wird auch hier eine rituelle Arbeit vorschlagen und gibt Ihnen einen Rat aus der Kräuterapotheke.

F

Fingerprobleme: Diese haben mit Vorwürfen und Sorgen zu tun. Ob eine Arthrose, eine Arthritis oder Verletzungen an Ihren Fingern – all dies deutet auf mangelndes Anpacken hin. Trauen Sie sich an Ihre Wünsche und packen Sie sie an. Ein Vetucha-Heiler hat hier einige Rituale parat, aber auch pflanzliche Hilfe wird angeboten.

Flechte oder Gürtelrose: Bei diesem Problem geht es immer um Angst und Anspannung. Auch hier rate ich Ihnen, Ihre Ängste zu analysieren und sich die Frage zu stellen, ob das, was eintreffen könnte, tatsächlich Sorgen machen muss. Meistens sind Ihre Ängste unbegründet. Ein Vetucha-Heiler wird hier mit dem Besprechen der Leiden durch Gebete arbeiten.

G

Gallensteine: Diese deuten auf Verbitterung und zu viel Stolz hin. Stellen Sie sich die Frage: »Warum bin ich verbittert und wer verbittert mich?« Trennen Sie sich von Dingen, die Ihnen keinen Spaß machen. Ein Vetucha-Heiler wird Ihnen den Rat geben, Ihre Essgewohnheiten umzustellen, und gibt Tipps aus der Kräuterapotheke. Auch Rituale werden durchgeführt.

Gastritis: Das Magenproblem namens Gastritis deutet auf ein »Nicht an sich glauben« hin. Suchen Sie sich eine Beschäftigung, in der Sie gut sind. Diese wird Ihnen nicht nur Spaß machen, sondern Ihre Leiden heilen. Ein Vetucha-Heiler wird Ihnen bei diesem Problem einige kostbare Tipps aus der Kräuterapotheke geben können und mit Ritualen arbeiten.

Gebärmutter: Sie reagiert immer auf Enttäuschungen in der Liebe. Hinterfragen Sie, ob Sie mit Ihrem Partner glücklich sind. Man muss sich nicht immer trennen, um glücklich zu sein. Nehmen Sie sich einfach mehr Freiheit und tun Sie das, was Ihnen Freude macht. Ein Vetucha-Heiler wird hier Rituale vorschlagen, die Ihre Weiblichkeit unterstützen. Bei solchen Ritualen werden meistens Opfergaben dargebracht.

Gelenkprobleme: Man bewegt sich nicht genug oder traut sich nicht an verschiedene Dinge heran. Stellen Sie sich die Frage: »Was kann ich schon verlieren?«, und tun Sie das, was Sie wollen. Ein Vetucha-Heiler wird rituell vorgehen. Zusätzlich wird er auch Kräuter empfehlen.

Genitalbereich: Wenn keine Selbstliebe vorhanden ist, leidet der Genitalbereich. Sowohl bei Frauen als auch bei Männern treten Probleme in diesem Bereich durch mangelnde Gefühle auf. Gönnen Sie sich etwas mehr. Sprechen Sie mit Ihrem Partner. Kommunikation kann bei diesem Problem Wunder bewirken. Ein Vetucha-Heiler wird in erster Linie Rituale durchführen.

Gerstenkorn: Dies hat mit Stress und Wut zu tun. Das Auge geht zu, weil es die Realität nicht sehen will. Setzen Sie sich mit Ihrem Leben auseinander. Reduzieren Sie den Stress und gönnen sich mehr Ruhe. Ein Vetucha-Heiler wird Ihnen mit Gebeten helfen.

Gicht: Diese Erkrankung hat nicht nur mit zu viel Fleischessen zu tun, sondern auch mit der eigenen Dominanz. Arbeiten Sie daran und denken immer wieder nach: Wollen Sie Recht haben oder lieber glücklich sein? Wenn Sie glücklich sein wollen, dann schließen Sie Kompromisse mit Ihren Mitmenschen. Ein Vetucha-Heiler wird Ihnen einige Rezepte aus der Kräuterapotheke geben und Energiearbeit leisten.

H

Hals: Es steckt etwas im Hals, so sagt man. Angst oder Zorn bewirken eine Blockade des Halschakras. Sprechen Sie alles aus, lassen Sie sich nicht »mundtot« machen. Reden Sie und schlucken nichts mehr hinunter. Ein Vetucha-Heiler wird bei diesem Problem mit Energiearbeit beginnen.

Handprobleme: Wenn man etwas nicht anpacken oder loslassen kann, melden sich die Hände. Überlegen Sie, was Sie bedrückt. Ein Vetucha-Heiler wird hier mit Ritualen vorgehen.

Hautjucken: Was juckt Sie denn? Gewissensprobleme, Dinge, die Sie bereuen, unerfüllte Wünsche? All das kann Ihre Haut reizen, aber auch Unruhe, innere Anspannung und Angst. Analysieren Sie Ihr Herz. Ein Vetucha-Heiler wird Rituale vorschlagen und einiges aus der Kräuterapotheke anwenden. Zudem macht er eine Aurareinigung.

Hören: Wenn Hörprobleme auftauchen, will man etwas nicht hören. So einfach ist das. Vielleicht können Sie die Wahrheit nicht vertragen oder haben »die Ohren voll« von einigen Personen. Überlegen Sie sich, ob Sie diese Personen in Ihrem Leben brauchen. Ein Vetucha-Heiler wird Ihnen durch Gebete und durch die Arbeit mit Ikonen helfen können.

I

Ischias: Dieses Leiden hat mit der Angst zu versagen zu tun. Der Nerv klemmt. Man überlastet sich womöglich mit privaten Problemen. Denken Sie über diese nach. Ein Vetucha-Heiler geht bei solchen Problemen mit Energiearbeit vor.

K

Kehlkopfentzündung: Sie hat mit der Angst, etwas auszusprechen, zu tun. Bei solchen Leiden steckt buchstäblich etwas im Hals. Klärende Gespräche sind angebracht. Ein Vetucha-Heiler wird rituell vorgehen und auch eine Fernheilung anbieten.

Knochen: Sie haben immer mit Stabilitätsproblemen und Autorität zu tun. Knochen tragen Ihren Körper, aber auch Ihre Seele. Fragen Sie sich, in welchen Lebensbereichen es Ihnen an Anerkennung fehlt. Ein Vetucha-Heiler wird rituell vorgehen, aber auch einige Tipps aus der Naturapotheke liefern.

Kopfschmerzen: Sie deuten immer auf starke Angst hin. Der Kopf ist voll. Eine Meditation kann helfen, den vollen Kopf zu leeren. Ein Vetucha-Heiler wird Ihnen mit Gebeten helfen.

Krebs: Nach der Vorstellung von Vetucha hat jede Krebserkrankung einen karmischen Hintergrund. Alte Wunden, Wut oder Kummer, aber auch Magie und Flüche können hier zugrunde liegen. Krebs zeigt auch, dass man sich etwas verbietet. Denken Sie darüber nach und handeln Sie. Ein Vetucha-Heiler wird bei diesem Problem komplex handeln. Sie bekommen sowohl rituelle Vorschläge als auch Rezepte aus der Naturapotheke, um die Behandlung durch Ärzte zu unterstützen.

L

Lebererkrankungen: Die Leber hat eine reinigende Funktion im Körper. Etwas nicht loslassen können, sich etwas nicht gönnen, Angst vor Geldverlust – all dies kann sich auf die Leber auswirken. Denken Sie über Ihre Ängste nach. Manche davon sind größer, als sie sein sollten. Ein Vetucha-Heiler geht bei diesem Problem immer rituell vor. Zusätzlich empfiehlt er Kräutertees.

Lunge: Wenn man sich etwas nicht gönnt oder seinen Selbstwert nicht kennt, dann kann man nicht frei atmen. Probleme können die Atmung blockieren. Analysieren Sie Ihre Probleme. Sie sind es wert, hier zu sein, und Sie sind ein besonderer Mensch. Ein Vetucha-Heiler arbeitet hier mit Energie und Naturelementen.

M

Magenleiden: Wenn man etwas nicht verarbeitet oder Existenzangst hat, schlägt das meistens auf den Magen. Sie müssen Ihre Ängste genau unter die Lupe nehmen. Analysieren Sie sie und Sie werden merken, dass es Ihrem Magen besser geht. Ein Vetucha-Heiler wird Energiearbeit vorschlagen und Ihnen einige Vorschläge aus der Kräuterapotheke machen.

Migräne: Man macht sich zu viele Gedanken und hat eventuell Angst zu versagen. Es gibt jedoch keinen Menschen auf dieser Welt, der alles richtig macht. Fehler gehören zum Leben, und ohne sie wird es langweilig. Haben Sie keine Angst, Fehler zu begehen, und Ihr Kopf wird es Ihnen danken. Ein Vetucha-Heiler wird hier mit Energieübertragung arbeiten und Ihnen kostbare Tipps aus der Kräuterapotheke geben.

Milz: Alte Belastungen und Besessenheiten lassen Sie nicht los. Lernen Sie loszulassen. Versuchen Sie, in der Gegenwart zu leben und sie zu genießen. Ein Vetucha-Heiler wird hier mit Ikonen einiges bewegen können. Aber auch Rezepte aus dem Kräuterreich werden nicht fehlen.

Mundgeruch: Dieser hat mit unreinen Gedanken und dem Magen zu tun. Vetucha-Heiler sagen: »Wer aus dem Mund riecht, quält sich von innen.« Was sind Ihre »unreinen« Gedanken? Sind das Wünsche, Bedürfnisse oder eher Groll und Neid? Arbeiten Sie daran. Ein Vetucha-Heiler geht bei diesem Problem energetisch vor. Gebete und Reinigung der Seele durch Ikonen und Kräuter werden kombiniert.

Muskelkrämpfe: Diese entstehen durch Probleme mit den eigenen Gefühlen. Sie können aber auch ein Zeichen sein, dass man sich auf einem falschen Weg befindet oder an einem falschen Ort ist. Ich hatte solche Krämpfe immer wieder bekommen als Zeichen für einen falschen Weg. Durch Analyse gelang es mir, dieses Problem zu beseitigen. Ein Vetucha-Heiler geht hier mit meditativer Arbeit vor und empfiehlt Kräuter.

N

Nagelkrankheiten: Sie haben definitiv mit der Kindheit zu tun. Etwas hat Ihre Nägel beschädigt. Es knabbert an den Nägeln. Analysieren Sie Ihr Unterbewusstes (inneres Kind) und sortieren Ihre Erlebnisse. Ein Vetucha-Heiler wird hier mit ritueller Arbeit helfen können.

Nasenerkrankungen: Etwas »stinkt Ihnen«, vielleicht Ihr Leben. Analysieren Sie Ihre Umgebung, denn etwas ist vorhanden, das Ihre

Nase belastet. Es können Situationen, aber auch Personen sein. Ein Vetucha-Heiler wird Ihnen Rituale vorschlagen, die Ihre Seele von solchen Belastungen befreit.

Nieren: Sie stehen für die Liebe und haben oft mit den Knien zu tun. Es mangelt an Liebe in Ihrem Leben. Womöglich haben Sie gleichzeitig Probleme mit der Niere und mit den Knien. Dann geht es um die Selbstliebe. Arbeiten Sie daran. Suchen Sie täglich Kontakt zu Ihrer Seele und gönnen ihr schöne Momente. Ein Vetucha-Heiler geht hier rituell vor und betet zu Marienikonen. Zusätzlich nutzt er sein Wissen aus dem Kräuterreich.

O

Ohr: Das Ohr sieht wie ein Fötus aus und ist das Abbild Ihrer Seele. Sollten Probleme mit den Ohren vorliegen, will man nichts hören oder man hört nicht auf seine Intuition. Lernen Sie das und Sie werden merken, dass Ihre Ohren wieder hören werden. Ein Vetucha-Heiler wird bei diesem Problem mit Ikonen und Gebeten arbeiten.

P

Parkinson: Das ist eine schleichende, karmische Erkrankung. Karma nicht verarbeitet zu haben oder Angst und Kontrollwahn können diese Gehirnerkrankung hervorrufen. Vetucha-Heiler raten Folgendes: Befreien Sie sich von den Ängsten. Analysieren Sie sie. Auch eine Eireinigung, in der man mit einem rohen Ei den gesamten Körper abrollt und das Ei anschließend wegwirft, kann helfen. Ein Vetucha-Heiler geht bei diesem Problem mit einer energetischen Reinigung vor. Er bietet zusätzlich einige Rituale an.

Prostata: Sie hat mit Schuldgefühlen und Männerkomplexen zu tun. Meistens entstehen diese durch Beziehungen. Denken Sie nach: Sie schulden niemandem etwas. Arbeiten Sie an diesen Gefühlen. Ein Vetucha-Heiler geht bei solchen Problemen rituell vor und empfiehlt einiges aus der Kräuterapotheke.

R

Rheuma: Dieses Leiden hat mit einem Mangel an Geduld, Wut und Dominanz zu tun. Fragen Sie sich, was Sie wütend macht. Lassen Sie diese Dinge los. Ein Vetucha-Heiler sieht das Problem energetisch und versucht, mit Ritualen zu helfen.

Rücken: Existenzangst, Schuldgefühle, Geldsorgen – all das kann den Rücken belasten. Stellen Sie sich nur die Frage: »Was ist schon sicher auf dieser Erde?« Eben – nichts ist sicher, daher sind Ihre Ängste fehl am Platz. Ein Vetucha-Heiler wird zuerst mit Ritualen arbeiten, um die Ängste zu beseitigen.

S

Schilddrüsenprobleme: Sie haben mit Unterdrückung, Abgelehnt-Sein und Selbstliebe zu tun. Aber auch wenn man nicht verzeihen kann oder bei zu hoher Aufopferungsbereitschaft, meldet sich die Schilddrüse. Arbeiten Sie an Ihrer Selbstliebe. Gönnen Sie sich täglich Kleinigkeiten und Sie werden merken, dass das Problem kleiner wird. Ein Vetucha-Heiler wird Energiearbeit leisten und empfiehlt Kräuter zur Stärkung des Immunsystems.

Schwindel: Dieser hat mit Realitätsverlust zu tun. Menschen, die Schwindel erleben, haben keinen Boden unter den Füßen. Arbeiten

Sie an Ihrer Ausgeglichenheit und suchen Sie nach Dingen, die Ihre Sicherheit stärken. Ein Vetucha-Heiler wird eine Fernbehandlung durch Energie anbieten.

Sexuelle Erkrankungen: Sie haben mit fehlender Menschenliebe zu tun. Das ist auch das Problem mangelnder Selbstliebe. Gönnen Sie sich etwas mehr im Alltag. Ein Vetucha-Heiler arbeitet bei diesen Problemen mit Ritualen und Kräutern.

Sodbrennen: Dieses hat mit starken Ängsten und energetischen Stauungen zu tun. Ihnen fehlt Bewegung im Leben. Womöglich sind Sie festgefahren. Suchen Sie nach neuen Möglichkeiten. Ein Vetucha-Heiler empfiehlt Ihnen eine Essensumstellung und arbeitet energetisch.

Sucht: Hier liegen karmische Ursachen vor. Jede Sucht kommt aus dem Vorleben. Daher sprechen hier Vetucha-Heiler über sogenannte karmische Probleme. Eine neue Freundschaft oder eine neue Arbeit kann das Problem beheben. Ein Vetucha-Heiler beginnt mit der Reinigung der Gefühle und führt einige Rituale durch.

T

Tinnitus: Diese Erkrankung hat oft mit der eigenen Sturheit zu tun. Nicht nur die Arterien machen also Probleme. Es entsteht ein Innendruck in Ihnen. Versuchen Sie, die Dinge loszulassen, die Sie belasten. Ein Vetucha-Heiler überträgt Energie und empfiehlt einige Kräuter.

V

Venenprobleme: Diese haben immer mit Überlastung zu tun. Sie rennen zu schnell und versuchen, mehrere Dinge auf einmal zu erledigen. Sortieren Sie diese Dinge! Ein Vetucha-Heiler führt Rituale, um die Psyche zu entlasten, durch und bietet auch einiges aus dem Kräuterreich an.

Verdauung: Etwas psychisch nicht verdaut haben, Furcht vor der Zukunft oder auch sich nicht genug lieben – all das sind Ursachen für eine schlechte Verdauung. Auch hier müsste einiges sortiert werden. Lernen Sie zu verzeihen und lernen Sie, sich zu lieben. Ein Vetucha-Heiler wird magisch vorgehen und Ihnen zu einer Essensumstellung raten.

Verstopfung: Man kann etwas nicht loslassen, ist geizig oder zu konservativ. Das Loslassen ist tatsächlich schwer erlernbar, doch es kann jeder schaffen. Überlegen Sie einfach, ob Sie so weiterleben möchten. Wenn nicht, müssen Sie lernen, die Vergangenheit loszulassen. Auch hier wird ein Vetucha-Heiler Rituale vollziehen und Ihnen raten, mit Kräutern zu arbeiten.

W

Warzen: Sie haben mit der Selbstliebe zu tun. Die Warze wird von einem Virus verursacht, der sich eingenistet hat. Das hat energetische Hintergründe. Gönnen Sie sich mehr in Ihrem Dasein. Ein Vetucha-Heiler bespricht die Warzen und führt magische Vorgänge aus.

Z

Zahnbeschwerden: Man knirscht, wenn man Probleme hat, oder kann sich an etwas nicht herantrauen. Auch mangelnde Freude am Leben kann die Zähne belasten. Lassen Sie los. Setzen Sie sich neue Ziele. Ein Vetucha-Heiler wird Rituale vollziehen und mit Ikonen arbeiten sowie Kräuter verwenden.

Diese kleine Auswahl hilft Ihnen, die Ursachen Ihrer Leiden zu verstehen, und regt zum Nachdenken an.

Welche Leiden können behandelt werden?

Vetucha-Heiler sprechen bei einer Krankheit von einer energetischen Disbalance. Durch energetische Beeinflussungen kann es zu vielen Erkrankungen des Körpers und der Seele kommen. Mögliche Reaktionen einer solchen Beeinflussung können folgende Leiden sein:

- Müdigkeit
- Bluthochdruck
- Kopfschmerzen
- Gliederschmerzen
- Herzbeschwerden
- Schwitzen
- Augenleiden
- Pech
- mehrere Lebensbereiche sind wie »geblockt«

Es gibt sechs verschiedene energetische Beeinflussungen, die Vetucha-Heiler behandeln:

- karmische Leiden aus dem Vorleben, wie z.B. Krebs, Parkinson, genetische Erkrankungen und angeborene Leiden
- karmische Leiden aus diesem Dasein, wie Rheuma, Magenbeschwerden oder auch Gicht
- sogenanntes Vergucken oder böser Blick, was zu Pech und Geldverlusten führt
- Verfluchen oder direkte »kleine« Magie, was mehrere Leiden gleichzeitig ausbrechen lassen kann
- schwarze Magie oder »Portscha«, die große seelische und körperliche Leiden zur Folge hat
- Liebesrituale, die manipulieren können

Theoretisch behandeln Vetucha-Heiler alle Krankheiten, die mit Energie zu tun haben. Sie haben ihre eigenen Regeln, die zum sogenannten Kodex der Heiler gehören. Dazu zählen:

- Ein Heiler sollte nie einen Patienten ablehnen, der zu ihm kommt.
- Sollte man spüren, dass man nicht helfen kann, schickt man den Leidenden zu einem Kollegen des Vertrauens.
- Ein Heiler muss an den Erfolg seiner Heilung glauben.
- Ziel ist, dem Kranken zu helfen.
- Dem Kranken wird nach Möglichkeit nicht die Hand gegeben, man begrüßt ihn mit Worten.
- Wenn man verletzt ist, heilt man nicht, auch wenn es eine kleine Wunde ist.
- Man bringt niemanden zur Tür.
- Nur diejenigen werden geheilt, die danach fragen.

Baba Waljas Rituale

Ich vollziehe täglich Rituale und reguliere durch magische Vorgänge mein Leben. Egal, was ich vorhabe, Rituale gehören zu meinem Alltag. Einige dieser Vorgänge lernte ich von meiner geliebten Großmutter Baba Walja, andere habe ich selbst kreiert. Doch haben alle diese Rituale eines gemeinsam – sie sind unkompliziert und sehr wirkungsvoll. In diesem Teil des Buches möchte ich nun Rituale meiner Oma vorstellen.

Ich beginne meinen Tag mit einer Lichtdusche. Es ist mein Lieblingsritual, das mir Energie gibt und meine Aura reinigt. Bekanntlich sind Ihre Chakren im Schlaf offen. So kann sich negative Energie im Aurafeld einnisten. Die Lichtdusche beseitigt solche Parasiten im Handumdrehen. Stellen Sie sich unter Ihre Dusche und lassen Sie das Wasser fließen. Das Wasserelement gehört zu einem reinigenden energetischen Naturwunder. Stellen Sie sich nun vor, dass das Wasser aus Licht besteht. Es fließt in Ihre Aura und schwemmt alles Negative weg. Das Negative fließt aus Ihren Händen und Füßen hinaus, und der Körper wird immer lichtvoller. Nach einer fünfminütigen Dusche fühlen Sie sich wie neugeboren und können unbeschwert in den Tag starten.

Nach dieser Energiedusche gehe ich nach draußen und atme die frische Luft ein. Auch das habe ich von meiner Oma gelernt. Ich bedanke mich zunächst beim Universum, dass ich diesen Tag erleben darf. Ich bedanke mich beim lieben Gott, dass er mir diesen Tag schenkt. Ich schaue in den Himmel und bekomme meistens auch Zeichen in Form der Wolken oder der fliegenden Vögel. Diese Zeichen liefern mir Antworten auf meine Fragen.

Das Nächste, was Sie lernen sollten, ist, richtig zu atmen. Atemübungen gehören zum Alltag. Wie atmen Sie? Haben Sie sich diese Frage schon einmal gestellt? Versuchen Sie, bewusst tief ein- und auszuatmen, und beobachten Sie Ihren Atem: tief einatmen, dann ausatmen, dann wieder einatmen und ausatmen. Merken Sie etwas?

Es ist ein bisschen schwierig zu atmen, weil Sie bewusst daran denken, nicht wahr? Machen Sie Folgendes: Stellen Sie sich vor, in Ihren beiden Füßen sind Löcher. Sie befinden sich an den Fußsohlen. Verlagern Sie Ihr Gewicht auf die rechte Körperseite, so, dass der linke Fuß locker ist. Atmen Sie durch ihn bzw. durch das Loch ein. Verlagern Sie Ihr Gewicht nun auf die linke Körperseite und atmen die Luft durch das Loch im rechten Fuß aus. Wiederholen Sie den Vorgang fünf Minuten lang. Sie werden merken, dass Ihre Lunge besser arbeitet und Sie ein besseres Gleichgewicht haben. Meine Oma machte diese Übung täglich. Auch ich nutze sie bis heute.

Eine andere Atemübung kommt ebenso aus meiner Familie. Sie stärkt nicht nur die Lunge, sondern auch Ihr Aurafeld und Ihre Chakren. Diese Übung mache ich immer abends, nach der Arbeit. Setzen Sie sich bequem auf den Boden. Entspannen Sie Ihre Sinne. Atmen Sie eine Minute lang tief ein und aus. Konzentrieren Sie sich nun auf Ihren Atem. Stellen Sie sich vor, dass beim Einatmen frische Lebensenergie in die Lunge einströmt. Beim Ausatmen fließt alles Schwere, Verbrauchte heraus. Die frische Luft bildet eine Kugel in der Lunge. Diese Kugel wird immer größer. Sie wächst und wird mit jedem Einatmen größer und größer. Sie dehnt sich aus und wächst von Sekunde zu Sekunde. So füllt sie Ihren Brustkorb, breitet sich in Ihren Organen aus, und irgendwann ist die Kugel so groß, dass sie eine Hülle um den Körper bildet. Diese Hülle breitet sich immer stärker nach außen aus und dehnt sich nun so weit, dass das ganze Zimmer, in dem Sie sitzen, mit dieser Energie gefüllt ist. Sie wächst immer weiter und füllt die ganze Stadt aus, danach die ganze Erde. Anschließend lassen Sie die Kugel wieder schrumpfen, bis sie die Größe einer Walnuss erreicht. Diese Walnuss tragen Sie in sich, in Ihrem Herzen.

Versuchen Sie, Ihre Aura täglich wahrzunehmen. Dazu machen Sie Ihre Augen zu und konzentrieren sich auf Ihre Haut. Sie ist warm und strahlt Wärme aus. Versuchen Sie, diese Wärme als einen Kokon, der sich ausdehnt, wahrzunehmen. Bewegen Sie Ihre rechte

Hand hin und her in diesem Kokon. Versuchen Sie, die Grenze der Aura festzustellen. Versuchen Sie, nichts zu kontrollieren, sondern nur zu beobachten.

Eine Frage: Wie oft am Tag sind Sie der Meinung, dass Sie glücklich sind? Ein paar Mal? Sie können Tausende Male glücklich sein. Auch hier gibt es eine Übung meiner Oma, die ich täglich einsetze. Nehmen Sie sich Zeit und sehen Sie etwas Schönes an. Nehmen Sie zum Beispiel ein Bild oder eine Pflanze in die Hand. Versuchen Sie, Ihr Glück dabei zu entdecken und zu fühlen. Erfreuen Sie sich der Schönheit dieses Bildes oder der Pflanze. Denken Sie danach mehrmals an schöne Stunden in Ihrem Leben. Erinnern Sie sich zum Beispiel an den letzten Urlaub. So werden Sie sich bewusst, wie glücklich Sie sind.

»Menschen leben heutzutage im Stress und in der Eile und vergessen zu leben«, so sagte meine Oma Walja. Sie empfahl all ihren Klienten, die eine bewegte Zeit erlebten oder Stress im Job hatten, folgenden Vorgang: Setzen Sie sich hin und konzentrieren sich auf Ihre Füße. Denken Sie zehn Minuten lang an die Füße und nicht an die Situation, in der Sie Stress haben. Sie werden merken, dass Sie ruhiger werden und anfangen, klar zu denken. Dieser Vorgang kommt aus der Geistheilung und erdet schnell. Er macht den Kopf klar.

An Donnerstagen trug meine Oma violette Kleidung. Sie sagte, es sei Reinigung und Schutz für ihre Seele.

Baba Walja war eine Analytikerin. Sie versuchte immer, die Ursachen der Probleme, seien es körperliche oder seelische gewesen, zu verstehen. Sie sagte: »Sind die Ursachen erkannt worden, geht das Problem meistens von alleine weg, weil man sich mit den Ursachen auseinandersetzt.« Auch ich stelle mir immer wieder die Frage, warum mir etwas widerfährt.

Beantworten Sie folgende Fragen:

Sind Sie gesund?

Sind Sie im Privatleben glücklich?

Macht Ihr Job Sie glücklich?

Wenn Sie diese Fragen beantwortet haben, schreiben Sie zu jeder Antwort noch etwas dazu, und zwar, WAS TUN SIE DAFÜR?

Ich tue für meine Gesundheit …

Ich tue für mein Privatleben …

Ich tue für meinen Job …

Viele Menschen leiden heutzutage an Schmerzen. Meine Oma riet jedem, der Schmerzen hatte, sich mit ihnen zu unterhalten. Es klingt vielleicht komisch, wirkt jedoch Wunder. Haben Sie auch einen Schmerz? Dann analysieren Sie folgende Fragen:

- Wo sitzt der Schmerz?
- Wann tritt er ein?
- Wie stark ist der Schmerz?
- Welche Farbe könnte der Schmerz haben?
- Wie könnte er riechen?
- Welche Form könnte er haben?
- Was könnte der Schmerz Ihnen mitteilen wollen?

Stellen Sie sich den Schmerz nun als ein Tier vor. Welches ist es? Eine Ratte oder ein Leopard? Sprechen Sie mit dem Schmerz Klartext. Sagen Sie ihm, dass er versorgt wird. Füttern Sie ihn gedanklich mit einer Speise und lassen Sie ihn gehen.

Meine Oma arbeitete mit dem Thema Karma. Sie war überzeugt, dass einige Probleme der Menschen mit dieser Materie zu tun haben. Interessiert Sie das Thema? Dann beantworten Sie folgende Fragen:

- Was war vor Ihnen, bevor Sie geboren wurden?
- Was wird danach sein, wenn Sie nicht mehr da sind?
- Was würden Sie tun, wenn Sie erfahren, Sie haben nur noch einen Tag zu leben?
- Was würden Sie tun, wenn Sie erfahren, Sie haben noch einen Monat zu leben?
- Wie wollen Sie sterben?

Wenn Sie sich mit solchen Fragen auseinandersetzen, bekommen Sie mehr Sinn für das Leben. Sagen Sie sich: Ich möchte ab heute ein Mensch sein, der sich liebt, ehrt, dem ich selbst am liebsten begegnen würde.

Viele Menschen sind unglücklich, weil sie denken, sie brauchten noch mehr Glück. Kaum jemand genießt ausreichend Liebe, Anerkennung oder Geld. Man will immer noch mehr haben. Affirmieren Sie: »Ich habe alles, was ich brauche, und kann mir alles auf der Welt leisten«; so ziehen Sie neue Dinge in Ihr Leben. Sie entscheiden immer selbst für Ihr Leben. Welche Arbeit machen Sie gerade? Wohin fuhren Sie letztes Mal in den Urlaub? Wer ist Ihr Lebenspartner? All das haben Sie entschieden. Sie haben entschieden, so zu sein und zu leben, wie Sie sind, und Sie haben genau diese Wahl getroffen. Sie haben auch heute die Wahl. Überprüfen Sie Ihre bisherigen Entscheidungen. Machen Sie sich eine Liste zu den verschiedenen Themen und schreiben Sie dazu, wie Sie sich heute entscheiden würden. Treffen Sie nun die Entscheidungen, die Sie damals nicht getroffen haben.

Analysieren macht Spaß und löst Blockaden. Hier noch eine Übung meiner Oma Baba Walja: Machen Sie Ihre Augen zu und stellen Sie sich als Kind vor. Erinnern Sie sich an alles? Was war liebenswert bzw. nicht liebenswert? Nun schauen Sie Ihre Jugend an. Was ist hier vorgefallen? Danach betrachten Sie Ihr Erwachsensein und zum Schluss sehen Sie Ihr Alter an, das Sie noch nicht gelebt haben. Wie sollte diese Zeit ablaufen? Denken Sie an Ihre Ziele und Wünsche. Durch diese Übung bekommen Sie einige Informationen aus der geistigen Welt. So erfuhr meine Oma sogar, wann sie gehen würde und wie viel Zeit ihr noch geblieben war. Sie hatte in ihrem Leben kaum Urlaub gemacht. Menschen zu helfen und ihre Probleme zu lösen, war ihr Lebensziel. Doch nachdem sie Informationen über den eigenen Tod erhalten hatte, entschied sie sich, das halbe Jahr vor ihrem Ableben für sich zu nutzen. Verblüffend war, dass die Angaben bis auf die Uhrzeit genau gestimmt haben. Sie ging zu der Stunde, die ihr vorhergesagt worden war.

Ja, meine geliebte Oma riet den Menschen, im Hier und Jetzt zu leben und sich von der Vergangenheit zu trennen. Auch in Ihrem Alltag sollten Sie versuchen, sich von der Vergangenheit zu trennen. Geben Sie einen Gegenstand an einen Menschen, der Sie mit Ihrer Vergangenheit verbindet, und schenken Sie ihn von Herzen. Suchen Sie zu Hause alles zusammen, was Sie lange Zeit nicht benutzt haben, und geben es weg, an jemanden, der es brauchen könnte. Sie werden merken, wie viele alte Verbindungen sich lösen. Ich lese sehr viele

Bücher. Früher habe ich sie gesammelt. Nun gebe ich sie nach dem Lesen weiter an meine Schüler. Ich mache ihnen eine Freude damit und sammele nichts mehr.

Meine Oma dankte jeden Tag dem lieben Gott dafür, dass sie hier sein durfte. Ich tue dasselbe. Danken auch Sie dem Universum dafür, was Sie erhalten haben. Bedanken Sie sich für:

- Ihre Talente
- Ihre lieben Menschen
- das, was Sie erreicht haben
- Ihre Erfahrungen

Erfahrungen – ich musste einige sammeln. Mit neun Jahren bin ich hingefallen und habe mir meine Hand verletzt. Prompt vollzog meine Oma ein Ritual. Sie nahm ein mit Salzwasser getränktes Tuch, wickelte meine Hand darin ein und sprach ein Kurzgebet: »Handgelenk heile, Gott steht dir zur Seite.« Dann nahm sie eine Sense und klopfte damit gegen ein Stück Holz. Dies sollte den Schmerz vertreiben. Anschließend nahm sie eine Bürste und machte ein paar Bewegungen um das kranke Handgelenk. Zum Schluss drückte sie mir eine Marienikone in die Hand und sagte: »Schaue ihr in die Augen.« Die Schmerzen vergingen schnell. Für mich war das ein Wunder.

Baba Walja sagte, dass negative Energie stinken kann. Es entstehen Gerüche, wenn etwas nicht in Ordnung ist. So nahm sie bei ihren Klienten wahr, wenn etwas nicht stimmte oder ob schwarze Magie angewandt wurde. »Das Herzchakra riecht nach Rosen und das Negative nach Gestank«, waren ihre Worte.

Für Bedürftige machte sie oft Reinigungsrituale mit Ikonen und Fotos. Sie legte das besprochene Foto der Person in eine Bibel, betete und holte danach das Foto heraus. Das Foto platzierte sie zwischen zwei Marienikonen und verband alles mit rotem Zwirn. Oft nahm sie ein Marienbild und legte ein Foto des Kranken darauf, Gesicht auf Gesicht. Sie rollte beide zu einem Röhrchen und verband sie mit rotem Garn. Die Konstruktion sah wie eine Praline aus. Diese Schutzpraline legte sie dann auf ihren Altar. Sie nannte sie »Schutzpuppe«.

Vetucha-Heiler arbeiten nicht nur mit den körperlichen Leiden. Auch alltägliche Probleme werden von ihnen durch Rituale behandelt, wie z.B. Liebeskummer, Untreue oder Verrat. Ich beobachtete einmal folgendes Ritual: Eine jüngere Dame kam zu meiner Oma und bat sie um Hilfe. Ihr Mann hatte eine Neue und ließ die Frau mit den Kindern sitzen. Meine Oma stellte sehr schnell fest, dass die Rivalin Magie angewandt hatte. Sie hatte es »gerochen« und bereitete folgendes Ritual vor: Sie nähte drei kleine Puppen und stopfte sie mit Watte aus. Die erste Puppe stellte den Mann, die zweite die Ehefrau und die dritte die Rivalin dar. Sie benannte die Puppen nach deren Namen. Dann legte sie die Puppen zusammen und verband sie mit einem roten Faden. Die Mann-und-Frau-Puppen wurden Gesicht auf Gesicht platziert und die dritte Puppe, die die Rivalin symbolisierte, an den Rücken der Frauenpuppe, damit der Mann sie nicht mehr sehen konnte. In diese dritte Puppe wurde zusätzlich eine Sicherheitsnadel gestochen. Binnen zwei Wochen war der Mann zu Hause und hatte den Kontakt zu der Rivalin abgebrochen.

Meine Oma sagte: »Gott hat drei Kräfte auf der Erde gelassen: einen Popen, einen Arzt und eine Hexe. Diese drei sorgen für das Gleichgewicht und haben ihre karmischen Aufgaben. Der Pope sorgt für den Geist, der Arzt für den Körper und die Hexe für die Seele. Alles andere ist von Menschen erschaffen.«

Glauben oder nicht glauben – die Vetucha-Rituale wirken auch heute noch und werden von Priestern durchgeführt. Man sollte nie über Hexen lachen, denn sie sind mit Kräften ausgestattet, die für einen normalen Menschen unzugänglich sind. Die Kraft der Magie lässt auch heute nicht nach. Jeder dritte Mensch in Russland war schon einmal bei einer Hexe, einem Povetucha oder einem Magier oder Schamanen, die Tendenz steigt. Immer mehr Menschen glauben an die unsichtbaren Kräfte der Natur. Sie suchen nach Hilfe und bekommen sie bei Naturmenschen. Vetucha ist eine Lebensart, eine Einstellung oder, besser gesagt, eine Gabe, um Menschen zu helfen. Diese Gabe ist eine Herzensgabe, und um etwas zu bewegen, sollte die Kraft des Herzens rein sein.

Es gibt einige Vetucha-Rituale, die heutzutage nicht mehr durchführbar sind, zum Beispiel Rituale mit Quecksilber und mit dem Berühren einer Leiche. Doch möchte ich auch solche Rituale in diesem Buch erwähnen. Um die Gesundheit zu stärken, nahm meine Oma Quecksilber. Es wurde aus einem Thermometer genommen und auf die Kleidung des Kranken gelegt. Das Kleidungsstück wurde dann in ein Glas gelegt und verschlossen. Das Glas musste zu einem Verstorbenen an den Sarg gestellt und danach in dem Grab versenkt werden. Baba Walja stand an dem Sarg und redete mit dem Verstorbenen. Sie bat ihn, die Krankheit der Person ins Grab mitzunehmen. Sie fasste die Leiche am Fuß an und betete.

Auch Seife, mit der eine Leiche gewaschen wurde, diente als Schutz. Ein kranker Mensch sollte seine Hände mit dieser Seife waschen. Solche Waschungen wurden vor allen bei Frauenbeschwerden durchgeführt. Eine solche Seife zählte zu den Werkzeugen jedes Vetucha-Heilers.

Eines der Rituale meiner geliebten Oma mache ich heute noch für Menschen, die in Geldnot sind. Man braucht dazu nur etwas altes Moos von einer 40 Jahre alten Magnolie. Es wird auf einen Geldschein gelegt und in ein Baumwolltuch gewickelt. So dient es als Magnet für Geld oder, wie meine Oma sagte, als »Geldmutter«.

Auch für Frauen, die schwanger werden wollen, hatte meine Oma spezielle Rituale. In eine Muschel legte sie gekochte Rosenblätter und gab diese der betroffenen Frau. Sie sollte diese Muschel bei sich tragen. Nach zehn Tagen sollte die Muschel vergraben werden.

Bei Kummer und Leid der Seele machte sie Folgendes: Sie nahm eine große Zwiebel, sprach das »Vaterunser« und stach drei Nadeln hinein. Die Zwiebel wurde dem Bedürftigen gegeben. Sie sollte zehn Nächte am Bett liegen bleiben. Danach durfte sie weggeworfen werden.

Es gab auch Klienten, die Familienprobleme hatten. So kam eines Tages eine ältere Dame zu meiner Oma. Sie weinte bitterlich, weil ihre Tochter zu ihr keinen Kontakt mehr haben wollte. Ihr Ehemann hatte ihn ihr verboten. Die Mutter litt und wollte nicht mehr leben. Meine Oma machte dieses Ritual: Sie nahm Fotos von der Mutter und der Tochter und legte sie in ein Glas Honig. Dazu gab sie Rosenblätter und verschloss das Glas. Binnen kurzer Zeit hatten beide wieder Kontakt.

Meine Oma sprach dabei immer wieder über das höchste magische Gericht – den dreifachen Rückschlag. Sie sagte: »Man sollte helfen, jedoch nie manipulieren.« Würde man mit einer Manipulation arbeiten, bekäme man das Ausgesendete dreifach zurück. Solche Rückschläge können sich sogar noch bei den Enkeln bemerkbar machen.

Auch das Austreiben von Angst und Exorzismus gehörte zu ihren Ritualen. Eine »Besetzung« oder schwarze Magie ist in Russland keine Seltenheit. Gegen solche Leiden arbeitete sie mit mehreren Ikonen, sprach Gebete und bereitete ein Getränk aus Kräutern und Weihrauch zu. Sie kochte es wie eine Hexe in einem Kessel aus Metall und rührte es in einer »Liegenden-Acht-Bewegung«. Mit diesem Sud hat sie die Hände der Person gewaschen. Diese wurde dann auf einen Stuhl gesetzt, unter die Füße legte meine Oma zwei Hufeisen eines alten Pferdes. Sie nahm zwei Messer in die Hände, hielt sie an den Klingen und klopfte die Messerstiele vor der Person zusammen. Anschließend bereitete sie heißes Wachs und Blei vor. Diese wurden dann über den Kopf des Betroffenen ins Wasser gegossen. Sie sah auch immer wieder nach, ob die Wachs- und Bleigebilde Löcher aufwiesen. Das deutete darauf hin, dass die Belastungen noch nicht weg waren. Der Vorgang wurde so lange wiederholt, bis die gegossenen Teile ohne Löcher waren. Anschließend sollte sich die Person mit diesem Wasser das Gesicht waschen.

Auch brachte meine Oma oft Opfergaben dar. Sie meinte, dass ein Heiler solche Opfergaben immer wieder der geistigen Welt bringen solle. Sie benutzte dafür Pflanzen oder Süßigkeiten. Besonders bei Angstproblemen sind solche Opfergaben angebracht. So arbeitete meine Oma oft mit Hühnern und übertrug ihnen die Angst der Personen. Die Hühnchen wurden danach geschlachtet und vergraben, ohne gegessen zu werden. Aber auch Wasser ist ein geeignetes Element, um Ängste auszuleiten. So nahm meine Oma eine Schüssel, legte einen Schlüssel hinein und goss Wasser darüber. Die ängstliche Person sollte ihre Hände in diese Schüssel tauchen und beten.

Die Nachbarn meiner Oma hatten Respekt vor ihr. Ich vermute, dass einige auch Angst hatten. Meine Oma sagte jedoch immer wieder: »So lange ich bei euch bin, braucht ihr keine Angst zu haben, ihr seid geschützt.«

Immer wieder fällt mir auf, dass einige Rituale von Vetucha mit schamanischen Vorgängen und mit den Riten der Druiden verwandt sind. Druiden lebten vor über 2000 Jahren in Irland und Britannien. Sie waren eine Art geistiger Elite der Kelten, deren Mythologie auch mit Ritualen zu tun hatte. »Druide« bedeutet »Mensch der Eichen«. Das Wort ist zwar umstritten, doch das altgriechische »drys« wird mit »Eiche« übersetzt. Die Eiche gilt als Herrscherin der Natur und Vermittlerin zwischen Himmel und Erde. Das Druidentum ist ein heute noch lebendiges System mit Druidenorden und -gemeinden.

Druiden lebten mit der Natur und achteten auf die kosmischen Gesetze. Sie verstanden die Welt, die Magie und die Spiritualität. Sie nutzten die Mächte der Natur, um Gleichgewicht zu schaffen und das Leben zu beschützen. Druiden arbeiteten mit Zeichen und mit der

Dreifaltigkeit. So haben sie eigene Orakel erfunden und die Zahl Drei in ihr Leben integriert: Druiden bauten ihr Wissen auf die Zahl Drei auf: Sie hatten drei Gesetze der Werdung, drei Schlüssel der Macht und drei Geheimnisse. Für sie bestand auch das Weltwissen aus drei Teilen. Ihre drei Weisheitsmerkmale waren: alles wissen, alles aushalten und alles loslassen können. Sie hatten aber auch drei magische Gebote: sich beherrschen, die Welt beherrschen und das Unsichtbare beeinflussen. Sie hatten sogar eine dreidimensionale Vorstellung von den Chakren und der Welt. Sie behaupteten, das Leben sei von Mond- und Sonnenphasen abhängig, was heute jeder Wissenschaftler bestätigen kann.

Druiden arbeiteten mit Zeichen. So war das Kreuz bei ihnen das Zeichen des Leidens und der Kreis das Zeichen der Energie. Auch die Triskele oder Dreierspirale kommt aus dem Druidischen. Sie stand für drei Lebenszyklen (Geburt, Leben, Tod) und wurde bei Ritualen eingesetzt. Die Druiden glaubten an Reinkarnation und Wiedergeburt. Sie sprachen von Transformation und waren der Auffassung, dass alle Seelen ewig sind und sich immer weiter nach hierarchischen Gesetzen entwickeln.

Besonders interessant sind die alten druidischen Rituale, die auch meine Oma bei besonderen Anlässen vollzog. Dabei nahm sie ein kugelförmiges blaues Gefäß aus Glas. Im Inneren der Kugel befand sich eine schwarze oder blaue Kerze. Es ist dasselbe Prinzip wie an Halloween, wenn man am 31. Oktober eine Kerze in den Kürbis stellt. Halloween gilt übrigens als druidischer Feiertag, an dem die Götter geehrt wurden.

Die Druiden kannten das schamanische Medizinradprinzip und konnten damit orakeln oder Aufstellungen machen. Sie nahmen dazu jedoch nur zwölf Steine und befragten ihre Ahnen.

Druidenamulette hatten folgende geometrische Formen: Kreis, Halbkreis, Kreuz und Dreieck. Besonders stark ehrten Druiden den Kreis. Ein Kreis symbolisierte das Herzchakra und die Innenwelt des Menschen. Es gab jedoch auch das 5. Element der Druiden – das

Zeichen der drei Wege. Man nannte es das »Zeichen der drei Strahlen«. Es symbolisierte die Zahl Drei und den Menschen selbst, der mit dem Universum verbunden ist.

Druiden hatten einen eigenen Kalender mit wichtigen Tagen. So galt der 31. Oktober als der höchste energetische Tag des Jahres. Sie nannten ihn SAMHAIN oder Tag der Götter. Auch der 21. März, die Frühlingstagundnachtgleiche, wurde gefeiert. Heute feiern wir Ostern in dieser Zeit. Beide Tage sind auch bei Vetucha sehr wichtig und werden als stärkste Ritualtage bezeichnet.

Die Druiden kannten sich wie die Vetucha-Heiler mit Kräutern aus. So verwendeten sie Goldrute, Pfeffer, Valeriana (Baldrian), Melisse und Weide. Sie arbeiteten mit den Baumgeistern und galten als die besten Ärzte Westeuropas. Sie kannten sogar die Eigenschaften der Echinacea, die Sie in der Apotheke bekommen.

Noch heute treffen Menschen auf druidische Monumente, die erhalten geblieben sind. Das sind die Megalithe oder auch Stonehenge. Diese Anlagen wurden vor der Druidenzeit erbaut und von den Druiden geehrt. Verblüffend ist, dass auch meine Oma so eine Steinkomposition in ihrem Garten hatte.

Es existierte ein Ritual, um Geist, Seele und Körper miteinander zu verbinden und zu heilen: Die Druiden nahmen drei verschiedene Steine und färbten sie in drei Farben. Den ersten Stein färbten sie golden (gelb), er stand für das Unsterbliche, also für den Geist. Den zweiten Stein färbten sie silbern, er stand für die Seele. Den dritten Stein färbten sie schwarz, er symbolisierte den physischen Körper. Alle drei Steine legte man zusammen in einen Kreis aus Hämatitsteinen und Pyriten. Man formulierte geistig seine Wünsche und ließ die Steine wirken.

Auch die Weltdualität war eine Selbstverständlichkeit für Druiden. Alles ist eins und besteht aus weiblichen und männlichen Energien.

Meine Baba Walja vollzog ihre Rituale in ihrem Garten. Sie hatte einen besonderen Platz dafür ausgesucht. Sie arbeitete wie die Druiden mit einem Kreis. Am Rand des Kreises legte sie Feuer. Die hilfesuchende Person stellte sich in die Mitte dieses Kreises. Baba Walja rasselte und sprach Gebete, blieb aber zunächst außerhalb des Kreises. Danach ging sie zu der Person in den Kreis und beräucherte sie mit Kräuterrauch. Oft brauchte sie ein paar Helfer bei solchen Ritualen. Sie stellte sie in dem Kreis auf. Jeder Person wurde eine Kraft, z.B. der Himmelsrichtungen oder Elemente zugeordnet.

Auch ihre Amulette weihte sie an diesem Platz. Apropos Amulette – haben Sie einen Traum, der in Erfüllung gehen soll? Dann versuchen Sie es mit dem »magischen Talisman«. Konzentrieren Sie sich auf Ihren Traum, zünden Sie eine weiße Kerze an, schreiben Sie dann auf ein Blatt Papier folgende fünf Buchstaben in der gleichen Art, wie hier abgebildet:

- ESAUE
- SSAUS
- ASAOA
- USASU
- ESAUE

Legen Sie einen Edelstein auf das Zeichen und vergessen Sie Ihren Wunsch.

Eine andere Art, Amulette herzustellen, kommt aus dem Vetucha-Bereich. Diese Amulette sind für den inneren und äußeren Reichtum gedacht. Wenn Sie ein Amulett mit diesen »Fähigkeiten« erstellen möchten, sollten Sie sich unbedingt Gedanken darüber machen, was Sie sich genau unter dem Begriff Reichtum vorstellen. Sie brauchen dazu Folgendes:

- eine Münze
- einen kleinen Bergkristall
- Kleber

Kleben Sie den Bergkristall zuerst auf die Münze. Am nächsten Tag können Sie damit beginnen, das Amulett mit Ihren Wünschen nach Reichtum zu »laden«. Dazu brauchen Sie drei Kerzen. Setzen Sie sich hin. Zünden Sie die Kerzen an. Legen Sie den auf die Münze geklebten Bergkristall vor sich hin. Sagen Sie folgende Worte: »Komm zu mir, Reichtum, und liebe mich, komm zu mir und beflügle mich, bleib bei mir und befriedige mich!« Nehmen Sie nun das Amulett in Ihre Hände und legen es in eine Geldbörse.

Mein Lernprozess

Sie haben nun Beispiele verschiedener Vorgänge aus der Vetucha-Heilung gelesen. Ich lernte sie als Kind, habe mich jedoch über die Jahre weiterentwickelt. Man lernt besonders viel von Menschen, die man behandelt. So lernte ich auch, Menschen zu verstehen, selbst wenn sie nicht viel sagen mochten. Mit etwas Psychologie lernte ich, Menschen zu beraten, ohne sie zu befragen. Manches steht jedoch dem Menschen ins Gesicht geschrieben.

In den Augen ist immer zu erkennen, ob man die Wahrheit sagt und wie man sich fühlt. Die Augen sind das Einzige, das vom Gehirn unmittelbar nach außen sichtbar wird. Beobachten Sie Ihre Mitmenschen, dann werden Sie schnell feststellen, ob sie die Wahrheit sagen.

Hier sind einige verblüffende Tatsachen:

- Wenn Sie sich etwas vorstellen, z.B. welche Farbe etwas hat, dann schauen Sie nach oben.
- Wenn Sie sich an etwas erinnern, wie z.B. an den Klingelton Ihres Handys, sehen Sie immer nach oben und nach links.
- Wenn Sie etwas konstruieren und planen, sehen Sie nach oben und nach rechts.

- Und wenn Sie sich an einen Geschmack erinnern möchten oder überlegen, was Sie gefühlt haben, z.B. wie eine Zitrone schmeckt, dann sehen Sie nach rechts und nach unten.
- Wenn Sie einfach denken und philosophieren, z.B. was Freiheit für Sie bedeutet oder was Sie noch erreichen könnten, dann sehen Sie nach links und nach unten.

Wenn Sie sich etwas vorstellen, sehen Sie nach oben, und wenn Sie etwas fühlen, dann nach unten!

Das ist die Psychologie des Körpers. Ihr Körper reagiert übrigens immer sehr schnell auf Situationen. Zum Beispiel kann bei Entscheidungen Herpes entstehen. Wenn Sie sich an einem falschen Platz befinden, können sich Muskeln durch Krämpfe melden. Bei einer Gefahr bekommt man oft Zuckungen. Daher funktioniert auch die Kinesiologie. Ihr Körper weiß immer Bescheid, ob für ihn etwas gut oder weniger gut ist.

Menschen leben mit dem Begriff der Zeit, die es nicht gibt, und der Materie, die es auch nicht gibt. Beide Begriffe begleiten Menschen jedoch täglich und sind in das irdische Dasein fest integriert.

Ich habe auch lernen dürfen, dass einige Energien durch Fernheilung übertragen werden können. Ich persönlich benutze für eine solche meditative Übertragung ein Foto oder auch einen Blutstropfen der Person, denn in beidem ist ihr komplettes Energiebild vorhanden. Besonders das Blutbild speichert die ganze Wirklichkeit eines Menschen, sein biologisches, physisches, psychologisches und karmisches »Erbgut«. So kann man durch einen Blutstropfen verschiedene Informationen an den Menschen leiten und ihn heilen. Man arbeitet dabei mit einer Einhandrute oder mit einem Pendel und übermittelt geistige Informationen durch den getrockneten Blutstropfen. Dabei spielt es keine Rolle, wo sich der Klient befindet. Auch Magie aus dem Voodoo arbeitet seit jeher mit Blut oder mit Haaren des Klienten, dies hat den gleichen Hintergrund.

In meiner Arbeit nutze ich sehr viel altes Wissen und achte auf den Aberglauben. Ihm zufolge sollte man z.B. nicht singen, wenn man in der Sauna ist oder in der Badewanne liegt, sonst verliert man sein Glück, seine Stimme und sein Gehör.

Aberglaube hat tatsächlich mit Energie zu tun, ob Sie das verstehen können oder nicht. Nicht jeder Aberglaube ist korrekt. Aber hinter jedem Aberglauben steckt etwas, das stimmt. Man muss nicht alle energetischen Abläufe verstehen, doch sollte man auf den Aberglauben hören. Hier sind einige Beispiele aus Vetucha-Sicht:

Wenn man auf einer Kreuzung steht und den Namen einer Person in alle vier Richtungen spricht, wird sich diese Person melden. Hier geht es um die Arbeit mit den Elementen.

Essen Sie nie etwas von einem Messer und lecken es nicht ab – es kann Krankheiten und Streit bringen. In Russland verschenkt man auch keine Messer, da sie für das Metallelement stehen und Wut hervorrufen können.

Schneiden Sie keine Nägel am Sonntag, sonst werden sie langsamer wachsen. Auch dies ist auf die Energielehre zurückzuführen.

Wenn Sie an einem 5. März krank werden, wird die Erkrankung lange dauern. Vetucha-Heiler sagen, dass dieser Tag ein Umbruchtag des Jahres ist. Sie nennen ihn sogar einen »Teufelstag«.

Lesen Sie nie während des Essens, das belastet Ihr Gedächtnis. Hier stimmen Aberglaube und Gehirnforschung überein. Das Gehirn wird irritiert.

Katzen nehmen negative Energieüberschüsse weg. Man sollte jedoch während des Schlafens keine Katze im Bett zulassen. Sie saugt sonst Ihre Lebensenergie ab. Dieser Aberglaube stimmt tatsächlich, er lässt sich mithilfe der Energielehre des Herzchakras erklären.

Wenn Sie ins Bett gehen, legen Sie sich nie sofort auf die linke Seite, sonst werden Sie nicht durchschlafen können. Dies bestätigt sogar die Körperlehre. Die linke Seite (die Herz-Seite) sollte nicht belastet werden.

Wenn Sie am Freitag fasten, werden Ihre Kinder länger leben. Dieser Aberglaube hat einen Sinn. Fasten entgiftet, und die »besseren« Erbinformationen werden an die Kinder weitergegeben.

Man sollte am Mittwoch kein Fleisch essen, dann wird man im Leben weniger geprüft. Auch dieser Aberglaube ist energetisch nachvollziehbar, da der Mittwoch eine besondere Kampfenergie in sich hat. Der dritte Tag der Woche unterliegt dem Merkurimpuls, der den Kopf vollmachen kann.

Legen Sie sich nie mit dem Kopf in Richtung Westen, legen Sie sich lieber in Richtung Norden, so ersparen Sie sich einige Erkrankungen. Dieser Aberglaube hat mit den Erdlinien und der Energie der Himmelsrichtungen zu tun.

Am eigenen Geburtstag sollte man keine Blumen pflücken, keine Zweige brechen und keine Tiere schlachten. So wird man ein längeres Leben haben. Auch das ist durch den Energieaustausch nachvollziehbar.

Bei einer Hochzeit darf man dem Bräutigam nicht auf die Füße treten, sonst wird er impotent. Dieser Aberglaube basiert auf der Meridianlehre.

Man sollte keine echten Blumen in die Haare einer Braut ohne Schleier stecken, sonst wird die Ehe geschwächt. Dieser Aberglaube basiert ebenfalls auf den Energieaustausch-Gesetzen.

Beim Anziehen sollte zuerst der Kopf durch die Kleideröffnung gehen, danach erst die Arme. Dies bringt Glück. Dieser Aberglaube hat seine energetische Erklärung im sogenannten Hologramm (energetisches Abbild des Körpers), das sich in der Kleidung verfestigt.

Schauen Sie am eigenen Geburtstag in der Früh aus dem Fenster. Sehen Sie eine Frau, so werden Sie gesund. Sehen Sie einen Mann, werden Sie ein geselliges Jahr haben und sehen Sie niemanden, dann bleibt alles so, wie es ist. Wenn Sie eine Katze sehen, werden Sie eventuell krank. Bei diesem Aberglauben geht es um das Resonanzgesetz.

Setzen Sie sich nie mit dem Rücken zu einem Spiegel – das macht energielos und krank. Tatsächlich sprechen Vetucha-Heiler vom sogenannten Spiegel-dimensional-Bruch. Einige ihrer Rituale basieren auf diesem Wissen.

Wenn man krank ist, sollte man nicht in den Spiegel schauen. Auch das stimmt, denn ein Spiegel speichert Negativität.

Entsorgen Sie alte Spiegel mit Flecken – solche Spiegel bringen negative Energie in ihr Leben. Diese Erkenntnis basiert auf der Energielehre.

Ich berate meine Klienten nicht nur, sondern mache auch viel Energiearbeit. Ich gebe rituelle Vorgänge weiter und rate meinen Schützlingen, sich zu hüten. Schutz gehört zum Leben. Auch Ihnen gebe ich einen Rat – den Rat zur Herstellung eines Schutzbeutels namens Mojo: Schneiden Sie ein Stück Leder oder Baumwolle in zwei gleich große Quadrate, etwa acht mal acht Zentimeter. Legen Sie beide Hälften aufeinander und nähen Sie sie an drei Seiten zusammen, sodass sich ein Täschchen bildet. Kehren Sie nun die Innenseite nach außen, damit die Nähte innen bleiben, und füllen Sie den Beutel mit den unten genannten Zutaten. Jede Zutat hat eine eigene Energie (Frequenz). Die Mischung der Frequenzen wirkt schützend auf Ihr Energiefeld.

- Lorbeerblätter (Frequenz der Kraft)
- Feder (Frequenz der Leichtigkeit)
- getrockneter Salbei (Frequenz des Schutzes)
- getrocknete Zitrone (Frequenz der Ruhe)
- getrocknete Orangenschalen (Frequenz der Liebe)
- etwas Salz (Frequenz des Rein-Seins)

Nähen Sie danach die noch offene Seite ganz zu. Wenn das Mojo gefüllt und verschlossen ist, legen Sie es auf Ihr eigenes Foto. Sie können den Beutel auch segnen. Legen Sie Ihr Mojo dazu einfach zu einem der folgenden Kräuter, die negative Einflüsse neutralisieren:

Mariengras, Majoran, Petersilie oder Basilikum. Sprechen Sie laut folgende Sätze: »*Bei den vier Elementen segne ich diesen Mojo-Beutel und weihe ihn als ein Instrument der Magie. Götter der Luft, des Wassers, des Feuers und der Erde, lasst diesen Beutel nun geladen sein!*«

Mojos können in passenden Farben hergestellt werden:

Rot lässt neue Energie zufließen und Liebe empfangen.
Schwarz steht für Bannung und schützt vor Flüchen.
Braun schützt vor Verwünschungen.
Violett wirkt gegen schwarze Magie.
Blau steht für Erfolge, Mut und Ruhe.
Weiß steht für Frieden.
Grün steht für Fruchtbarkeit in allen Lebensthemen, auch für Geld.
Gelb symbolisiert die Gesundheit und Stärke der Seele.

Als Alternative können Sie auch ein Sachè machen. Das ist auch ein Beutel bzw. ein magisches Amulett aus Baumwolle. Sie ähneln Tobacco Ties (mit Tabak gefüllte Beutelchen der Schamanen). Sachès sind Schutzbeutel, die mit drei verschiedenen beliebigen Kräutern gefüllt und am Körper getragen werden. Man kann zu den Kräutern auch einen Ring aus Silber oder Gold legen. Ein solches Amulett wird je nach Thema mit Energien aufgeladen. Es gibt astrologische, heilende, welche für die Liebe oder mehr Energie, spirituelle, solche für Reiseschutz und Sachès gegen schwarze Magie. Das komplizierteste Sachè wird aus zwölf verschiedenen beliebigen Kräutern, die für die zwölf Apostel stehen, zusammengestellt. Ich nutze solche Amulette im Alltag und stelle sie für meine Klienten her.

Kapitel 2

Vetucha-Wissen heute

Weisheiten aus dem Vetucha

Es gibt vieles, was dem durchschnittlichen Menschen fremd ist. Dinge, die lebenswichtig sind, und Dinge, die jeder wissen müsste.

Täglich entstehen neue Geheimnisse um Menschen, die sie nicht rechtzeitig erfahren. Irgendwann kommen diese Geheimnisse ans Licht. Vetucha beschäftigte sich schon immer mit der Lüftung solcher Geheimnisse. Auch heute gehört die Aufklärung solcher Geheimnisse zur Vetucha-Heilung.

Schulmediziner sprechen davon, dass das menschliche Immunsystem immer schwächer wird. Von Generation zu Generation werden mehr kranke Kinder geboren. Viele haben angeborene Herzfehler oder bekommen manches von ihren Eltern vererbt. Die Probleme sind jedoch nicht nur über das DNA-Erbgut zu erklären. In erster Linie sind viele Erkrankungen durch die Umwelt und falsche Lebensweisen bedingt.

Eigentlich muss jedem klar sein, dass die Umweltveränderung jeden Menschen betrifft, auch Sie. Sie atmen Luft ein, die voller Abgase ist. Sie essen Speisen, die mit E-Stoffen oder Antibiotika vollgepumpt. Das in der Atmosphäre zirkulierende Wasser trägt die Schadstoffe nämlich in sich. Dieses Wasser fällt auf alle Felder der Welt herunter, ob sie nun biologisch bewirtschaftet sind oder nicht. Zudem ernähren sich Menschen aus purem Unwissen ungesund.

Glauben Sie, ein Arzt macht sich mehr Sorgen um Sie als Sie selbst, wenn Sie krank werden? Es ist naiv, so zu denken. Jeder kommt alleine auf diese Welt und geht alleine, auch wenn das hart klingt; deshalb sollte jeder auf sich selbst aufpassen. Oder glauben Sie, dass eine Pille alle Krankheitserscheinungen inklusive Krankheit selbst verschwinden lässt? Auch so zu denken, ist naiv. Nun werden Sie wohl nur eine einzige Frage stellen: »Was soll ich tun?« Man kann und sollte vieles für sich tun, wenn man gesund sein will.

Für mich gibt es kaum gesunde Menschen, jeder hat seine Wehwehchen. Zu jeder Heilung gehört eine Kettenreaktion. Eine geschluckte Pille kann nicht viel bewirken, außer Symptome zu bremsen. Sie müssen an die Ursachen heran. Doch das ist nicht leicht. Folgende Tipps werden Ihnen helfen:

Vor jeder Heilung muss eine Reinigung stehen, und zwar auf körperlicher und seelischer Ebene. Dann erst kann geheilt werden. Diese Tatsache wird jedoch oft ignoriert. Denken Sie nach: Wenn Sie sich mit einer verdorbenen Speise vergiftet haben, was machen Sie als Erstes? Sie versuchen, sie herauszuwürgen, nicht wahr? Dann fühlen Sie sich besser. Also muss das, was Sie vergiftet hat, aus dem Körper gebracht werden. Warum machen Sie das nicht auch bei anderen Erkrankungen? Denn bei jeder Erkrankung gibt es eine Ursache, wie in meinem Beispiel die verdorbene Speise. Jeder Virus und jede Bakterie hinterlässt Abfall (Toxine) in Ihrem Körper. Dieser muss herausbefördert werden, damit Sie gesund werden können. Zu diesem Thema habe ich mich in meinem Buch »Vadims Methode« bereits geäußert. Hier möchte ich Ihnen wichtige Tipps geben, wie Sie sich reinigen können.

Ich habe einen Verwandten, der in einem Kohlebergwerk arbeitete und dort Kohle abbaute. Mit 40 Jahren erkrankte er und musste zusehen, wie all seine Kollegen nach und nach starben. Er entschloss sich, sich zu reinigen, und probierte verschiedene Methoden aus. Jährlich führte er fünf bis zehn Reinigungen durch inklusive Fasten und Fleischverzicht. Außerdem machte er Sport. Er hustet bis heute mit 60 das schwarze Zeug aus seiner Lunge heraus, lebt jedoch noch, und zwar gesund. Seine Worte: »Ich lebe nur deshalb, weil ich mich reinige, und Toxine haben bei mir keine Chance«, sind Gold wert.

Toxine haben alle Menschen im Körper. Ich führe selbst seit geraumer Zeit Reinigungen meines Körpers durch und kann aus eigener Erfahrung behaupten, dass es funktioniert. Vetucha-Heiler empfehlen, mindestens zweimal im Jahr eine Körperreinigung durchzuführen. Die leichteste ist folgende: Essen Sie sieben Tage hintereinander ausschließlich gekochten Buchweizen. So werden viele Toxine abgeführt. Zudem reguliert diese Reinigung die Darmtätigkeit.

Auch der Jiaogulan-Tee gehört zu meinem Alltag. Dieses chinesische Kraut der Unsterblichkeit dient der Reinigung und der Regeneration des Gewebes.

Auf einiges verzichte ich bewusst – auf das, was krank machen kann. Ich merke seit Jahren, wie gut es meinem Körper endlich geht, denn das war nicht immer der Fall. So verschwanden einige meiner Wehwehchen, besonders im Bereich der Haut und des Darmtraktes.

Was schwächt Ihre Abwehrkräfte und was können Sie dagegen tun?

Milch ist nicht immer gesund – einige Wissenschaftler behaupten sogar, dass sich Menschen über Milch mit Rinder-Tbc infizieren können. Das könnte stimmen, verzichten Sie daher weitgehend auf Kuhmilch. Russische Wissenschaftler behaupten, dass der menschliche Körper ab dem 40. Lebensjahr Kuhmilch kaum mehr verträgt. Die Zusammensetzung der Kuhmilch ist für einen erwachsenen Menschen nicht geeignet. Chinesen trinken kaum Milch. In China sind Brust- und Prostatakrebs seltener als in Europa! Ist das Zufall? Ich glaube nicht. Also trinken Sie lieber weniger Milch. Mir genügt täglich etwas Milch im Kaffee. Man kann Kuhmilch auch durch Soja-

oder Ziegenmilch ersetzen, die von Ihrem Körper gut aufgenommen werden.

Weißmehl und daraus gemachtes Weißbrot, Kuchen, Torten und Nudeln ist nahezu reine Stärke. Um diese Stärke zu verdauen, braucht Ihr Körper Vitamine, vor allem Vitamin B_1. Das ist aber in diesem Mehl nicht enthalten. Verzichten Sie deshalb auf Weißmehl und essen lieber dunkle Mehlerzeugnisse oder Dinkelbrot. Sie finden Nudeln, Kuchen und Brot in dieser Qualität fast in jedem Laden. Denken Sie immer daran: Weißmehlprodukte übersäuern den Körper, und je saurer er wird, desto mehr ist er Erkrankungen ausgesetzt.

Auch weißer Zucker kann gefährlich werden. Der deutsche Arzt Dr. Max Otto Bruker betrachtete den Mangel an sogenannten »Vitalstoffen« als Ursache für viele Zivilisationskrankheiten und untersuchte die Wirkung von weißem Zucker auf den menschlichen Körper. Er hat bewiesen, dass schon eine kleine Menge weißen Zuckers den Stoffwechsel durcheinanderbringt. Weißer Zucker macht den Körper, ebenso wie die Weißmehlprodukte, sauer. Wer sauer wird, wird dicker und kranker. Übersäuerung ist immer öfter zu beobachten. Krebskranken wird empfohlen, auf Zucker und Weißmehlerzeugnisse zu verzichten, da Krebszellen sich von diesen Produkten ernähren. Ersetzen Sie weißen Zucker durch braunen. Er macht nicht sauer und ist verdaulicher. Wenn es geht, sollten Sie komplett auf alle Zuckerarten verzichten.

Fleisch, besonders Schweinefleisch, ist der größte Feind Ihres Immunsystems. Die Fasern des Schweinefleisches ähneln den menschlichen Fleischfasern und sind kaum verdaulich. Viele Ärzte empfehlen Krebskranken auch, auf Fleisch zu verzichten. Das Fleischeiweiß kann nicht in Aminosäuren aufgespalten werden und verfault im Dickdarm. So entstehen Toxine, die wiederum von der Leber beseitigt werden müssen. Doch die Leber ist zu schwach und zu klein, um diese Toxine komplett zu entfernen. So bleiben sie zum größten Teil im Körper, und zwar jahrelang. Bei einem Raubtier von der Größe des Menschen ist die Leber viel größer, daher kann so ein Tier Fleisch ohne Schaden für die Leber verdauen. Anders jedoch der Mensch. Reduzieren Sie also Ihren Fleischverzehr und essen Sie lieber mehr Gemüse und Pilze. Man muss nicht komplett auf Fleisch verzichten, schon eine Reduktion des Verzehrs bringt Entlastung.

Von Nahrungsmittelzusätzen oder sogenannten E-Stoffen gibt es mehr als genug! Sie sind synthetisch. Haben Sie schon gelesen, dass sich auf europäischen Friedhöfen die Leichen nicht mehr schnell genug zersetzen? 20 Jahre reichen für diesen Prozess nicht mehr aus. Die Toten sind durch die E-Stoffe mumifiziert. Manche davon sind sogar in der UdSSR verboten gewesen, sie sind jedoch in einigen deutschen Speisen immer noch vorhanden. Schauen Sie immer auf die Verpackung von Produkten! Wenn mehr als drei E-Stoffe darin enthalten sind, lassen Sie das Produkt lieber im Geschäft liegen. Eines Tages kaufte ich eine kleine Torte, die mir sehr geschmeckt hat. Ich schaute erst danach auf die Zutatenliste und staunte – es befanden sich über 30 E-Stoffe darin. Verzichten Sie auf solche Produkte.

Auch raffiniertes Salz ist ein Thema. Um so ein Salz herzustellen, werden unzählige chemische Stoffe eingesetzt. Essen Sie daher lieber Steinsalz, das aus der Natur kommt. Es beinhaltet mehr Elemente und entzieht Ihnen kein Zellwasser. Meersalz ist aufgrund der ökologischen Situation nicht zu empfehlen.

Synthetische Arzneimittel haben fast immer Nebenwirkungen. Das ist kein Wunder. Wenn man ernsthaft erkrankt ist und es nicht anders geht, muss man sie natürlich einnehmen. Doch bei Kleinigkeiten sollten Sie Ihren Arzt fragen, ob es eine pflanzliche Alternative gibt.

Die Luft ist leider voll von Abgasen, Verbrennungsresten von Öl und anderen Elementen. Bei der Verbrennung von Kohle entsteht Kohlendioxid, bei der von Öl Schwefeloxide, die giftig sind. In China trägt man Masken, um das Einatmen von Smog zu reduzieren, bald wird das auch in Europa empfehlenswert sein.

Handymasten in der Nähe Ihres Hauses sind nicht ungefährlich. Vor ein paar Jahren stellte ein Schweizer Bauer fest, dass nach dem Aufstellen eines Mastes auf seinem Feld blinde Kälber zur Welt kamen. Er klagte und gewann den Prozess. Nachdem der Mast weg war, kamen keine blinden Kälber mehr zur Welt.

Fehlende Bewegung ist heute »normal«. Der Körper kann jedoch ohne Bewegung nicht leben. Bewegen Sie sich also mehr. Machen Sie mindestens drei Spaziergänge in der Woche. Ich empfehle Ihnen auch 20 Kniebeugen am Tag, das hält fit. Beton kann die fehlende Natur nicht ersetzen, gehen Sie daher öfter in den Wald, schnappen Sie frische Luft, umarmen Sie Bäume – all das wird Ihrem Körper guttun. So entsteht der Austausch von Energie.

Chlor und Fluorid können ebenfalls schaden. Chlor im Leitungswasser tötet zwar Bakterien, beseitigt jedoch nicht ihre Reste bzw. Eiweißmoleküle. Fluorid ist in Zahnpasta zu finden. Fluorid ist jedoch ein Gift, wenn auch nicht so giftig wie Fluor. Verzichten Sie deshalb lieber auf fluoridhaltige Zahnpasta.

Mikrowellen sind eindeutig ungesund. Einer meiner Bekannten arbeitet beim Patentamt. Nach der Patentierung einer Mikrowelle entsorgte er sein Gerät. Das Einzige, wofür so ein Gerät gut ist, ist, einen nassen Küchenlappen eine Minute lang darin zu desinfizieren. Dann hat man keine stinkenden Küchenlappen mehr.

Smartphones, aber auch schnurlose Telefone erzeugen Wellen im Gehirn, die negativ auf die Gesundheit wirken. Sprechen Sie immer über den Lautsprecher und halten Sie das Telefon nicht direkt ans Ohr. Auch WLAN ist nicht ungefährlich.

Zudem wirken die Planeten durch ihre Impulse auf Ihren Körper ein. Jeder weiß, dass man sich bei Vollmond anders fühlt als sonst. Dabei geht es um die sogenannten Gravitationsgesetze. Aber auch die Planeten wirken, auch wenn dies noch nicht nachgemessen werden konnte. Es sind unsichtbare Impulse, mit denen wir leben – Impulse, die den Körper beeinflussen. Vor allem ist der Einfluss von Sonne und Mond auf den Menschen erheblich. Der Sonnenzyklus ist durchschnittlich elfjährig, die Mondperiode 19-jährig, wobei ein Mondmonat 29 Tagen entspricht. Sie kennen die Schaltjahre, die im Februar einen Tag mehr als die anderen Jahre haben und als schwierige Jahre gelten. Aktuelles Schaltjahr ist 2016. Alle 11 x 4 Schaltjahre = 44 Jahre wirken Sonne und Mond in die gleiche Richtung, und genau in diesen Jahren brechen oft schwere Epidemien aus.

Heilen durch Kräuter, Gebete und Magie

Vetucha-Heiler behandeln alle möglichen Erkrankungen durch die Kombination von Kräutern, Gebeten und magischen Vorgängen. Im Folgenden möchte ich Ihnen ein paar Beispiele geben und fange mit einer gar nicht so seltenen Krankheit an – mit dem Alkoholismus. Auf der ganzen Welt ist er eine Plage. Immer mehr Menschen greifen zur Flasche, um Probleme zu vergessen, doch Alkohol ist nie eine Lösung. Dieses alte Rezept aus Russland wird bis heute verwendet: Nehmen Sie einige trockene Birkenknospen und zünden Sie sie an. Der Rauch wird kurz eingeatmet. Danach trinkt man einen Schluck Wodka und spricht das »Vaterunser«. Dies hilft, um mit dem Trinken aufzuhören.

Als Alternative gilt Folgendes: Roggenwasser mit Calendula als Tee. Diese Rezeptur hilft unter anderem auch, schnell mit dem Rauchen aufzuhören. Sie brauchen fünf Handvoll Roggen, eine Handvoll Kamillenblüten und einen Esslöffel Calendulablüten. Geben Sie alle Zutaten in einen Topf mit zwei Litern Wasser und kochen alles eine halbe Stunde lang. Danach lassen Sie den Sud zehn Stunden ziehen. Nehmen Sie davon 200 ml dreimal am Tag zu sich.

Außerdem empfiehlt sich bei Alkoholismus ein Aufgesetzter mit Beifuß. Sie brauchen dafür 100 g Beifuß und 500 ml Wodka. Sie merken, die Russen lieben Wodka. Zum Aufsetzen der Kräuter (ich mache 50 Aufgesetzte jährlich) benutze auch ich das hochprozentige Getränk. Anstatt Wodka kann jedoch auch Korn oder ein anderer Schnaps genommen werden. Vermischen Sie die Zutaten und lassen Sie sie zehn Tage in einer geschlossenen Flasche stehen, danach seihen Sie den Aufgesetzten ab. Die Einnahme beschränkt sich auf einen Teelöffel einmal täglich. Beifuß ist auch bei schlechter Laune sehr hilfreich. Man kann eine Beifuß-»Zigarre« (Moxa) herstellen oder kaufen, anzünden und sie drei Minuten lang zwei Zentimeter vor den sogenannten Lebenspunkt (wenn man die Hand aufs Knie legt, liegt dieser unter dem Mittelfinger) halten. Laut Vetucha-Energielehre ist Beifuß in der Lage, Erkrankungen zu verbrennen.

Auch gegen Alkoholkater gibt es einige Weisheiten aus der Vetucha-Lehre. Wenn Sie etwas Alkoholisches zu sich nehmen, sollten Sie immer etwas dazu essen. Ein Stück Fisch vor dem Trinken zu essen, verhindert den Kater. Rauchen verstärkt den Alkoholkater, versuchen Sie deshalb, weniger zu rauchen. Trinken Sie mit Pausen und essen Sie etwas dazwischen. Sie können auch ein Glas Wasser zwischen den »Hauptgängen«, also zwischen dem Alkoholkonsum, trinken. Sauerkrautsaft oder Saft von Gurken und der Brottrunk helfen danach. Sie liefern Elektrolyte und wirken gegen Kopfschmerzen. Wenn Sie aber doch einen Kater bekommen haben, tun Sie Folgendes: ein alkoholfreies Bier mit einem rohen Ei mischen und trinken und danach mehrere Esslöffel Honig essen.

Für eine schnelle Entgiftung empfiehlt sich auch die Schlüsselblume. Gießen Sie einen Teelöffel des getrockneten Krauts mit 300 ml heißem Wasser auf und trinken den Tee ein. Auch Tomatensaft mit reichlich Salz kann den Alkoholkater bekämpfen. Kalium führt man durch eine Banane wieder zu, und ein Beifuß- oder Thymiantee wärmt auf und belebt die Seele.

Immer wieder sah ich Klienten bei meiner Oma, die Angst hatten. Im Vetucha gibt es einen Brauch gegen schlimme Krankheiten und gegen Angst – man sollte eine Leiche am Fuß oder an der Hand berühren. Selbstverständlich ist es nicht immer möglich, einen Verstorbenen aufzusuchen. Ein anderes Ritual kann dagegen immer durchgeführt werden. Es wird in einer Kirche oder einer Kapelle vollzogen. Gehen Sie in das Gotteshaus und stellen Sie zwölf Kerzen oder Teelichter auf den Altar und zünden Sie sie an. Sagen Sie diesen Spruch: »Wie diese Kerzen abbrennen, so vergehen auch meine Ängste, amen!« Sehen Sie jede Kerze an und wiederholen Sie den Spruch zwölf Mal. Gehen Sie nach Hause und sprechen Sie zwei Stunden lang mit niemandem darüber.

Für eine andere Methode gegen Angst braucht man fünf Gläser, die man mit kaltem Wasser füllt. Die Gläser werden dann in einer Linie nebeneinander auf einem Fensterbrett bei abnehmendem Mond aufgestellt. Darauf werden fünf Scheiben Brot gelegt und das Messer, mit dem Sie das Brot geschnitten haben. Man lässt alles drei Tage und Nächte stehen. Danach werden die Gläser geleert und gewaschen. Das Brot wird an Vögel verfüttert und das Messer in einem Wald in die Erde gesteckt.

Meine Oma führte auch folgendes Ritual gegen Angst durch, das Sie nachmachen können: Zünden Sie in der Früh eine kleine Kerze an. Wiederholen Sie dies auch abends. Legen Sie die Wachsreste der Kerzen in ein Glas mit Wasser und besprechen dieses mit folgenden Worten: »Angst, Furcht, Unwissen entferne dich von mir und ich schließe dich mit zwölf Schlössern zu, amen!« Mit diesem Wasser sollen Sie Ihr Gesicht und Ihre Hände waschen. Die Wasserreste werden auf die Straße geschüttet. Die Wachsreste können Sie behalten, wenn Sie das Ritual wiederholen möchten.

Wenn Sie jemandem helfen wollen, Ängste zu verarbeiten, tun Sie Folgendes: Setzen Sie den Kranken an einen Tisch, stellen einen Teller vor ihn und legen ein Blatt Papier darauf. Dann nehmen Sie ein Messer und zerschneiden das Papier damit. Sagen Sie: »Ich zerschneide deine Ängste, ich verbrenne sie, du bist frei davon.« Zünden Sie das Papier an und lassen den Kranken in die Flamme sehen. Dann geben Sie ihm eine Handvoll Melisse in die Hand. Der Betreffende soll diese in seine Tasche legen und nach zehn Tagen verbrennen.

Das alte Vetucha-Wissen erleichtert das Leben meiner Klienten. Ich gebe gerne auch alte Rezepturen mit Kräutern weiter und lerne neue. Eine Klientin von mir ist 66 Jahre alt und hat Arthrose. Das rechte Knie bereitete ihr starke Schmerzen und irgendwann konnte sie kaum mehr laufen. Spritzen und Medikamente haben nichts gebracht. Ein Mittel half sehr gut und rettete ihr Knie. Sie nahm zwei Gläser gefüllt mit Kartoffelaugen (die gekeimten Teile) und setzte sie mit 300 ml Wodka auf. Sie ließ diese Mischung drei Wochen lang stehen und rieb ihr Knie damit ein. Zusätzlich trank sie Löwenzahnblätter-Tee und sprach Gebete.

Schmerzen wie heißes Eisen, Knacken der Knochen und mehr – das sind die Anzeichen einer Arthrose. Versuchen Sie, die betroffenen Gelenke nicht zu stark zu beanspruchen. Versuchen Sie, auch etwas abzunehmen, so werden Ihre Gelenke entlastet. Eine kleine Übung wie »Fahrrad fahren im Liegen« erleichtert die Arthrose. Kürbis ist ein gutes Nahrungsmittel bei diesem Leiden! Er hat viele Vitamine. Leinsamenumschläge, Kochsalzumschläge und ein Saunabesuch helfen auch. Ein gutes Mittel sind Wickel mit Klettenblättern. Auch ein Weißkohlblatt kann dazu verwendet werden. Legen Sie ein Kohlblatt in warmes Wasser, warten Sie, bis es weich wird, und legen es auf die betroffene Stelle. Fixieren Sie diese Kompresse mit einer Binde.

Heilen durch Farben

Vetucha-Heiler arbeiten unter anderen auch mit Visualisierungen und Meditationen. Die Meditation gehört zu meinem Alltag. Ich mache ab und zu eine Chakra-Meditation, bei der man die Chakren als farbige Lichtkugeln visualisieren kann. Setzen Sie sich dazu auf einen Stuhl vor einen Spiegel und sehen Sie sich an. Schauen Sie zuerst auf Ihren Kopf und visualisieren Sie eine klare, durchsichtige Kugel. Konzentrieren Sie sich nach ein paar Minuten auf Ihre Augen, versuchen Sie, eine hellviolette Kugel zu visualisieren. Nach etwa drei Minuten schauen Sie Ihren Hals an. Visualisieren Sie eine schwebende bläuliche Kugel. Gehen Sie mit Ihrem Blick zu Ihrer Herzgegend und versuchen Sie, eine grüne durchsichtige, schimmernde Kugel zu sehen. Nach zwei bis drei Minuten sehen Sie Ihren Oberbauch an und versuchen, eine gelbe Kugel zu visualisieren. Danach visualisieren Sie Ihre Nabelgegend und stellen sich eine orangefarbene Kugel vor. Nun sehen Sie auf Ihren Unterleib und visualisieren eine rote Kugel. Sie werden merken, dass Sie durch diese Meditation Kraft schöpfen.

Als schnelle Alternative gebe ich Ihnen noch einen Tipp. Sie bekommen Kraft für den ganzen Tag. Stellen Sie sich eine Kugel vor wie eine große Seifenblase, die vibriert. Füllen Sie die Kugel dann visuell mit leuchtendem, mehrfarbigem Rauch, bis sie voller Rauch ist. Heben Sie diese Kugel dann über den Kopf und lassen Sie sie dort zerplatzen, sodass der Rauch sich über Sie ergießt. Die Farben verteilen sich in Ihrer Aura nach den Chakra-Farben – Rot fließt zur Wurzel, Orange zum Nabel usw. Diese Übung ist etwas leichter für Anfänger. Sie können sich auch vorstellen, in einer Kugel zu sitzen und diese dann mit dem farbigen Rauch aufzufüllen und den Rauch einzuatmen. Sie atmen die Farben ein und verfärben dadurch Ihre Chakra-Kügelchen.

Wie Sie sehen, arbeiten auch Vetucha-Heiler mit Farben. Die gemeinsame Grundlage jeder Farbtherapie ist die Erkenntnis, dass jede Farbe ihre eigene Schwingungsfrequenz hat. Diese Schwingung kann auf den Körper und auf die Seele übertragen werden und zur Heilung der menschlichen Sphären beitragen. Russen tragen rote Socken, wenn sie energielos sind, sie ziehen ihren Kindern rote Unterhosen an, wenn sie Kinderkrankheiten haben, und bei Darmerkrankungen legen sie auf den Unterleib gelbe Tücher. Auch Chinesen bestreichen bei Darmkoliken den Unterleib mit gelber Farbe. Scharlachkranke wurden sowohl in Russland als auch in Asien in rote Baumwolltücher eingewickelt.

Die moderne Schulmedizin verwendet die Erkenntnisse der Farbtherapie ebenfalls. So werden Patienten mit Hauterkrankungen und Rachitis (Vitamin-D-Mangel) mit ultraviolettem Licht bestrahlt, und bei Erkältung setzt man rote Lampen ein. Auch ist bekannt, dass Rotlicht die Gefäße erweitert und Blaulicht sie verengt. In Russland sind auch Blaulichtlampen in Gebrauch, die bei Knochenproblemen und Prellungen eingesetzt werden.

Ein weiteres Verfahren ist das Benutzen von Farbbrillen, das ich schon als Kind kennengelernt habe. Bei Farbbrillen dringen die Schwingungen der Farben über die Augen direkt ins Gehirn ein und lösen die gewünschten Reaktionen aus. Dazu benutzt man Brillen, in die verschiedene Farbfolien eingesetzt werden.

Auch eine Farbvisualisierung kann Hilfe bringen. Diese bewirkt die Weiterleitung der Frequenz in die Organe oder in die Chakren. Versuchen Sie, intensiv farbige Flächen anzusehen oder sich Farben vorzustellen. Die Farbe ist nur das Mittel, um einen veränderten Bewusstseinszustand zu erreichen. Eine Farbe, die man sich nur sehr verschwommen vorstellen kann, fehlt in der Aura. Auf diese Weise kann man eine Unterfunktion eines Chakras feststellen. Wenn Sie Ihren Klienten darum bitten, sich verschiedene Farben vorzustellen, erkennen Sie als Therapeut, welche Farben ihm fehlen.

Die Wirkung von farbigem Licht wird durch die moderne Biophotonenforschung erklärt. Laut dieser geschieht Folgendes: Die Zellen aller Lebewesen senden elektromagnetische Schwingungen aus. Neben sichtbarem Licht handelt es sich dabei um Mikrowellen. Über diese sogenannten Biophotonen, die auch vom menschlichen Auge aufgenommen werden, kommunizieren die Zellen miteinander. Da der gesamte menschliche Körper von einem Biophotonenfeld umgeben ist, wird durch Farbeinwirkung der Photonenaustausch verstärkt. Farben schleusen Informationen in den Körper, die zu einem Ausgleich führen. Einem russischen Forscherteam gelang in mehrjähriger Arbeit der Nachweis, dass es im menschlichen Körper Leitungsbahnen für Licht gibt, die exakt dem Verlauf der Meridiane in der Traditionellen Chinesischen Medizin entsprechen. Demnach ist farbiges Licht tatsächlich in der Lage, Informationen in den Körper zu bringen und Disharmonien auszugleichen.

Hier eine Übung für Sie: Nehmen Sie beide Arme eines Klienten in Ihre Hände. Schauen Sie nun seine Venen an. Versuchen Sie, sich auf die Venen zu konzentrieren, und senden Sie einen visuellen Lichtstrahl durch die Venen. Wiederholen Sie den Vorgang nach drei Minuten.

Sie können ebenso den Rücken eines Klienten mit den Augen ausgleichen und energetisch behandeln. Dabei spielt es keine Rolle, ob der Klient Schmerzen hat oder schief läuft. Schauen Sie sich zunächst seinen 7. Halswirbel an. Nach zwei Minuten wandern Sie die gesamte Wirbelsäule mit Ihren Augen ab. Machen Sie mit Ihren Augen Zickzackbewegungen um die Wirbel. Dies entspannt die gesamte Muskulatur innerhalb von Sekunden.

Von allen menschlichen Sinnen ist der Sehsinn am stärksten ausgeprägt. Daher ist es nicht verwunderlich, dass Licht und Farben eine so große Wirkung auf Ihr Wohlbefinden haben. Das eigentliche Sehen spielt sich im Gehirn ab. Deshalb löst der Anblick einzelner Farben bei verschiedenen Menschen unterschiedliche Reaktionen aus. Ob Sie eine Farbe als angenehm oder unangenehm empfinden, hängt ausschließlich von Ihrem eigenen Wesen und der jeweiligen Situation ab.

Hier habe ich eine Tabelle der Farbwirkungen für Sie zusammengestellt. Je nach Thema können Sie sich immer wieder vorstellen, dass Sie sich in die jeweilige Farbe einhüllen:

Rot	bei Energielosigkeit
Rosa	bei innerer Leere und Angst
Hellrosa	bei innerer Anspannung
Orangerot	bei Müdigkeit
Orange	bei Traurigkeit
Gelb	bei Unzufriedenheit
Gelbgrün	bei Arbeitsunlust
Grün	bei Stimmungsschwankungen
Türkis	bei Niedergeschlagenheit
Blau	bei Ungeduld und Hektik sowie muskulären Verspannungen
Violett	bei Verzweiflung

Schon bei den alten Ägyptern war die Wirkung von Farben bekannt. Sogar Farbtempel wurden errichtet, in denen jeder Raum eine andere Farbe hatte. Auch in China ist die Farbtherapie schon seit 3000 Jahren in Gebrauch. So wird bei Epileptikern das Krankenzimmer in Violett oder Gelb gestaltet. Beide Farben haben eine entkrampfende Wirkung. Ich gebe Ihnen noch weitere Beispiele für die Heilfarben aus Vetucha-Sicht:

Blau ist die Farbe des Himmels und des Wassers. Sie sorgt für Ausgewogenheit, Zufriedenheit und Gelassenheit. Diese Farbe steht für Wahrheit und den Weg zum eigenen Unterbewusstsein. Sehr oft wird diese Farbe bei nervlichen Problemen und Unsicherheit eingesetzt. Blau lockert zudem die verkrampfte Seele und wird bei Entzündungen verwendet.

Rot symbolisiert Energie und ist sehr gut für depressive Patienten. Diese Farbe verleiht neuen Lebensmut. Natürlich ist es auch die Farbe des Blutes. Sie regt die Herz- und Lungentätigkeit an. Besonders gut wirkt sie bei lang anhaltenden Depressionen.

Gelb ist die Farbe der Sonne. Sie verkörpert Lebensfreude. Gelb steht für Fruchtbarkeit und Leichtigkeit und wird bei Rheuma, Arthrose, Ablagerungen sowie Verdauungsstörungen eingesetzt.

Violett ist eine Mischfarbe aus Rot und Blau. Diese Farbe steht für das Mystische. Sie ist sehr gut geeignet bei Konzentrationsschwierigkeiten und kann unterstützend bei der Behandlung von Stotterern oder bei Legasthenikern eingesetzt werden.

Grün ist die Farbe der Natur. Sie symbolisiert Neubeginn und hilft dabei, Harmonie zu finden. Bei längeren regelmäßigen Aufenthalten in der Natur spürt jeder, wie sich innere Ausgeglichenheit einstellt. Grün vermag hohen Blutdruck zu senken und wirkt sich auf das Herz sowie das Nervensystem positiv aus. Diese Farbe wird nicht umsonst in Operationssälen gerne von Ärzten und Schwestern getragen.

Die Heilkraft des eigenen Körpers

Vetucha-Heiler lehren auch die inneren Körperreisen. Sie eignen sich für jeden, ob jung oder alt, krank oder gesund. Diese Reisen sind ganz einfach durchführbar. Legen Sie sich einfach bequem hin und machen Sie Ihre Augen zu. Bereiten Sie Ihre Reise visuell vor. Bitten Sie Ihren Schutzengel, Sie zu begleiten. Beginnen Sie die Reise von der Nase ausgehend bis zu dem Organ, wo Beschwerden oder eine Krankheit vorliegen. Anders gesagt, Sie gehen geistig durch Ihre Nasenlöcher in den Körper hinein und machen einen Spaziergang zu einem Organ. Fragen Sie Ihren Körper, wo die Ursache für Ihre Beschwerden liegt und was Sie verändern sollen. Körperreisen eignen sich zum Beispiel bei Krebs, Migräne, MS, Tinnitus, Unfruchtbarkeit, bei Unfällen, wenn man sich nicht sicher ist, ob man ein Kind will, oder um einfach nur zu erfahren, ob Ihr Körper sich wohlfühlt.

Finden Sie heraus, ob in Ihrem Körper alles in Ordnung ist oder was Ihr Körper mit der Krankheit ausdrücken will. Durch diese Reise erhalten Sie Informationen, die Ihnen sonst niemand geben kann.

In meinen Seminaren lehre ich unter anderem schamanische Reisen mit der Trommel. Eine solche Reise führt das Bewusstsein in die innere Welt. Das ist eine Zeremonie, die durch Trommelmusik innere Bilder erweckt und andere Dimensionen durchbricht. Sie bringt Klärung, Reinigung und Heilung. Schamanische Reisen können unter anderem genutzt werden, um Blockaden zu lösen und um Potenziale zu aktivieren.

Und das Beste zum Schluss: Die uralte Vetucha-Methode ist ein traditionelles Heilsystem, das die Energie harmonisieren kann. Jeder Mensch verfügt über diese Gabe, auch wenn er sich dessen selten bewusst ist. Jeder kann seine eigene Batterie – und wenn er möchte, auch die anderer – durch einfache Übungen aufladen. Vetucha-Heiler arbeiten mit dem Geist, mit dem Wort und mit den Händen. Hände sind nach ihrer Auffassung Energiewerkzeuge. Ihre Finger sind von Energiebahnen durchzogen, die in direktem Zusammenhang mit ganz bestimmten Organen und deren Funktionen stehen. So können Sie durch Halten oder Drücken eines ganz bestimmten Fingers gezielt Organe ansprechen, um deren Energiefluss zu verbessern. Dadurch können dort bestehende Blockaden aufgelöst werden. Fünf Minuten täglich reichen aus. Behandeln Sie bitte immer die Finger beider Hände.

Der Daumen:
Drücken Sie den Daumen, so beeinflussen Sie die Milz, den Magen und Ihre Haut.

Der Zeigefinger:
Zeigefingerdruck beeinflusst Niere, Blase, Darm und das Muskelsystem.

Der Mittelfinger:
Mittelfingerdruck aktiviert die Leber, die Gallenblase und das Blut.

Der Ringfinger:
Druck auf den Ringfinger aktiviert die Lunge, den Dickdarm und die tieferen Hautschichten.

Der kleine Finger:
Druck auf den kleinen Finger aktiviert das Herz, den Dünndarm, die Knochen sowie die Psyche.

Solche Fingergymnastik stärkt Ihre Organe und Ihr Aurafeld.

Retriming, Futzuki und andere Methoden der Neuzeit

Retriming

Vetucha verkörpert nicht nur das alte Wissen, sondern entwickelt sich durch das neue Wissen auf der ganzen Welt fort. Zu Vetucha gehört die Beweglichkeit des Geistes als integraler Bestandteil. Dabei entwickelt sich jeder Vetucha-Heiler auf seine eigene Art und Weise. So lerne auch ich täglich neue Methoden und integriere sie in meine Arbeit als Therapeut. Ich bleibe nicht stehen, sondern entwickle mich immer weiter. So stieß ich eines Tages auf die Retriming-Methode aus dem NLP (Neuro-Linguistisches-Programmieren), die gegen Sucht eingesetzt wird. Leiden Sie selbst womöglich unter einer Sucht oder jemand aus Ihrer Umgebung? Retriming ermöglicht es, in 15 Minuten fast jede Sucht zu vertreiben. Ich habe diese Methode in meine Arbeit fest integriert. Sie besteht aus sechs Schritten:

Schritt 1
Legen Sie sich hin. Atmen Sie zehnmal tief ein und aus und gehen Sie danach in Halbtrance. Machen Sie Ihre Augen zu und stellen sich vor, Sie sitzen auf einer Wiese. Sie ist grün und duftend.

Schritt 2
Denken Sie an das, was losgelassen werden soll (Ihre Sucht).

Schritt 3
Fühlen Sie, wo sich dieses Thema genau in Ihrem Körper versteckt (z.B. Hand oder Bauch).

Schritt 4
Sagen Sie diesem Körperteil »Danke« und fragen Sie ihn, ob er mit Ihnen in Kontakt treten will.

Schritt 5
Fragen Sie, welches positive Ziel Ihre Sucht verkörpert. Nun bekommen Sie Bilder zu sehen.

Schritt 6
Bieten Sie dem Körperteil eine Alternative an. Sie können z.B. vorschlagen, dass Sie anstatt der Sucht den Bauch täglich streicheln werden. Meistens hilft dieser Vorgang schnell.

Die Futzuki-Methode

Eine Bekannte meiner Mutter entdeckte vor Jahren diese nach ihrem japanischen Entwickler benannte Methode, die ihr half, ohne Schmerzen zu leben. Diese Bekannte war bucklig und hatte Skoliose. Die schiefe Hüfte begleitete sie seit ihrer Geburt, und mit der Zeit hatte sie immer größere Rückenprobleme. Mit dieser Methode gelang es ihr, den Rücken zu begradigen und die Schmerzen zu verlieren. Die Methode zaubert auch alle Muskelverspannungen weg. Um sie anzuwenden, benötigen Sie nur eine Rolle oder ein hartes rundes Kissen mit circa zehn Zentimetern Durchmesser und zehn Minuten Zeit am Tag. Die Übung wird ein halbes Jahr lang gemacht. Ablagerungen und Stauungen sowie Verhärtungen verschwinden. Zudem kann man eine ideale Körperhaltung erlangen.

1. Woche
Legen Sie sich hin und entspannen Sie sich. Legen Sie die Rolle unter Ihren Rücken im unteren Bereich der Wirbelsäule. Strecken Sie Ihre Beine so aus, dass sich die großen Zehen gegenseitig berühren. Strecken Sie Ihre Hände mit nach oben geöffneten Handflächen nach hinten oberhalb des Kopfes. Bleiben Sie zehn Minuten so liegen.

2. bis 10. Woche
Legen Sie sich hin und entspannen Sie sich. Legen Sie die Rolle unter Ihren Rücken im unteren Bereich der Wirbelsäule. Strecken Sie Ihre Beine so aus, dass sich die großen Zehen gegenseitig berühren. Strecken Sie Ihre Hände mit nach oben geöffneten Handflächen nach hinten oberhalb des Kopfes. Bewegen Sie sich zehn Minuten lang hoch und runter.

11. bis 12. Woche
Legen Sie sich hin und entspannen Sie sich. Legen Sie die Rolle unter Ihren Rücken im mittleren Bereich der Wirbelsäule. Strecken Sie Ihre Beine so aus, dass sich die großen Zehen gegenseitig berühren. Strecken Sie Ihre Hände mit nach oben geöffneten Handflächen nach hinten oberhalb des Kopfes. Bewegen Sie sie zehn Minuten lang hoch und runter.

13. Woche und weitere
Legen Sie sich hin und entspannen Sie sich. Legen Sie die Rolle unter Ihren Rücken im oberen Bereich der Wirbelsäule. Strecken Sie Ihre Beine so aus, dass sich die großen Zehen gegenseitig berühren. Strecken Sie Ihre Hände mit nach oben geöffneten Handflächen nach hinten oberhalb des Kopfes. Bewegen Sie sich zehn Minuten lang hoch und runter.

Die Rolle oder das Kissen wird also im Rücken immer weiter nach oben verschoben.

Zahlen regieren das Leben

Liest sich das Buch leicht, lieber Leser? Für zwischendurch habe ich etwas für Sie – einen interessanten Test:

Nehmen Sie eine beliebige Zahl.
Multiplizieren Sie diese mit 2.
Addieren Sie dazu die 10.
Teilen Sie alles durch 2.
Ziehen Sie Ihre ursprüngliche beliebige Zahl davon ab.

Das Ergebnis ist 5, nicht wahr?

Ist Ihnen schon aufgefallen, dass verschiedene Menschen desselben Sternzeichens ähnliche Charakterzüge aufweisen? Oder dass Menschen, in deren Geburtsdaten die gleichen Zahlen vorkommen, ähnliche Situationen erleben? Das ist kein Zufall. Denn Zahlen regieren das Leben!
Ich arbeite gerne mit Zahlen, denn Zahlen sind Energien. Die Zahlenlehre gab es schon vor Pythagoras. Seitdem gibt es unzählige Systeme der Numerologie. Einige kommen aus dem russischen Raum.

Schauen Sie einmal nach, welche Zahlen in Ihrem Geburtstag vorhanden sind, und erkennen Sie Ihre Stärken:

Zahl 1
Man sagt: »Er oder sie steht wie eine Eins.« Die Eins ist die erste Zahl jedes Zahlensystems. Sie ist die Zahl der Stabilität und symbolisiert die Sonne und damit das männliche Prinzip. Stärke, Kraft, Genesung und Umsetzung – all diese Qualitäten werden der Eins zugeordnet. In der Numerologie wird die Zahl Eins auch als Charakterzahl bezeichnet. Da die Sonne ein männlicher Planet ist, symbolisiert die Eins auch den Willen und die Umsetzungskraft.

Zahl 2
Man sagt: »Jede Medaille hat zwei Seiten.« Die Zwei symbolisiert den Mond, die weibliche Seite des Lebens und eine zweite Wahl oder zwei Chancen. Sie steht für Intuition, Energie der Seele und wird mit der ätherischen Welt verbunden.

Zahl 3
Man sagt: »Aller guten Dinge sind drei.« Die Drei ist die Zahl des Mars. Sie symbolisiert Umsetzungskraft, die heilige Dreifaltigkeit und die Liebe zu Wissenschaften.

Zahl 4
Sie kennen die vier Himmelsrichtungen und jedes Auto hat vier Räder. Die Zahl Vier wird dem Merkur zugeordnet und symbolisiert Ihre Ideen und Bewegung. Ebenso steht sie für Stabilität aller Art und für die Gesundheit.

Zahl 5
Diese Zahl ist die Zahl des Menschen und der Welt und wird dem Jupiter zugeordnet. Sie steht für den Glauben, die Logik, aber auch für die Spiritualität und das Glück.

Zahl 6
»Sechs (Sex) ist immer gut« und symbolisiert die Venus. Die Venus ist die Liebesgöttin, daher ist die Zahl Sechs ein Symbol für Liebe und Sexualität. Sie symbolisiert zudem die Liebe zum Detail, zum Handwerk und das Geschick.

Zahl 7
Die sieben Weltwunder kennt jeder, und daher wird die Sieben als Glückszahl angesehen. Sie steht für Sicherheit und Stabilität und wird dem Saturn zugeordnet. Wer eine Sieben in seinem Geburtsdatum hat, zieht das Glück an.

Zahl 8
Die Acht ist das Zeichen des Ausgleiches. Diese Zahl wird dem Uranus zugeordnet, dem Ausgleichplaneten des Karmas. Er stellt alles auf den Kopf und dreht das Ganze wieder auf die Füße. Zudem symbolisiert die Acht Geduld und die Güte.

Zahl 9
Neun steht für den Neptun und symbolisiert Kontakte zur Außenwelt. Die Neun ist die Zahl der Klugheit und der Kommunikation.

Zahl 0
Man sagt: »Du bist eine Null«, was bedeutet »Du bist deinem Schicksal ausgeliefert.« Tatsächlich ist die Null dem Planeten Pluto zugeordnet. Sie steht für Talente und Gaben und symbolisiert das mitgebrachte Karma.

Ihr Geburtsdatum ist gleichzeitig Ihr Frequenzen-Code. Zahlen sind in der Lage, bestimmte Energien anzuziehen und diese in Ihre Aura abzugeben. Schreiben Sie Ihr Geburtsdatum auf ein Blatt Papier und lassen dabei das Jahrhundert weg, z.B. bei meinem Geburtsdatum 10.8.73. Nun schreiben Sie dreimal die Eins darunter. In der nächsten Zeile zweimal die Zwei und in der letzten Zeile eine Drei. Nun haben Sie Ihr persönliches Zahlen-Amulett:

10873
111
22
3

Mit Zahlen kann man auch eine bestehende Liebe stärken. Schreiben Sie Ihr Geburtsdatum ohne Jahrhundert auf. Darunter schreiben Sie das Geburtsdatum Ihres Partners. Verbinden Sie alle gleichen Zahlen, die in diesen Daten vorkommen, mit Strichen. Legen Sie das Amulett in ein schönes Buch.
Anhand der Verbindungen sehen Sie auch, ob Sie eine karmische Verbindung zu Ihrem Partner haben, ob Sie ihn also aus dem Vorleben kennen. Positives Karma wird durch parallele Striche gekennzeichnet. Hier verfolgen Sie mit Ihrem Partner gleiche Ziele. Neutrales Karma wird durch auf die Seiten gehende Striche oder nicht parallele Striche erkannt. Hier erledigt jeder seine eigenen Themen durch die Beziehung. Belastetes Karma erkennt man durch Linien, die sich kreuzen. Hier gibt es alte Schulden aus dem Vorleben gegenüber einander.

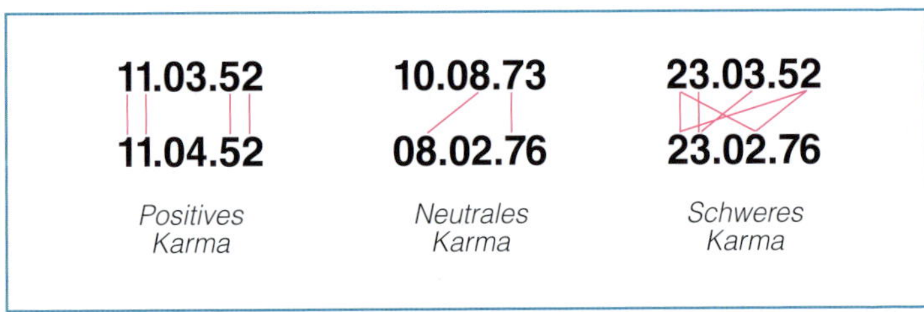

Positives, neutrales und schweres Karma

Sehen Sie sich nun die römischen Zahlen an. Sie bestehen hauptsächlich aus Strichen, dem V und dem X. Diese symbolisieren die drei Hauptlebensthemen eines Menschen und spiegeln sein Schicksal wider.

1	I
2	II
3	III
4	IV
5	V
6	VI
7	VII
8	VIII
9	IX
10	X
11	XI
12	XII
13	XIII
14	XIV
15	XV
16	XVI
17	XVII
18	XVIII
19	XIX
20	XX

Ein Strich steht dabei für Stabilität, ein V für Sieg und ein X für karmische Aufgaben. Schreiben Sie Ihr Geburtsdatum mit diesen Zahlen auf und sehen Sie nach, welche Aufgaben Sie mitgebracht haben. Zahlen ab 21 werden dabei als zwei Zahlen aufgeschrieben, z. B. 21 = XX I, 71 = VII I, 83 = VIII III usw. Die Null gibt es in diesem System nicht.

Beispiel:

10.8.73
X VIII VII III

Ich habe also:

1-mal X = eine karmische Aufgabe
2-mal V = zwei Erfolge oder Siege
8-mal I = acht Stabilitätsthemen

Alles in dieser Welt basiert auf Gegebenheiten und geistigen Gesetzen. Ihr Verhalten basiert auf Psychologie. Auch sie gehört zur Heilung. Viele Rituale haben einen psychologischen Hintergrund. Beispielsweise wird beim geistigen Operieren dem Betreffenden ein Stück Fleisch, das angeblich aus seinem Körper stammt, gezeigt. Beim Wachsgießen erkennt man im Wachs einige »böse« Figuren, die ausgetrieben wurden. Das verstärkt den Glauben des Betroffenen an die Heilung und aktiviert die mentalen Selbstheilungskräfte. Anders gesagt, programmiert es die Heilung vor.

Die Arbeit mit Energien

Vetucha-Heiler benutzen verschiedene Übungen, um mehr Energie zu tanken, und beschäftigen sich mit der Abwehr negativer Energien. In diesem Teil des Buches möchte ich näher auf das Thema eingehen.

Die große Kraft von Pyramiden

Die Pyramidenenergie ist uralt. Sie kennen bestimmt nicht nur die ägyptischen Pyramiden, man findet sie nämlich auf der ganzen Welt, sogar in Japan, China, Kuba, der Antarktis und in Südamerika. Pyramiden sind das Geheimnisvollste auf der Erde. Sie sind in der Lage zu heilen und lassen Energien fließen. Der schottische Wissenschaftler Charles Piazzi Smyth erforschte im 19. Jahrhundert die Cheops-Pyramide und hat zwei Jahre in ihr verbracht. Er verlor in dieser Zeit einige chronische Erkrankungen, verbesserte seinen Schlaf und ist aktiver geworden. Experimente in der heutigen Zeit beweisen, dass auch kleine Pyramiden viel Kraft haben und diese auf Räume übertragen. Es wird sogar berichtet, dass kleine Pyramiden Wunder bewirken. Sie steigern geistige Gaben und korrigieren Energien im Körper und der Seele. Sie schützen vor Negativität. Entsprechend einer alten Theorie kann eine Pyramide, wenn sie exakt den Himmelrichtungen entsprechend aufgestellt ist, die Aura eines Raumes ausgleichen und Pflanzen heilen. Sie ist ein Energiemagnet, der in der Lage ist, Energien zu speichern und an die Gegenstände in ihrer Nähe weiterzuleiten. Da jeder Gegenstand eine eigene Energie besitzt und ein eigenes Gedächtnis aufweist, kann er Pyramidenenergie aufnehmen. Wenn man drei Pyramiden nebeneinander aufstellt, symbolisieren sie Familienglück (Mutter, Vater, Kind). Diese Energie bringt Erfolg im Beruf und zieht Geld an. Ich empfehle auch, eine Pyramide im Auto zu platzieren, da sich ihre Energie auf das Auto überträgt. In Russland wird die Milch in pyramidenförmigen Tetrapacks verkauft, so hält sie länger. In Usbekistan trägt man eine sogenannte Tjubetejka oder Dopuschka, um die Hitze der Sonne abzuwehren. Ein solches Käppchen hat die Form einer Pyramide, schützt perfekt vor Hitze und kühlt sogar die Kopfhaut, obwohl es schwarz ist.

Für besseren Schlaf empfiehlt es sich, eine Pyramide am oder unterm Bett zu platzieren.

Sie können Pyramidenwasser selbst herstellen: Legen Sie eine kleine Pyramide eine Stunde lang in Wasser. Benutzen Sie das Wasser für Ihre Haare, dann bleibt Ihre Haarpracht Ihnen länger treu. Bei psychischen Leiden empfiehlt es sich, das Wasser zu trinken.

Machen Sie ein Experiment: Kaufen Sie zwei Rosen und stellen Sie sie in zwei Vasen. Ein Glas stellen Sie in die Nähe des PCs und das andere weiter weg. Die Blume am PC geht schneller ein. Nun wiederholen Sie das Experiment noch einmal. Stellen Sie diesmal zusätzlich eine Pyramide an den PC. Die Blume bleibt genauso lang frisch wie die andere.

Vetucha-Heiler arbeiten jedoch lieber mit geistigen anstatt mit materiellen Dingen. Sie brauchen keine echten Pyramiden, sondern stellen sie sich im Geist vor. Solche geistigen Pyramiden werden bei Hausreinigungen, Meditationen und gegen Schmerzen eingesetzt.

Wenn Sie ein Haus reinigen wollen, tun Sie Folgendes: Stellen Sie sich vor das Haus. Bauen Sie geistig Pyramidenwände um dieses Haus auf. Fangen Sie mit einer Seite an und ziehen sie die Wand hoch, danach die zweite usw. Lassen Sie die Pyramidenwände sich gegenseitig stützen. Wenn Sie alle Seiten hochgezogen haben, lassen Sie die Pyramide arbeiten. Stellen Sie sich vor, dass die Pyramidenspitze sich öffnet und Lebensenergie durch die Spitze in das Hausinnere strömt. Nach spätestens drei Tagen muss diese Pyramide abgebaut werden. Dazu gehen Sie so vor: Stellen Sie sich vor, dass die Wände wie Seifenblasen platzen, oder bauen Sie die Seiten nacheinander wieder ab.

Wenn Sie Gelenkprobleme plagen, bauen Sie eine geistige Pyramide für einige Stunden um den betroffenen Körperteil. Gehen Sie genauso vor wie bei der Hauspyramide, die ich gerade beschrieben habe. Vergessen Sie nicht, sie danach wieder abzubauen. Sie können eine geistige Pyramide auch zum Channeln nutzen. Beim Meditieren platzieren Sie eine grüne Pyramide an Ihrem Kopf und lassen durch ihre Spitze Energie in Ihren Körper fließen.

Sie können Ihre Lebensmittel, Schmuck und Bekleidung durch geistige Pyramiden aufladen. Dazu errichten Sie eine Pyramide um den Gegenstand und lassen sie ein paar Stunden stehen. Anschließend sollte sie wieder abgebaut werden.

Im Vetucha gibt es auch eine echte Wunsch-Pyramide der fünf Elemente. Sie kommt aus dem schamanischen Bereich und ist ein altes kulturelles Erbe der sibirischen Schamanen. Solche Pyramiden

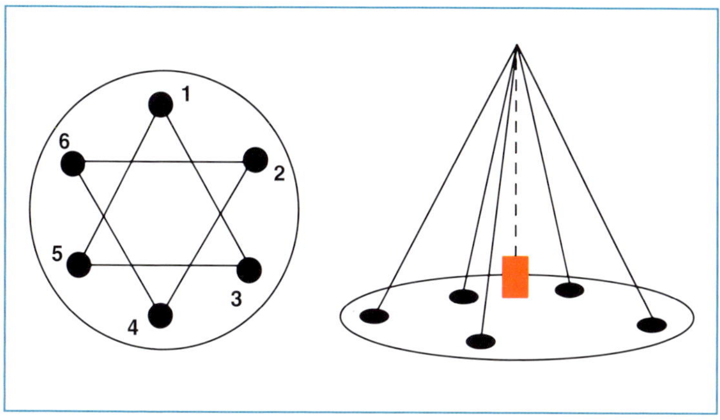

Holzpyramiden

werden in den Wäldern aufgestellt, um sie zu schützen, aber auch, um sich darin zu entspannen und Energie zu tanken. Die Pyramiden können aus jedem Naturstoff hergestellt werden, z.B. aus Holz: Fünf oder sechs Holzstäbe werden in die Erde gesteckt und oben zusammengebunden. Auf der Basis der Pyramide werden sechs Steine ausgelegt. Diese symbolisieren die fünf Elemente und den Menschen selbst. Oft wird ein Pendel aufgehängt. Man kann solche Pyramiden auch im Kleinformat herstellen. Dazu brauchen Sie eine Holzscheibe mit Löchern und fünf oder sechs Zweige. Stecken Sie die Zweige in die Löcher und verbinden Sie sie oben. Legen Sie danach sechs Steine auf die Holzscheibe und lassen Sie die Pyramide wirken. Sollten Sie Wünsche haben, können Sie diese auf einen Zettel schreiben. Platzieren Sie den Zettel zu den Steinen.

Übungen für mehr Energie

Übung »DNA-Reinigung«

Diese Übung kommt aus der Vetucha-Heilung. Keiner weiß jedoch, woher Vetucha-Heiler das Wissen über die DNA haben. Die Übung stärkt die Fähigkeit, das eigene Erbgut zu verbessern. Vetucha-Heiler bezeichnen den Vorgang als »DNA-Reinigung«. Er ist geistige Arbeit. Stellen Sie sich einen DNA-Strang vor. Er sieht wie eine lange Spirale aus. Gehen Sie geistig in ihn hinein und heilen Sie die negativ ererbten Informationen. Schon nach den ersten vier Wochen sind deutliche Resultate zu spüren. Der Vorgang dauert gewöhnlich etwa zehn Minuten. Legen Sie Ihre Hände zusammen und denken Sie »Die DNA-Reinigung geschieht jetzt«. Visualisieren Sie die DNA-Spirale noch einmal. Schütteln Sie geistig diese Spirale. Sie können mit diesem Vorgang auch Blockaden aus früheren Leben auflösen, wie z.B. Ängste oder Hemmungen.

Übung »Energie tanken«

Tanken Sie neue Energien! Die Energie ist überall verstreut und kann mit bloßen Händen gesammelt werden. Reiben Sie zuerst Ihre Hände aneinander. Halten Sie beide Hände dann einander gegenüber. Nach zwei Minuten strecken Sie Ihre Hände nach oben zum Himmel und halten sie dem Universum entgegen. Bitten Sie dabei um neue Energien. Lassen Sie die Energie fließen.

Übung »Angela-Massage«

Die von mir »Angela-Massage« genannte Methode kommt aus Litauen und stellt eine Art Aktivierung der Energie im Körper dar. Sie wird am Rücken eines sitzenden Klienten gemacht und aktiviert den Energiefluss im gesamten Körper. An sich selbst kann man sie leider nicht anwenden. Der Klient setzt sich so auf einen Stuhl, dass er sich vorbeugen kann. Der Rücken sollte frei bleiben. Am besten benutzen Sie einen Hocker. Legen Sie Ihre beiden Hände auf beide

Schultern des Klienten und ziehen Sie sie schnell herunter – zuerst die rechte, danach die linke Hand. Wiederholen Sie den Vorgang 30-mal, schütteln Sie Ihre Hände zwischendurch aus und fragen Sie den Klienten, ob er Kälte oder Wärme am Rücken empfindet. Kälte deutet auf Stauungen hin. Diese werden während der Massage gelöst. Nach dem Vorgang sollte der Rücken warm werden. Lassen Sie den Klienten ein paar Minuten ruhen.

Übung »Leo«

Jeder Mensch hat alte Blockaden oder Hemmungen: Viele Menschen trauen sich nicht, etwas zu sagen, und sind ruhig wie ein Mäuschen. Diese Übung ermöglicht Ihnen, Ihre Seele sprechen zu lassen. Stellen Sie sich hin, am besten vor einen Spiegel. Sagen Sie laut fünf Minuten lang »Rrrrr«, so laut Sie nur können. Werden Sie immer lauter! Schnurren Sie nicht wie eine Katze, sondern zeigen Sie die Zähne wie ein Löwe!

Übung »Pentagramm«

Um neue Energie zu tanken, z.B. nach einem anstrengenden Tag, können Sie folgende Übung machen. Legen Sie Ihre beiden Hände auf die eigenen Schultern: die linke Hand auf die rechte und die rechte Hand auf die linke Seite. Behalten Sie diese Stellung zwei Minuten lang bei. Ziehen Sie danach ein Pentagramm mit der rechten Hand in der Luft vor dem Körper, so, dass das Pentagramm vor Ihrer Brustgegend ist. Diese Bewegung konzentriert die körpereigene Energie und lässt neue Energie fließen.

Übung »Goldene Mitte« oder »Spirale«

Diese meditative Übung hilft Ihnen, die goldene Mitte zu finden. Legen Sie sich auf eine harte Unterlage. Ihre Beine sollen sich nicht berühren, und Ihre Arme sollen so liegen, dass sie den Rumpf nicht berühren. Sehen Sie die Decke an. Fixieren Sie einen Punkt. Lassen Sie alle Ihre Muskeln locker. Der Punkt, den Sie ansehen, wird unscharf. Er nähert sich Ihrem Gesicht und wird größer. Ihre Augenlider werden immer schwerer. Sie spüren die Schwere in den Augen und schließen sie langsam. Spüren Sie nun den Boden unter sich. Spüren Sie die Kontaktpunkte des Körpers zum Boden:

- den Kopf
- die Schulterblätter
- den Rücken
- die Waden
- die Fersen

Spüren Sie diese Punkte. Entspannen Sie sich, so gut es geht. Spüren Sie Ihre Atmung: Sie wird langsamer und ruhiger. Lassen Sie alles los.

Fühlen Sie Ihren Körper. Er wird leicht. Die Leichtigkeit bewegt sich über die Beine in Richtung Bauch und füllt ihn voll und ganz mit Wärme. Die Leichtigkeit verbreitet sich immer weiter und geht nun über die Arme zu Ihrer Stirn. Genießen Sie diesen Zustand. Schieben Sie das Zentrum Ihres Gefühls in die Augen. Die Spannung ist weg, Sie sind locker.

Nun schieben Sie das Zentrum des Gefühls nach unten in Ihre Füße. Konzentrieren Sie sich auf Ihre linke Seite und fühlen Sie Ihren linken Fuß. Fühlen Sie, wie Ihre Zehen sich entspannen. Die Leichtigkeit geht in die Ferse, und nun fühlen Sie, dass Ihr Fuß leicht wird. Halten Sie diese Leichtigkeit und konzentrieren sich nun auf Ihre rechte Seite. Fühlen Sie Ihren rechten Fuß. Fühlen Sie die Leichtigkeit in Ihren Zehen. Die Leichtigkeit geht in die Ferse, und nun fühlen Sie, dass auch dieser Fuß leicht wird. Versuchen Sie nun, beide Füße zu fühlen, sie sind beide federleicht.

Konzentrieren Sie sich wieder auf Ihre linke Seite. Fühlen Sie, wie sich die Leichtigkeit aus dem Fuß in Richtung Unterschenkel ausbreitet. Die Leichtigkeit geht bis zu Ihrem Knie, und nun fühlen Sie, dass Ihr unteres Bein leicht ist. Gehen Sie wieder zur rechten Seite. Fühlen Sie, wie die Leichtigkeit sich aus dem Fuß in Richtung

Unterschenkel verbreitet. Fühlen Sie, wie sich Ihr Unterschenkel mit Leichtigkeit füllt. Die Leichtigkeit geht bis zum Knie, und nun fühlen Sie, dass Ihr Unterschenkel leicht wird. Halten Sie diese Leichtigkeit und versuchen nun, beide Seiten gleichzeitig wahrzunehmen.

Entspannen Sie sich voll und ganz. Lenken Sie Ihre Gedanken nun in die linke Seite des Körpers und fühlen, wie die Leichtigkeit in Richtung Oberschenkel und Po aufsteigt. Gehen Sie gedanklich nun in die rechte Seite des Körpers und fühlen Sie, wie die Leichtigkeit in Richtung Oberschenkel und Po auch hier aufsteigt. Die Leichtigkeit ist nun in beiden Beinen. Halten Sie sie, Ihre Beine schweben.

Die Leichtigkeit füllt Ihren Unterleib und steigt weiter nach oben. Nun werden auch Ihr Unterleib und Ihr Bauch mit dieser Leichtigkeit gefüllt. Genießen Sie dies in aller Ruhe. Die Leichtigkeit bewegt sich weiter in Ihrem Oberkörper, und nun fühlen Sie, wie Sie immer leichter werden. Versuchen Sie nun, Ihren Rücken zu spüren. Sie spüren nur einen kleinen Kontaktpunkt zum Boden. Dieser Punkt verschwindet jedoch gleich wieder. Die Leichtigkeit hat nun auch diesen Punkt erreicht. Nun versetzen Sie sich in Ihre linke Hand. Versuchen Sie, Ihre Finger zu fühlen.

Die Leichtigkeit verbreitet sich durch die gesamte Handoberfläche bis zum Ellenbogen. Nun fühlen Sie auch die Finger der rechten Hand. Die Leichtigkeit füllt sie aus. Sie werden leichter, und diese Leichtigkeit steigt zur Elle. Spüren Sie Ihre beiden Unterarme, wie leicht sie geworden sind.

Nun steigt diese Leichtigkeit kribbelnd in Richtung Schultern. Sie spüren, wie beide Seiten leichter werden. Fühlen Sie die Leichtigkeit in den Füßen, Beinen und im Bauch, über die Schulterblätter bis hin zum Kopf. Erspüren Sie die Leichtigkeit in Ihren Armen, über die Ellen bis zu den Schultern. Sie spüren nur noch einen Kontaktpunkt zum Boden: Das ist der Kopf. Die Leichtigkeit steigt jedoch weiter nach oben und füllt nun den Kopf. Sie durchströmt Ihren gesamten Körper.

Ihre Gesichtsmuskeln sind entspannt. Ihre Lippen und die Kiefermuskulatur werden auch leicht. Sie entdecken, wie Sie nun ganz natürlich schlucken. Nun fühlen Sie, dass der letzte Kontaktpunkt zur Erde immer leichter wird. Sie schweben komplett.

Stellen Sie sich nun vor, dass sich eine Spirale im Uhrzeigersinn oberhalb Ihres Körpers befindet, sie ist hell und weit. Besteigen Sie diese Spirale und gehen ihr nach. Steigen Sie langsam auf. Gleiten Sie weiter, Umdrehung für Umdrehung.

Schauen Sie nun nach unten: Was sehen Sie da? Sehen Sie Ihren Körper? Betrachten Sie ihn und gehen nun wieder zurück. Ihr Körper ist Ihr Ziel. Gleiten Sie langsam und bequem die Spirale nach unten. Nun erreichen Sie wieder Ihren Körper und gleiten hinein. Sie sind immer noch vollkommen leicht, betten Sie sich ein. Versuchen Sie nun, den Kopf zu fühlen. Nur einen Punkt am Hinterkopf, er ist da! Spüren Sie Ihre Schulterblätter. Spüren Sie Ihre Pobacken und Fersen. Nun vergeht die Leichtigkeit langsam, aber sicher. Fühlen Sie Ihre Füße, wie schwer sie werden. Die Schwere steigt nach oben und verbreitet sich über Ihren gesamten Körper: im Rücken und in den Armen bis zum Kopf.

Nun fühlen Sie sich voll und ganz. Willkommen zurück. Bleiben Sie liegen. Jetzt können Sie Ihre Finger bewegen. Machen Sie langsam Ihre Augen auf und bleiben Sie ein paar Minuten liegen. Sie fühlen sich wohl. Ihre neue Welt ist rein und hell.

Übungen zur Erdung, für die Chakren und zum Schutz

Übungen, um sich zu erden, sind ebenso wichtig.

Übung 1

Gibt es Zeiten, in denen Sie das Gefühl haben, in der Luft zu hängen? Dann haben Sie zu wenig Erdung. Bei solchen Zuständen ist es wichtig, eine Übung zu kennen, die schnell eine Erdung herbeiführt.

Hier ist eine: Setzen Sie sich bequem hin. Entspannen Sie sich und machen Sie Ihre Augen zu. Stellen Sie sich eine Zitrone vor. Diese liegt in Ihrer rechten Hand. Stellen Sie sich vor, Sie beißen in diese Zitrone. Versuchen Sie, den Geschmack der Zitrone im Mund wahrzunehmen. Ist der Geschmack sauer? Nach ein paar Minuten legen Sie die Zitrone geistig weg und stellen sich eine Rose vor. Diese nehmen Sie in die gleiche Hand und schnuppern an ihr. Versuchen Sie, den Rosenduft wahrzunehmen. Machen Sie nun Ihre Augen auf. Jetzt sind Sie geerdet.

Übung 2

Legen Sie sich auf den Boden auf eine harte Unterlage und machen Sie es sich bequem. Machen Sie Ihre Augen zu und stellen sich eine schöne Wiese vor. Sie ist grün und voller Blumen. Versuchen Sie zu spüren, wie Ihre Wirbelsäule den Boden berührt. Spüren Sie die Kontaktpunkte zum Boden: Steißbein, Lende, Halsbereich und den Kopf. Nun konzentrieren Sie sich bitte auf Ihre Lende und versuchen, die Berührung mit der eigenen Wirbelsäule herzustellen. Bewegen Sie Ihren Körper hin und her. Die Lende ist wie der Stamm eines Lebensbaumes, sie liegt direkt im Zentrum Ihres Körpers. Gehen Sie gedanklich nun weiter zum Halsbereich. Spüren Sie ihn. Versuchen Sie nun, beide Kontaktpunkte gleichzeitig zu spüren. Bleiben Sie so mehrere Minuten liegen. Anschließend machen Sie Ihre Augen wieder auf.

Übung 3

Legen Sie sich auf den Boden. Heben Sie Ihre Beine und schütteln Sie sie aus. Nun lassen Sie sie nach unten sinken. Lassen Sie die Beine locker. Schließen Sie nun Ihre Augen und atmen Sie ruhig und gleichmäßig ein und aus. Spüren Sie, wo Ihr Nacken auf dem Boden aufliegt. Spüren Sie auch den Punkt, wo Ihr Steißbein auf dem Boden liegt. Gehen Sie jetzt gedanklich vom Steißbein aus durch Ihre Wirbelsäule hinauf bis zum Nacken und spüren Sie die Wirbelsäule. Stellen Sie sich nun vor, dass die Wirbelsäule ein Kanal ist, der Kräfte in Ihrem Körper transportiert, die Ihnen helfen, stark und mächtig zu werden. Genießen Sie diese Kraft. Versuchen Sie zu fühlen, wo der Kanal verengt ist, wo die Energie nicht ganz so gut durchfließt, und erweitern Sie diese Stellen gedanklich. Lassen Sie diese Stellen breiter werden, ziehen Sie sie auseinander. Lassen Sie gedanklich an diesen Stellen einen Lichtschalter erscheinen. Schalten Sie ihn an. Lassen Sie das Licht leuchten. Füllen Sie diese Stellen mit dem Licht, mit dieser fließenden Kraft und beenden Sie dann die Meditation.

Übung mit einem Pendel

Diese Übung balanciert die Chakren. Sie können diesen Vorgang nicht bei sich selbst machen, sondern nur bei einem Klienten, um seine Selbstheilungskräfte zu aktivieren. Nehmen Sie ein Pendel in die rechte Hand und ein Glas mit Wasser in die linke Hand. Halten Sie das Pendel am 7. Halswirbel des auf dem Bauch liegenden Klienten. Tauchen Sie den Zeigefinger der linken Hand ins Wasser. Gehen Sie entlang der Wirbelsäule mit dem Pendel langsam in Richtung Steißbein. Achten Sie darauf, an welchen Segmenten des Rückens das Pendel ausschlägt. Hier sitzen die Blockaden. Stellen Sie das Glas Wasser weg. Legen Sie Ihre Hände auf die Stellen, wo das Pendel ausschlug.

Übung »Schutzkreis«

Es gibt viele verschiedene Arten, einen Schutzkreis aufzubauen. Eine davon kommt aus der alten Vetucha-Lehre. So ein Schutzkreis dient der Abwehr gegen negative Energie. Gehen Sie in die Natur. Zeichnen Sie geistig einen Kreis auf den Boden. Dieser kann zwischen fünf bis zehn Meter Durchmesser haben. Zunächst werden die vier Himmelsrichtungen markiert (bitte einen Kompass benutzen). Dazu platzieren Sie verschiedene Gegenstände auf den Boden.

Norden repräsentiert die Erde. Streuen Sie hier etwas Salz hin.

Süden repräsentiert das Feuer. Stellen Sie eine rote Kerze hin.

Osten repräsentiert die Luft. Hierher stellen Sie eine Schale mit brennendem Weihrauch oder legen Sie eine Feder hin.

Westen repräsentiert das Wasser. Stellen Sie eine Schale mit Wasser oder legen Sie eine Muschelschale hin.

Gehen Sie in diesen Kreis. Sagen Sie: *»Ich bleibe geschützt.«*

Um den Schutzkreis aufzulösen, gibt es viele Möglichkeiten. Man kann sich zum Beispiel bei den Elementen bedanken und sie entlassen.

Übungen für mehr Kraft

Übung 1

Richten Sie Ihren Oberkörper auf und stellen Sie Ihre Füße auf den Boden. Vermeiden Sie es, die Hände oder Füße zu kreuzen. Stehen Sie so, als ob Sie an Ihren Haaren nach oben gezogen würden. Genießen Sie den Moment zehn Sekunden lang. Klopfen Sie nun 20-mal kurz und energisch auf die Mitte Ihrer Brust, eine Handbreit unterhalb des Kehlkopfes. Als Alternative können Sie sich auch mit einer Hand vom Brustbein bis auf Brusthöhe in der Körpermitte kräftig auf und ab reiben. Legen Sie zusätzlich die Zunge an den Gaumen. Warten Sie einen Moment – dies ist der Moment, in dem frische Energie in den Körper strömt – und atmen Sie dann langsam ein und aus.

Übung 2

Stehen Sie auf, lassen Sie den Kopf auf die Brust herunterhängen und schütteln Sie den ganzen Körper. Visualisieren Sie, wie alle energetischen Blockaden von Ihnen abfallen und sich am Boden sammeln.

Übung 3

Wenn Sie in der Gegenwart einer Person merken, dass Sie schwächer werden (z.B. zu gähnen anfangen), fließt wahrscheinlich Energie durch eine nicht geheilte Verletzung von Ihnen zum anderen

Menschen. Legen Sie die Zunge auf den Gaumen, kreuzen Sie Ihre Beine und legen Sie alle Finger aufeinander, inklusive Daumen. Durch diese Übung wird Ihr Energiefeld komplett geschlossen, und die Verbindungen mit anderen Energien werden minimiert.

Übung 4

Stellen Sie sich aufrecht hin und entspannen Ihre Schultern und Ihr Gesicht. Denken Sie an etwas Schönes, fühlen Sie Liebe in sich. Spüren Sie nach, wo sich im Körper die Liebe befindet. Verstärken Sie das Gefühl durch einen Regler, den Sie immer mehr aufdrehen. Spüren Sie, wie die Liebe als Heilkraft im Körper alle »Parasiten« auflöst. Spüren Sie die Liebe in Ihrem Gesicht und versuchen Sie zu lachen. Schlagen Sie anschließend dreimal auf das Brustbein und sagen Sie laut: »Ja. Ja. Ja.«

Übung 5

Pranaenergie versorgt Ihre Organe und Zellen mit Energie auf ätherischer Ebene. Sie ist auch in der Luft, der Sonne, der Nahrung und im Wasser vorhanden. Die wichtigste Pranaquelle für den Menschen braucht die innere Erlaubnis, durch den Körper zu fließen. Gute Gedanken lenken große Mengen an Pranaenergie durch Sie hindurch. Reiben Sie Ihre Handflächen, drücken Sie in deren Mitte und spreizen Sie die Finger kräftig nach außen. Dann schließen Sie die Augen und nähern Ihre Hände aus circa einem Meter Entfernung einander. Sie werden ein Kribbeln, Hitze oder leichten Druck spüren – dies ist Ihr Energiefeld.

Übung 6

Setzen Sie sich hin. Ihr Kopf und Ihre Wirbelsäule sollten gerade nach oben zeigen. Legen Sie die Zunge an den Gaumen und atmen Sie tief in den Bauch. Schließen Sie die Augen und lassen die Gedanken vorüberziehen. Stellen Sie sich nun vor, wie goldene Energie von Ihrem Wurzelchakra aus durch die Wirbelsäule bis zum Kopf fließt. Atmen Sie dabei ein. Im Kopf sammelt sich diese Energie zu einer Kugel. Sie geht beim Ausatmen über die Brustvorderseite Ihren Körper entlang hinunter bis zum Wurzelchakra und schließt somit den Kreislauf. Mit dem erneuten Einatmen ziehen Sie die Energie entlang der Wirbelsäule wieder nach oben. Machen Sie die Übung circa zehn Minuten lang.

Clearing

Man unterscheidet drei Bereiche bei dem Begriff »Clearing«, der so viel wie »klären« oder »reinigen« bedeutet. Der Begriff kommt im energetischen, psychologischen und esoterischen Bereich vor. Im energetischen Bereich bedeutet Clearing das Entfernen der Energieblockaden. Im psychologischen Bereich ist Clearing das Erkennen der Lebensziele und Auflösen alter Prägungen und Denkmuster. Im esoterischen bedeutet Clearing Befreiung von negativen Energien und fremden Seelenanteilen und dass man Verstorbene (dies können Menschen oder andere Lebewesen sowie fremde Seelenanteile sein) ins Licht schickt. Die Aura eines Menschen ist oft besetzt durch Energien anderer Wesen. Manchmal sind es erdgebundene Schwingungen von Verstorbenen, aber auch Schwingungen von Ereignissen in der Welt. Es gibt auch Besetzungen von astralen Wesen und vieles mehr. Besetzung als solche ist keine Seltenheit. Jeder dritte Mensch hat damit in seinem Leben zu tun. Sie können nichts Fremdes anziehen, wenn Sie das nicht zulassen. Besetzungen kommen meistens bei Menschen vor, die negative Denkmuster aufweisen oder an sich zweifeln. Es gibt viele karmische Gesetze, die das Leben bestimmen. Kennen Sie den Spruch »Gleiches zieht Gleiches an«? Sie ziehen das an, was Sie selbst darstellen oder ausstrahlen. Wesen, die Sie besetzen können, sind Ihnen nahe und womöglich seelisch mit Ihnen sogar verwandt. Diese Wesen haben einen deutlichen Bezug zu

Ihnen, aber es sind nicht Sie selbst! Sie können sich dies so vorstellen: Legen Sie Honig draußen aus. Dieser wird irgendwann Ameisen anziehen, aber niemals eine Maus, denn für sie müssten Sie Käse nehmen. Honig zieht Ameisen an, ebenso wie Käse die Maus. Ameisen stehen in der Hierarchie höher als Honig, und die Maus steht hierarchisch höher als Käse. Dabei ist eine Maus nicht besser als eine Ameise.

Der besetzte Mensch wird depressiv, aggressiv, er bekommt Kummer, Angst und Zitteranfälle. Er nimmt an Gewicht ab und fühlt irgendein fremdes Wesen in sich, das nicht zu ihm gehört. Solche Menschen erkennt man durch schnelle, unruhige Augenbewegungen. Aber auch der Gang und die Stimme verändern sich. Das Wesen dieser Menschen verändert sich komplett, sodass ein ruhiger Typ zum Beispiel zu schimpfen und fluchen beginnt. Dabei verzerrt sich sogar das komplette Gesicht. Interessant ist, dass hauptsächlich die Menschen besetzt werden, die besonders sensibel und kreativ sind. Gegen solche Besetzungen hilft Folgendes: Halten Sie eine Woche lang Diät: Essen Sie kein Fleisch, keinen Fisch, keine Milch und keine Eier, kein Weißmehl und keinen Zucker. Jeden Tag sollte Salbeitee getrunken werden und das Mantra »oooooong namooooo, guruuuuu dev namooooo« mindestens 20 Minuten lang laut rezitiert werden. Sprechen Sie mit dem Wesen und erklären Sie ihm, dass es ins Licht gehen sollte und der Körper tot ist. Viele Verstorbene wissen nicht einmal, dass sie tot sind.

Bei Wohnungsbesetzungen empfehlen sich folgende Vorgänge:

- Schalen mit Essig und Kampfer (eins zu zwölf) aufstellen
- Knoblauchstücke und Zwiebeln binden alles Negative. Frischen Knoblauch und Zwiebeln über mehrere Nächte auslegen und danach wegwerfen.
- Reinigung mit einem Ei, das in eine mit Wasser gefüllte Schüssel gelegt und nach einer Nacht vergraben wird. Das Wasser wird auf die Straße geschüttet.

Reinigung und Stärkung der Chakren

Die Chakren sind Ihre Energiezentren. Oft sind diese Zentren blockiert, verkleinert oder außer Gefecht gesetzt. Die Funktion des Chakrensystems verändert sich ständig. Die meisten Menschen sehen oder fühlen die Chakren als strahlende, sich drehende Energiekreise. Die in Ihren Körper eingebetteten Chakren wandeln Energie aus der Astralebene um. Einige Menschen haben jedoch Belastungen im Chakrensystem. Die Energie im Körper fließt träge, man fühlt sich schlecht und kraftlos. Jeder kann die eigene Energie ausgleichen, z.B. durch Berührung der Chakren mit Holzzweigen von Eiche, Ahorn, Tanne oder Birke. Man berührt die Chakren, beginnend mit dem Wurzelchakra, mit einem der o.g. Zweige. Man hält den Zweig ruhig ein paar Minuten über die Mitte jedes Chakras. Dadurch werden negative Stauungen entzogen. Der Zweig wird danach eine Minute lang unter fließendes Wasser gehalten.

Eine Alternative ist die in Russland besonders beliebte Chakrenreinigung mit Eiern. Nehmen Sie sieben rohe Eier und 300 g Zucker. Streuen Sie den Zucker in eine Schale und platzieren die Eier darauf. Lassen Sie die Eier 30 Minuten im Zucker liegen. Nehmen Sie dann das erste Ei und kreisen damit im Bereich des Wurzelchakras eine Minute lang. Nehmen Sie das zweite Ei und kreisen im Bereich des Sexualchakras damit. Mit dem dritten Ei kreisen Sie im Solarplexusbereich. Mit dem vierten Ei kreisen Sie um die Herzgegend. Mit dem fünften Ei machen Sie mehrere Kreisbewegungen im Halsbereich. Mit dem sechsten Ei berühren Sie mehrmals Ihre Stirn, und mit dem siebten Ei berühren Sie Ihre Haare. Legen Sie anschließend jedes Ei in ein Einwegglas mit Wasser, geben Sie einen Teil Zucker dazu und verschließen Sie die Gläser. Sie benötigen also sieben Gläser. Lassen Sie diese drei Tage im Schlafzimmer stehen und entsorgen Sie sie danach, ohne sie aufzumachen.

Zur Reinigung des Kopfchakras reiben Sie Ihre Hände aneinander und legen sie auf Ihre Schläfen. Reiben Sie erneut die Hände und legen Sie sie seitlich an den Hals. Dieser Vorgang löst gestaute Energie und hilft bei geistiger Unruhe.

Um zwischen den Chakren wieder eine harmonische Schwingung herzustellen, können Sie einen flachen Bergkristall, den sogenannten Tabularkristall, auf die Haut legen. Das beseitigt Störungen im Energiesystem.

Vetucha-Heiler arbeiten mit neun Chakren. Je nachdem, wann Sie geboren sind, ist ein Chakra immer schwächer als die anderen. Das ist Veranlagung. Vetucha-Heiler errechnen daher die Lebenszahl aus dem Geburtsdatum, um diese schwache Stelle Ihres Energiesystems herauszufinden, und geben Tipps, um sie zu stärken. Ihre Lebenszahl und die damit zusammenhängenden Energien und Aufgaben bleiben ein Leben lang erhalten.

Die Lebenszahl wird wie folgt errechnet: Addieren Sie zuerst alle Zahlen Ihres Geburtsdatums. Mein Geburtsdatum ist 10.08.1973. Also addiere ich 1 + 0 + 0 + 8 + 1 + 9 + 7 + 3 = 29. Addieren Sie nun die beiden Zahlen, aus denen sich 29 zusammensetzt, also die 2 und die 9, bis sich nur eine einzige Zahl ergibt: 2 + 9 = 11 und weiter 1 + 1 = 2. Meine Lebenszahl ist die 2. Die Lebenszahl 2 entspricht dem 2. Chakra, also dem Sakralchakra. Nun wissen Sie, welches Chakra in Ihrem Energiekostüm schwach ist. Lesen Sie die unten aufgeführten Vetucha-Tipps dazu.

Die Lebenszahl 1 entspricht dem 1. Chakra, Wurzelbereich, Wurzelchakra

Menschen mit der Lebenszahl 1 sind oft kraft- und antriebslos. Sie verlieren schnell ihre Kraft. Es fehlt an Energie und Ausdauer. Es fällt Ihnen schwer, Ihre Ideen in die Tat umzusetzen? Dann kann es an dem schwachen Chakra liegen. Ist das Wurzelchakra geschwächt, können zudem Schmerzen und Verspannungen in Ihren Gelenken und im unteren Rückenbereich auftreten. Seelische Hinweise sind meistens kurz anhaltende Depressionen und immer wiederkehrende Ängste. Vetucha-Heiler raten Folgendes: rote und weiße Kleidung tragen, mehrere Spaziergänge in der Woche im Wald machen, sich länger in der Natur aufhalten, Bäume anfassen sowie malen, singen und töpfern.

Die Lebenszahl 2 entspricht dem 2. Chakra, Sakralbereich, Sakralchakra

Menschen mit der Lebenszahl 2 können häufig ihre Gefühle nicht zu- oder herauslassen. Sie wirken oft unnahbar. Das höre ich oft von mir nahestehenden Personen. Sie suchen nach Unabhängigkeit und nach spiritueller Berufung und bleiben doch oft an derselben Stelle länger stehen. Ist das Chakra zu schwach, ziehen sie falsche oder neidische Menschen an. Sind Sie unabhängig in Ihrer Beziehung? Sind Sie finanziell unabhängig? Wenn nicht, dann sollten Sie Ihr Sakralchakra stärken. Körperliche Beschwerden treten meistens im Bereich des unteren Rückens auf. Vetucha-Heiler geben folgende Tipps: Tragen Sie orangefarbene und rote sowie gelbe Kleidung. Gönnen Sie sich aromatisierte Bäder mit Orange, Salz und Rosenblättern. Essen Sie öfter Mandarinen, Paprika, Zwiebeln und Karotten.

Die Lebenszahl 3 entspricht dem 3. Chakra, Nabelbereich/Solarplexus

Menschen mit der Lebenszahl 3 haben oft Angst zu versagen und sind vorsichtig. Übernehmen Sie Verantwortung für Ihr eigenes Leben? Können Sie leicht Entscheidungen treffen und handeln? Wenn nicht, ist das Chakra geschwächt. Zudem sind Sie unfähig, sich selbst zu bewerten, und fühlen sich oft hilflos. Das macht labil und geht an die Nerven. Daher reagiert der Körper mit Schmerzen in der Bauchgegend, Krämpfen, Magen- oder Lebererkrankungen und Aggressivität. Auch die Galle kann betroffen werden. Vetucha-Heiler empfehlen Folgendes: gelbe Kleidung tragen, die Umgebung durch ein gelb gefärbtes Brillenglas betrachten, öfter gelbe Nahrungsmittel wie Bananen, Mais und Ananas essen und öfter meditieren.

Die Lebenszahl 4 entspricht dem 4. Chakra, Herzbereich, Herzchakra

Menschen mit der Lebenszahl 4 haben oft Probleme mit sich selbst und ihren Mitmenschen. Sie werden nicht wahrgenommen und oft ignoriert. So kann es vorkommen, dass man neidisch und eifersüchtig wird. Nehmen Sie Ihre Mitmenschen so an, wie sie sind? Können Sie alte Verletzungen loslassen? Leben Sie nach dem Prinzip »leben und leben lassen«? Wenn nicht, versuchen Sie es mit den folgenden Vetucha-Ratschlägen. Ist das Herzchakra unausgeglichen, äußert sich dies in Herz-Kreislauf- oder Lungenerkrankungen. Auch die Brust kann reagieren. Seelische Hinweise sind Verbitterung, Misstrauen, Angst vor Trennung und Liebesverlust. Vetucha-Heiler schlagen vor: Legen Sie sich einige Rosenquarze zu. Verteilen Sie diese in Ihrer Wohnung. Tragen Sie rosa und grüne Kleidung. Essen Sie grüne Nahrungsmittel wie Salat, Gurken, Äpfel oder Kiwis. Machen Sie einmal wöchentlich eine Meditation mit dem Element Feuer. Stellen Sie sich einfach immer wieder vor, Sie stehen im Feuer und nehmen seine Energie auf.

Die Lebenszahl 5 entspricht dem 5. Chakra, Halsbereich, Halschakra

Menschen mit der Lebenszahl 5 haben oft etwas im Hals stecken. Können Sie die Leichtigkeit des Lebens erkennen? Wenn Sie an dieser Stelle sagen: »Das Leben ist schwer«, arbeitet Ihr Halschakra nicht korrekt. Kommen Sie schwer mit Ihren Mitmenschen ins Gespräch? Fällt es Ihnen schwer, sich selbst darzustellen oder zu repräsentieren? Auf der körperlichen Ebene macht sich das unharmonische Halschakra durch viele Symptome bemerkbar: Schmerzen im Schulterbereich, Halsblockaden, Verlust der Stimme, steifer Nacken, Schilddrüsen- und Ohrenerkrankungen, Schluckbeschwerden, Atemprobleme und Asthma. Vetucha-Heiler haben folgende Tipps: Tragen Sie blaue Kleidung, beschäftigen sich mit dem Malen oder Schreiben und trinken Sie mehr Wasser. Gehen Sie in die Natur und singen laut. Legen Sie sich verschiedene Edelsteine zu und trinken Sie Edelsteinwasser. Nehmen Sie Bergkristallspitzen, Rosenquarz und Magnesit und legen Sie die Steine zur ersten Reinigung zwölf Stunden, am besten über Nacht, in klares Wasser und spülen die Edelsteine am nächsten Morgen noch einmal unter fließendem Wasser ab, damit alle fremden Informationen gelöscht sind. Dann legen Sie die Steine in zwei Liter Wasser, am besten in eine Glaskanne, und lassen sie mindestens zwölf Stunden ziehen. Jetzt haben Sie Edelsteinwasser zur inneren und äußeren Anwendung.

Die Lebenszahl 6 entspricht dem 6. Chakra, dem 3. Auge, Stirnchakra

Menschen mit der Lebenszahl 6 haben oft einen Mangel an Inspirationen. Sie hängen buchstäblich in der Luft. Sie sind sehr begabt und spirituell veranlagt. Sind Sie bereit, Ihre Gaben anzunehmen oder lehnen Sie diese ab? Ist dieses Chakra blockiert, können Sie sich schlecht konzentrieren, vergessen oft etwas und leiden womöglich an Lernblockaden. Auf der körperlichen Ebene machen sich Kopfschmerzen, Gehirnerkrankungen und neurologische Erkrankungen bemerkbar. Vetucha-Heiler raten Folgendes: Tragen Sie blaue Kleidung, achten Sie auf Ihre Gefühle und betrachten Sie die Welt gelassener. Gönnen Sie sich einmal am Tag eine Meditation mit einem Engel.

Die Lebenszahl 7 entspricht dem 7. Chakra, Kronenchakra

Menschen mit der Lebenszahl 7 leiden oft an Sturheit. Können Sie sich in andere Menschen hineinversetzen? Wenn nicht, ist Ihr 7. Chakra eventuell schwach. Wenn Sie anderen nicht vertrauen können und immer wieder Ängste erleben, Existenzängste haben oder Streitigkeiten mit Ihren Mitmenschen erleben, dann sollten Sie die folgenden Tipps beherzigen. Das blockierte Chakra kann sogar zu einer Erschöpfung oder Müdigkeit führen. Körperlich zeigen sich solche Blockaden in Form eines schwachen Gedächtnisses, Erkrankungen des Nervensystems und Psychosen. Vetucha-Heiler raten Folgendes: Tragen Sie violette Kleidung, beschäftigen Sie sich mit Meditation und Musik und lesen Sie mehr spirituelle Literatur.

Die Lebenszahl 8 entspricht dem 8. Chakra, Ich-Bewusstsein

Menschen mit der Lebenszahl 8 leiden oft an mangelnder Selbstliebe. Haben Sie den Kontakt zu Ihrer Seele verloren? Sehen Sie Ihr Leben als liebeswert an? Wenn man sich seelisch, geistig und körperlich vor etwas fürchtet, liegen in dem Chakra Blockaden vor. Man fühlt sich allein gelassen und ist verschlossen den Menschen gegenüber. So entstehen innerliche Unruhe, Unzufriedenheit und Einsamkeit. Vetucha-Heiler raten Folgendes: Tragen Sie weiße Kleidung und Silberschmuck, verwenden Sie Kerzen zu Hause und unternehmen Sie viele Wanderungen.

Die Lebenszahl 9 entspricht dem 9. Chakra, Wir-Bewusstsein

Menschen mit der Lebenszahl 9 leiden oft daran, ausgenutzt zu werden. Sie sind eine Art Mutter Teresa für alle. Ist das Chakra nicht intakt, sehen sie ihre Welt nur schwarz-weiß. Urteilen Sie gerne über andere? Spüren Sie eine Unruhe in sich? Dann sollten Sie die Vetucha-Tipps beherzigen. Ist das neunte Chakra nicht aktiviert, spüren Sie eine Sehnsucht in sich, leiden unter Anspannung und kämpfen ständig um ihr Recht. Vetucha-Heiler raten Folgendes: Tragen Sie gelbe Kleidung und Goldschmuck, gönnen Sie sich kleine Geschenke und beschäftigen Sie sich mit Meditation.

Magische Rituale und Tipps von A–Z

In diesem Teil des Buches gebe ich Ihnen Tipps für viele Lebensbereiche. Ich stelle Ihnen auch russische Rituale gegen verschiedene Beschwerden von A–Z vor. Einige werden Ihnen bestimmt geheimnisvoll vorkommen, doch funktionieren sie noch heute. Probieren Sie sie aus. Jeder Mensch lebt durch seinen Glauben. Je mehr man an den Erfolg des Rituals glaubt, desto schneller wirkt es.

A

Asthma

Dieses Ritual wirkt energetisch. Asthma hat oft einen psychischen Hintergrund. Daher sind Vetucha-Heiler überzeugt, dass bei Asthma Energieblockaden entstehen. Das Ritual behandelt solche Blockaden. Es ersetzt jedoch keinen Arztbesuch! Gehen Sie an einem Sonntagvormittag bei abnehmendem Mond in einen Wald und schneiden

Sie einen Eichenzweig ab. Legen Sie ihn für eine Nacht ins Bett an die Füße und werfen ihn am nächsten Morgen in einen Fluss. Dieser Vorgang befreit die Seele von Engpässen und kann daher auch bei Asthma oder anderen Lungenleiden unterstützend wirken.

Augen

Schauen Sie einem Hund oder einer Katze in die Augen und sagen Sie: »Sauberes Wasser, sauberes Wasser, saubere Tränen. Amen«.

Eine Reihe von Übungen und Rezepten gegen verschiedene Augenleiden finden Sie im nächsten Abschnitt dieses Kapitels.

B

Bandscheibenprobleme

Jeder Körperteil und auch jede Erkrankung hat eine Schwingung. Man kann behaupten, dass jedes Leiden eine Seele besitzt. Die Schwingung der Erkrankung ist immer niedriger als die der gesunden Zelle oder einer Pflanze bzw. eines Steines. Die Schwingung des Wortes ist auch immer höher als die der Erkrankung. Deshalb funktioniert nach dem sogenannten Resonanzgesetz eine Schwingungskorrektur. Besonders gut funktionieren Worte bei Bandscheibenproblemen. Sprechen Sie mit der Erkrankung oder den betroffenen Körperteilen Klartext. Sagen Sie ihnen, dass sie gesund werden sollen, und dass die Erkrankung Ruhe geben muss. Wenn sich eine Erkrankung im Körper bereits manifestierte, machen Sie ihr einen Vorschlag. Sie darf bleiben, wenn sie nicht stört, und sie muss gehen, wenn sie nicht gehorcht. Das funktioniert!

Bauch

Der Bauch ist das Leben, und das Leben ist der Bauch, heißt es. Deshalb sollten Sie auf Ihren Bauch achten. Bei Bauchbeschwerden, die durch Stress oder Aufregung entstanden sind, empfiehlt es sich, die

Energie im Bauch mittels eines Hühnereis auszugleichen. Nehmen Sie ein rohes Ei in die Hand und halten Sie es eine Minute lang an Ihren Bauch. Rollen Sie mit dem Ei auf dem Bauch herum und werfen Sie das Ei anschließend in einen Fluss.

Eine Alternative: Rollen Sie zunächst das rohe Ei auf dem Bauch. Am besten zwei Minuten lang im Uhrzeigersinn. Kochen Sie es anschließend acht Minuten lang und lassen es kalt werden. Rollen Sie das gekochte Ei nun gegen den Uhrzeigersinn auf dem Bauch und werfen es danach in die Mülltonne.

Baum-Talismane

Vetucha bezieht auch die Astrologie und den Mondkalender mit ein. Für jedes Sternzeichen gibt es einen speziellen Baum, der Kraft und Stärke spendet. Sie können einen Zweig des Ihnen zugeordneten Baumes z.B. auf Ihr Foto legen. Das unterstützt Ihre Kräfte.

- Der *Widder* braucht den Holunder. Er gibt ihm Kraft und Mut.
- Der *Stier* wird durch den Birnbaum unterstützt. Er schützt vor negativen Situationen.
- Dem *Zwilling* hilft die Esche (Vogelbeere). Sie verhilft zu neuen Kontakten.
- Der *Krebs* sollte eine Birke nutzen. Sie erdet ihn und gibt ihm Stabilität.
- Der *Löwe* wird von der Kiefer unterstützt. Sie macht ihn sichtbar und bringt Erfolg.
- Der *Jungfrau* hilft die Linde. Sie macht fit.
- Die *Waage* braucht eine Zypresse. Sie schützt vor Negativitäten im Alltag.
- Der *Skorpion* braucht die Zeder. Sie harmonisiert und macht magisch.
- Der *Schütze* wird durch eine Eiche gestärkt. Sie macht mobil und kreativ.
- Der *Steinbock* braucht unbedingt eine Tanne. Sie macht mutig und arbeitswillig.

- Der *Wassermann* braucht eine blaue Tanne. Sie beruhigt seinen Geist.
- *Fische* brauchen eine Silberweide. Sie verbindet sie mit dem Universum.

Baumrinden-Beutel

Bäume tragen die Kraft der Erde in sich und haben sehr viel Chi (Lebensenergie). Schamanen nutzen diese Erkenntnisse und die Kraft der Bäume durch sogenannte Baumrinden-Beutel. Jeder Schamane hat so einen Beutel immer bei sich, um die eigenen Kräfte zu schützen und um schnell neue Kräfte auftanken zu können. Um so einen Beutel herzustellen, brauchen Sie einen gewöhnlichen Baumwollbeutel, der mit Rinde von drei verschiedenen Bäumen gefüllt wird. Geeignet sind Birke, Eiche und Linde.

Besprechen

Besprechungen helfen bei vielen Leiden. Was ist aber eigentlich das »Besprechen«? Sie besprechen tagtäglich etwas, ohne daran zu denken. Zum Beispiel sagen Sie »Gott sei Dank«, wenn etwas Positives geschieht. Besprechen ist Heilung durch Worte, um Negatives zu beseitigen. Es ist nachvollziehbar, dass ausgesprochene Worte eine Schwingung aufweisen. Worte haben eine starke Frequenz. Man kann die Kraft des Wortes gezielt gegen spezifische Leiden einsetzen, denn ein Wort erzeugt einen »Heilstrom«. Zwischen Heilgebet und Besprechung gibt es allerdings einige Unterschiede:

- Beim Beten spricht man deutlich – beim Besprechen undeutlich.
- Gebete sind lang – beim Besprechen ist der Spruch kurz.
- Beim Gebet verwendet man keine Rituale – beim Besprechen schon.

Hier sind ein paar Beispiele:

- Besprechung gegen Erkrankung: »Bist gekommen und verschwunden, lass mich leben, amen, tschüss!«

- Besprechung gegen Schmerz: »Wir kommen in diese Welt durch Schmerzen, während des Lebens selbst vergehen sie, amen!«
- Besprechung für die Liebe: »Liebe kommt, Liebe bleibt, amen und so sei es!«
- Besprechung gegen Hautleiden: »Dank Mutter Gottes habe ich reine und seidige Haut, amen!«
- Besprechung für Geld: »Wie die Bäume wachsen, so wächst mein Geld, amen!«
- Besprechung gegen Magie: »Der Absender ist gleich der Empfänger, amen!«

Wenn Sie unter Ihnen feindlich gesinnten Personen leiden, empfiehlt sich folgender Vorgang: Kaufen Sie Pralinen und geben Sie diese der feindlich gesinnten Person. Vorher werden die Pralinen besprochen. Sagen Sie: »Wer das isst, wird mich respektieren«, oder »So, wie du das annimmst, so wirst du mich respektieren, amen!«
Als ich ein Kind war, litt ich an Gerstenkörnern. Meine Oma besprach das Leiden. Bis heute kenne ich diese Erkrankung nicht mehr. Sagen Sie: »Gerstenkorn, du bekommst nichts von mir. Verschwinde in die Winde. Amen!« Machen Sie nach dem Besprechen mit Ihrem Mittelfinger um das betroffene Auge drei Kreise gegen den Uhrzeigersinn.

Bettnässen

Kinder werden heutzutage großem Stress ausgesetzt. Viele machen aus Protest ins Bett. Magische Vorgänge helfen schnell gegen dieses Leiden. Führen Sie zuerst eine Eireinigung durch: Rollen Sie am Körper des Kindes ein rohes Ei hin und her und werfen Sie das Ei anschließend weg. Danach halten Sie eine brennende Kerze an den Kopf des Kindes und pusten sie aus. Diese Kerze wird ebenfalls weggeworfen. Nehmen Sie nun etwas Watte und befeuchten sie. Machen Sie mit dem Wattebausch auf dem Rücken des Kindes mehrere schnelle Bewegungen vom 7. Halswirbel bis zum Steißbein. Werfen

Sie die Watte danach in den Mülleimer. Wiederholen Sie den Vorgang dreimal.

Beziehung stärken

Der Spruch »Wenn ich eine Tomate heirate, kommen danach keine Gurken«, ist amüsant. Eine Beziehung zu erhalten, ist die schwierigste Aufgabe des Menschen. Um sie zu meistern, sollten Sie in erster Linie an sich arbeiten. Vetucha arbeitet mit Zeichen und Symbolen. Auch diese stellen spezielle Frequenzen dar. Wenn es in einer Beziehung kriselt, können folgende Heilzeichen aus dem Vetucha eingesetzt werden. Sie werden auf die Rückseite eines Fotos, auf dem beide Partner zu sehen sind (z.B. ein Hochzeitsfoto des Paares), aufgebracht. Das Foto wird anschließend mit dem Gesicht nach unten liegen gelassen und mit etwas Kochsalz bestreut.

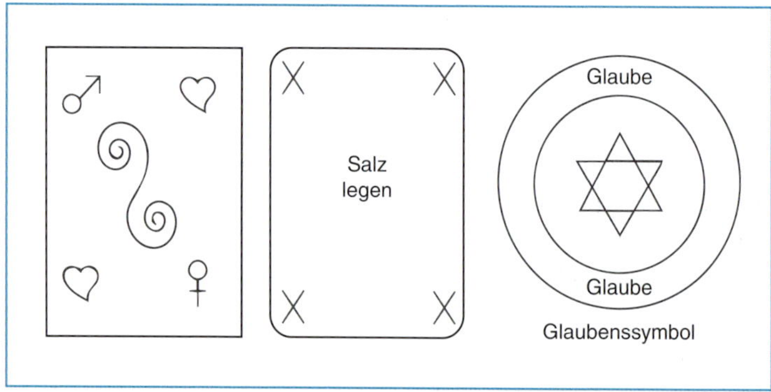

Beziehungszeichen

Geheimnisse von Bildern

Beim Malen übergeben Sie Ihre Seelenenergie in die Bilder. Malen dient daher auch als Meditation. Ich male gerne und sehe diese Beschäftigung als eine Art Entspannung. Verkauft habe ich meine Bilder bisher noch nie, doch irgendwann werde ich es tun, denn mittlerweile stapeln sich fast 400 Bilder in meinem Keller.

Es gibt einige Geschichten, die mit dem Malen von Bildern zu tun haben. Der Mann meiner Cousine ist Maler. Er hat eine Galerie in Moskau. Eine Geschichte, die er mir erzählte, ist besonders interessant und traurig. Er fertigte für einen sehr reichen Mann ein Familienporträt, drei mal vier Meter groß. Auf dem Bild wurde die komplette vierköpfige Familie abgebildet. Er mit seiner Frau und die zwei Söhne. Das Bild war fertig und die Familie kam, um das Werk zu bewundern. Das Bild gefiel der Ehefrau jedoch nicht, weil sie etwas zu dick darauf aussah. So bat sie den Maler, das Bild zu vernichten. Der Maler war bereit, das Bild zu zerschneiden, um die Leinwand für andere Bilder zu verwenden, doch die Frau bestand darauf, alle Gesichter der abgebildeten Personen mit schwarzer Farbe zu decken. Der Maler tat es. Ein paar Tage später erlitt der Ehemann einen tödlichen Herzinfarkt, nach ein paar weiteren Tagen hatten beide Söhne einen Unfall mit tragischen Folgen, und drei Tage später erlitt die Frau selbst einen Unfall. Die Geschichte spielte sich tatsächlich ab. Warum das Bemalen des Bildes solche Folgen hatte, blieb für alle unverständlich, doch hier sehen Sie beispielhaft, dass man mit Farbfrequenzen nicht spaßen sollte.

Bilder einiger Maler haben starke Energien. Es geht immer darum, wie viel Energie beim Malen im Bild eingespeichert wird.

Blaue Flecke (Hämatome)

Normalerweise können blauen Flecke bis zu zehn Tage sichtbar bleiben. Eine unkonzentrierte Bewegung – und es ist so weit. Man hat sich gestoßen und bekommt Hämatome. Besonders Frauen leiden darunter, weil sie eine dünnere Haut als Männer haben. Gegen blaue Flecke kann Folgendes helfen: Nehmen Sie einen Ring und kreuzen damit die blaue Stelle. Sagen Sie dazu den Spruch: »Kreuze, verbiete, befreie. Amen!« So gehen die blauen Flecke schneller weg.

Blockaden auflösen

Ihre eigenen Heilkräfte können Sie jederzeit wecken. Dabei spielt es kaum eine Rolle, welche Heilmethode Sie bevorzugen. Hauptsache, sie gefällt Ihnen und macht Ihnen Spaß. Sie muss Sie erfüllen und motivieren. Versuchen Sie, sich auch in Ihre Klienten hineinzuversetzen. Dies erleichtert die Steuerung der Heilenergie. Der folgende Vorgang bietet Ihnen eine Möglichkeit, Heilenergie zu intensivieren. Sie können die Übung für sich selbst oder für einen anderen Menschen nutzen. Wenn Sie Klienten behandeln, gehen Sie so vor: Lassen Sie ihn auf dem Rücken liegen. Gehen Sie zu seinem Kopf und legen zunächst eine Ihrer Hände darauf. Halten Sie Ihre Hand eine Minute auf dem Kopf und wechseln Sie danach zu den Füßen. Setzen Sie sich und halten Sie beide Hände mit zehn Zentimetern Abstand vor die Fußsohlen, ohne die Füße zu berühren. Der Klient muss dabei seine Socken oder auch Schuhe nicht ausziehen. Da die Fußsohle für Erdung steht und in ihr alle Organe abgebildet sind, kann durch sie die Energie direkt in die Organe geleitet werden. Wenn Sie Ihre Hände vor die Fußsohlen des Klienten halten, lassen Sie Ihre Energie wirken. Stellen Sie sich dabei vor, die Energie durchdringt seine Füße und fließt den Körper aufwärts zu den betroffenen Organen oder dem kranken Gewebe. Nehmen Sie sich so viel Zeit, wie Sie für richtig halten. Sie können den Energiestrahl auch programmieren, indem Sie z.B. sagen: »Die Energie findet jetzt alle Blockaden und löst diese auf.« Wenn Sie jedoch wissen, was dem Klienten fehlt (dass er z.B. Rückenschmerzen hat), schicken Sie den Energiestrahl direkt in diese Richtung.

Wenn Sie diese Übung für sich selbst durchführen, legen Sie sich hin. Berühren Sie Ihren Kopf und legen Ihre Hand darauf. Halten Sie Ihre Hand eine Minute darauf und wechseln Sie dann zu den Kniescheiben. Bleiben Sie liegen. Setzen Sie sich dann und halten Sie Ihre beiden Hände über den Fußrücken mit zehn Zentimetern Abstand, ohne die Füße zu berühren. So können Sie die Energie direkt in die Organe schicken. Halten Sie Ihre Hände drei Minuten

lang in dieser Position und lassen die Energie wirken. Stellen Sie sich dabei vor, die Energie durchdringt Ihre Füße und fließt den Körper aufwärts zu den betroffenen Organen. Sie können auch hier den Energiestrahl programmieren, indem Sie zum Beispiel sagen: »Die Energie löst jetzt alle meine Blockaden auf!«
Eine weitere Möglichkeit der Blockadenlösung liegt darin, dass der Heiler die Energie visuell sich nicht im gesamten Körper ausbreiten lässt, sondern an eine Blockade hängt und wirken lässt. Die Energie ist so intelligent, dass sie im Körper des Klienten weiter wirkt. Benutzen Sie immer Ihren Willen. Befehlen Sie der Energie z.B. »Du musst die Blockade finden und auflösen!« oder »Ich will, dass du die Schmerzen beseitigst!«. Die Benutzung des eigenen Willens ist das A und O der Behandlung.

D

Diabetes

Die Zuckerkrankheit sollte auf jeden Fall von einem Arzt behandelt werden. Unterstützend wirken kann aber folgendes Vetucha-Ritual: Binden Sie einen Kranz aus Lorbeer und Birke. Setzen Sie ihn auf den Kopf und tragen ihn eine Stunde lang. Danach gehen Sie in eine Kirche zur Ikone der Mutter Maria. Bitten Sie Maria, Ihnen zu helfen. Sagen Sie: »Ich komme, um gesund zu werden, und gehe gesund, amen!« Zu Hause sollten Sie ein paar Blätter von dem Kranz abzupfen und einen Tee davon zubereiten. Bereiten Sie diesen Tee bis in die Nacht hinein alle drei Stunden zu. Wiederholen Sie diesen Vorgang am nächsten Tag. Werfen Sie die Reste des Kranzes weg.

Diebstahl

Auch gegen Diebe hat die Vetucha-Heilung einen Tipp parat. Schreiben Sie auf einen Zettel folgenden Spruch: »Wer meins nimmt, wird getroffen. Amen!«, falten Sie das Stück Papier zusammen und binden roten Nähzwirn darum. Legen Sie den Zettel in der Wohnung oder direkt bei den Wertsachen aus.

E

Edelsteine

Weltweit gibt es eine Vielzahl von Edelsteinen. Doch sind alle Edelsteine gleich edel? Sind alle Edelsteine kraftbringend? Die Kraft der Edelsteine ist von deren Entstehungsart abhängig. Edelsteine können auf drei verschiedene Arten entstehen:

Primäre Entstehung: So ein Stein entsteht direkt aus dem Magma. Diese Edelsteine helfen Ihnen, Ihre Fähigkeiten zu entfalten. Dazu gehören Falkenauge, Hämatit, Karneol, Sodalith, Topas, Mondstein, Rubin, Amethyst, Achat, Chalzedon, Onyx, Pyrit, Rauchquarz, Rosenquarz, Bergkristall und Aragonit.

Sekundäre Entstehung: Sekundäre Edelsteine sind durch Ablagerung entstanden. Sekundäre Edelsteine stärken die Weiterentwicklung. Dazu gehören Malachit, Jaspis, Türkis, Tigerauge, Bernstein, Chrysopras, Selenit, versteinertes Holz, Calcit, und Azurit.

Tertiäre Entstehung: Die tertiäre Entstehung stellt einen Umwandlungsprozess dar. Es bilden sich aus vorhandenen Mineralien neue Mineralien. Tertiäre Edelsteine helfen bei einer Veränderung. Dazu gehören Lapislazuli, Smaragd, Rubin, Tigereisen, Regenbogenfluorit, Granat und Serpentin.

Jeder Tag des Monats wirkt besonders auf Ihren Körper und Ihre Seele. Um sich energetisch zu stärken, empfehle ich für die verschiedenen Tage des Monats einige Steine als Handschmeichler oder für die Wasserzubereitung:

1. Bergkristall – Er steht als Symbol für Macht, Treue und Stabilität.
2. Chalzedon – Er steht für Liebe, Ruhe und wirkt gegen Angst.
3. Rubin – Er gibt Kraft und verleiht Weisheit.

4. Amazonit – Er stärkt Ihre Seele.
5. Turmalin – Er verleiht Jugend.
6. Türkis – Er steht für Gesundheit und schützt vor Gefahren.
7. Zitrin – Er unterstützt den Intellekt und hilft, reden zu lernen.
8. Achat – Er gilt als Unsterblichkeitssymbol für Kraft und Jugend.
9. Beryll – Er wirkt gegen Melancholie.
10. Alexandrit – Er hilft gegen Einsamkeit und stimuliert das Gehirn.
11. Bernstein – Er bringt Glück und Freundschaft.
12. Hämatit – Er ist ein Hexenstein und schützt vor negativen Einflüssen.
13. Lapislazuli – Er gilt als heiliger Stein der Liebe.
14. Opal – Das ist ein Frauenstein. Er unterstützt die Sexualität.
15. Rosenquarz – Er unterstützt den Kopf und die Augen.
16. Achat – Er bietet Schutz und ermöglicht das Loslassen.
17. Onyx –Er steht für Schutz und Glück.
18. Tigerauge – Er wirkt gegen Feinde und Neider.
19. Bergkristall – Er hilft an diesem Tag gegen Leiden.
20. Chrysolith – Er steht für Erfolge, Spiel und Geldvermehrung.
21. Jaspis – Er verleiht Mut und ermöglicht Karmabewältigung.
22. Aventurin – Er sollte nur selten getragen werden und steht für neue Ideen.
23. Saphir – Er unterstützt Sie bei der Meditation und macht treu.
24. Turmalin – Er steht für Heilung und Energie.
25. Malachit – Er harmonisiert, gibt Liebe und verstärkt Ihre Anziehungskraft.
26. Heliotrop – Er steht für Treue, Ehre und Glaube.
27. Nephrit – Er ist der Stein der Liebe und der Weiblichkeit.
28. Smaragd – Er aktiviert Ihre Poesie und Kreativität.
29. Amethyst – Er aktiviert den Glauben und die Hoffnung.
30. Perlen – Sie wirken gegen Falten und versprechen Heilung.
31. Turmalin – Er steht für Hoffnung und gibt Impulse für neue Liebe.

Um Energie von Edelsteinen aufzunehmen, nehmen Sie einen Stein in Ihre linke Hand. Halten Sie ihn locker und versuchen Sie, seine Energie wahrzunehmen. Stellen Sie sich vor, dass an der Hautstelle, wo dieser Stein liegt, eine kleine Öffnung ist. Lassen Sie die Steinenergie in die Öffnung fließen. Tanken Sie diese Energie und schließen Sie geistig nach ein paar Minuten die Öffnung. Wiederholen Sie diese Übung mit verschiedenen Edelsteinen.

Amethyst und Lavendelquarz

Der Amethyst und der Lavendelquarz verfügen über enorme Heilkraft. Sie sind, z.B. als Kette getragen, in der Lage, Ihre gesamte Aura auszugleichen. Wer an einer schweren Krankheit leidet, sollte diese Steine tragen. Sie können allen Bereichen Ihres Körpers neue Lebensenergie geben. Sie lösen Verspannungen und lindern Schmerzen. Diese Steine wirken am stärksten in Kombination mit Bergkristall und Aventurin.

Freundschafts- oder Generationssteine

Im Vetucha gibt es die sogenannten Freundschafts- oder Generationssteine bzw. -kristalle. Diese vereinigen die Kraft der Familie oder des Freundeskreises und dienen der Manifestation oder der Erfüllung der gemeinsamen Wünsche. Beide werden entweder in der Familie oder mit Freunden hergestellt. Nehmen Sie einen Amethyst. Dieser sollte von Hand zu Hand gegeben werden. Jedes Familien- oder Cliquenmitglied soll ihn anfassen. Dann ist er mit jeder Person energetisch verbunden. Legen Sie den Stein auf den Tisch und lassen so viele Teelichter abbrennen, wie Familienmitglieder oder Freunde den Stein angefasst haben. Solche Kristalle können Gedanken und Schwingungen bis zum Tausendfachen verstärken, wenn sich z.B. mehrere Personen zu einer Meditation zusammenfinden. So können Sie Ihre Wünsche mittels dieses Kristalls in den Kosmos projizieren.

Legen eines Edelstein-Heildreiecks

Den Energiefluss in den Chakren verstärkt man durch das Auslegen eines Heildreiecks mit zehn beliebigen Steinen. Legen Sie dazu einen Bergkristall in den Bereich des Kronenchakras und drei schwarze Turmaline zu den Füßen des Klienten. Legen Sie dann verschiedene Steine in einem Dreieck paarweise um den Körper: Sie legen z.B. einen Lapislazuli rechts neben den Körper und einen zweiten links, einen Bernstein rechts und einen links usw. Wenn das Dreieck ausgelegt ist, lassen Sie den Klienten eine halbe Stunde so bequem liegen. Es empfiehlt sich, romantische oder entspannende Musik im Hintergrund laufen zu lassen.

Kristallenergie-Legemuster für die Nacht

Dieses Legemuster entwickelt nachts eine wunderbare Heilkraft und versorgt den Schlafenden mit Energie. Nehmen Sie einen Bergkristall und legen ihn unter das Bett, in die Mitte des Kopfendes. Zwei weitere Bergkristalle werden an den äußersten Ecken des Fußendes platziert.

Aufladen der Steine mit Informationen

Nehmen Sie einen Stein oder einen Kristall zwischen beide Hände und halten Sie ihn zwei Minuten lang, bis sich der Stein erwärmt hat. Geben Sie dann eine geistige Information in den Stein hinein: Der Stein soll seine heilenden Eigenschaften entfalten und dann ans Gewebe oder an ein Organ weitergeben. Man kann Steine auch mit Gedanken aufladen. Nehmen Sie z.B. einen Kristall und geben Sie eine Information in ihn hinein. Stellen Sie sich z.B. ein Licht vor, das der Stein aus der Umgebung aufnimmt und speichert. Programmieren Sie den Stein darauf, dass er dieses Licht an ein bestimmtes Organ oder Gewebe abgeben soll, und legen Sie ihn auf Ihren Körper.

Edelsteine und Sexualität

Vetucha-Heiler empfehlen spezielle Steine, um die eigene sexuelle Ausstrahlung zu verstärken. Diese Steine ermöglichen es, mehr Harmonie in der Beziehung zu erlangen:

Rubin steht für das Herz und hilft, das Herz des Partners zu erobern.

Nephrit steht fürs Geld und aktiviert die Reichtumsenergie. Er hilft, einen abgesicherten Partner kennenzulernen.

Opal gilt als mitleiderzeugend. Dieser Stein zieht daher einen mitfühlenden Partner an.

Granat steht für Kommunikation. Er zieht einen kommunikativen Partner an und sorgt dafür, dass sich beide Partner verstehen und die gleiche Sprache sprechen.

Achat gilt als Sexualmagnet. Er wird getragen, um jemanden zu verführen.

Türkis hilft bei Potenzproblemen. Er stärkt die männlichen Anteile in der Seele.

Amethyst hilft gegen Liebeskummer. Er stärkt die Intuition und die weiblichen Seelenanteile.

Eheprobleme

Sollten Sie Eheprobleme haben, tun Sie Folgendes: Nehmen Sie Ihr Hochzeitsfoto und legen Sie es unter ein Glas Wasser. Schlagen Sie ein Ei in das Glas und lassen es 24 Stunden lang stehen. Schütten Sie das Wasser mit dem Ei danach ins WC und legen Sie das Foto eine unbestimmte Zeit lang in eine Bibel.

Wenn ein Partner sein Zuhause nicht mehr mag, sich eventuell schlecht darin fühlt oder bösartig geworden ist, nimmt man zusätzlich ein Hemd oder T-Shirt von ihm und trägt es einen Tag lang selbst. Danach gibt man das Kleidungsstück dem Partner zum Anziehen.

Wenn der Partner gewalttätig ist

In jeder Ehe gibt es Streit, weil beide Partner meistens sehr verschieden sind und irgendwann miteinander konkurrieren. Doch es gibt auch Ehen mit häuslicher Gewalt. Dabei kann die Gewalt sowohl von der Frau als auch vom Mann ausgehen. Wenn Sie so ein Problem in Ihrer Beziehung haben, müssen Sie ernsthaft überlegen, ob Sie in dieser Beziehung bleiben sollen. Folgendes Ritual aus Vetucha kann helfen: Nehmen Sie drei Blumen und gehen auf einen Friedhof. Suchen Sie drei Gräber, in denen Personen liegen, die den gleichen Vornamen hatten wie Ihr Partner oder Ihre Partnerin. Sollten Sie keine finden, bevorzugen Sie drei Gräber, in denen Personen liegen, deren Vornamen mit demselben Buchstaben beginnen wie der Vorname des Partners. Nehmen Sie eine Handvoll Erde von jedem Grab und ehren Sie die Toten. Entschuldigen Sie sich bei ihnen, dass Sie die Erde mitnehmen. Legen Sie auf jedes Grab eine Blume als Dankeschön. Gehen Sie nun nach Hause. Mischen Sie die Erde der drei Gräber zusammen und geben Sie eine Prise davon in die Schuhe und ins Bett des Partners. Sagen Sie dabei: »Wie die Toten leise liegen, so wirst du leise sein und mich ehren. Amen!«

Eifersucht

Gegen Eifersucht des Partners können Sie folgenden magischen Vetucha-Vorgang nutzen: Nehmen Sie eine Kerze (die Farbe spielt keine Rolle) und gehen Sie mit ihr in eine Kirche. Zünden Sie die Kerze an und lassen Sie die Hälfte abbrennen. Löschen Sie die Kerze und nehmen Sie sie mit nach Hause. Zünden Sie den Rest der Kerze zu Hause an und sagen Sie Folgendes: »Wie deine Kerze (den Namen des Partners sagen) abbrennt, so wird deine Eifersucht abgebrannt, amen!« Lassen Sie die Kerze komplett abbrennen. Die Wachsreste werfen Sie weg.

Wenn Sie selbst eifersüchtig sind, gibt es einen anderen Vorgang. Dieser wird an Ostern ausgeführt. Nehmen Sie 40 Eier und kochen Sie sie in einem großen Topf. Verteilen Sie die Eier an die Menschen. Schenken Sie ein paar Ihren Freunden und Ihren Nachbarn. Das Wasser sollte nicht ausgeschüttet werden, sondern Sie benutzen es zum Gesichtwaschen. Waschen Sie Ihr Gesicht drei Tage damit. Sie werden merken, dass Sie ruhiger werden und die Welt etwas gelassener sehen. Apropos Ostern: Die Eierschalen von Ostereiern werden in Russland nicht weggeworfen, sondern aufgehoben. Man kann diese immer wieder in den Tee eines kranken Menschen geben, das gibt ihm Energie.

Energiekarten

Durch die Spiegelung des Fotos wird die Schwingung eines fotografierten Objektes verstärkt. Es ist ähnlich wie bei der Homöopathie. Die Schwingungsinformationen eines Stoffes werden verstärkt übertragen. So entsteht aus einem unscheinbaren Foto, z.B. dem eines Steines, ein Bild von hoher Energie. Sie können solche Energiekarten selbst herstellen. Fotografieren Sie einen Stein. Spiegeln Sie das Bild mithilfe eines Bilderverarbeitungsprogramms und drucken es aus. Tragen Sie das Bild bei sich.

Gegen negative Energie

Sollten Sie immer wieder mit negativen oder kranken Personen zu tun haben, machen Sie Folgendes: Nehmen Sie Salz aus sieben Wohnungen, Häusern oder Gaststätten. Geben Sie das gesammelte Salz am 13. eines Monats in ein Glas Wasser. Stellen Sie das Glas vor sich und zünden Sie eine Kerze an. Stellen Sie dabei Ihre Füße auf ein neues Kopftuch oder einen Schal. Nehmen Sie die brennende Kerze in Ihre linke Hand und bekreuzigen Sie sich mit der rechten Hand dreimal. Bespritzen Sie nun Ihr Gesicht mit dem Salzwasser. Stellen Sie die Kerze vor sich hin und berühren Ihre Augen mit beiden Händen. Sprechen Sie danach folgendes Gebet: »Die Kraft Gottes, die Kraft des Universums, heilt mich. Den Kopf, die Hände und die Beine sowie meine Augen. Aus den Augen, weg, den Feinden zurück, amen!« Die Kerze wird anschließend im Wasser gelöscht und weggeworfen. Das Wasser wird auf die Straße geschüttet. Das Tuch sollte zu einem Friedhof gebracht und dortgelassen werden.

Energieschutz

Wenn Sie einem anderen Menschen etwas leihen oder von jemandem etwas annehmen, sollten Sie den Energieaustausch unter Kontrolle halten, denn auch Gegenstände haben die Energien des Besitzers gespeichert. Damit man die eigene Energie nicht verliert und fremde Energien nicht aufnimmt, sagen Sie: »Wie genommen, so abgegeben. Meine Energie ist geschützt, amen!«

Energieüberschüsse ableiten

Sind Sie aufgewühlt und oft nervös? Sie können diese überschüssige Energie durch das Umarmen von Bäumen, aber auch durch das Anfassen von Erde ableiten. Wenn Sie sich für eine Baumumarmung entscheiden, nutzen Sie immer wieder denselben Baum. Sprechen Sie mit ihm täglich. Die Baumgeister sind sehr alt und langsam, bis Ihre Bitte ankommt, braucht es Zeit. Als Alternative können Sie auch Erde benutzen. »Die Erde stellt das Gedächtnis unseres Planeten dar«, sagte meine Oma. Sie stellte sich bei Heilungen oft barfuß auf die Erde. Hocken Sie sich barfuß hin und legen Sie beide Hände auf den Boden. Bleiben Sie in dieser Position drei Minuten lang. So wird Ihre Energie ausgeglichen.

Engelenergie

Die Energie der Engel wird stärker. Engel sind heute viel näher bei uns als vor einigen Jahren. Dadurch können sie Sie auch viel stärker unterstützen. Versuchen Sie, jeden Tag kurz an die Engel zu denken und sie visuell mit Ihrem Herzen zu verbinden. So bekommen Sie mehr Schutz und Segen. Meine Oma machte Folgendes: Sie nahm ein Blatt Papier und schrieb das Wort »Engel« darauf. Täglich hielt Sie das Blatt ein paar Minuten an ihr Herz.

Epilepsie

Leider ist diese Gehirnerkrankung keine Seltenheit. Sogar die Schulmedizin kommt mit der Erkrankung nicht richtig zurecht und gibt keine Heilungsgarantie. Die Vetucha-Naturmedizin empfiehlt bei einem epileptischen Anfall dem liegenden Epileptiker, seinen linken Arm mit dem eigenen Fuß am Boden zu fixieren und zusätzlich auf seinen kleinen Finger zu drücken. Der Anfall vergeht schneller. Ein Epileptiker sollte zudem immer ein Kupferstück am Körper tragen. Es eignen sich auch Kupferarmbänder. Der Epileptiker sollte öfter ein Kupferstück zwischen seinen Händen halten und reiben oder einen Ring aus Kupfer auf seinem Kopf tragen. Das hilft übrigens auch bei Migräne.

Erfolg anziehen

Wer will nicht erfolgreich sein? Jeder möchte Anerkennung erfahren. Vetucha-Heiler raten, Folgendes zu machen: Vollbringen Sie an Ostern sieben gute Taten und verschenken Sie sieben Gegenstände an Bedürftige. Das aktiviert Ihre Lebenskraft und zieht neue Menschen in Ihr Leben.

Erfolg im Job

Möchten Sie etwas in Ihrem Job verändern und wissen nicht, wie? Ein Ritual mit Edelsteinwasser für beruflichen und finanziellen Erfolg kann helfen. So stellen Sie das Edelsteinwasser her: Nehmen Sie drei verschiedene Edelsteine Ihrer Wahl und legen Sie sie für eine Stunde ins Wasser. Füllen Sie das Wasser nun in eine kleine Glasflasche und verschließen Sie sie. Schreiben Sie Ihre Wünsche detailliert auf die Flasche. Visualisieren Sie, dass sich das Wasser mit allem, was auf der Flasche geschrieben steht, auflädt. Lassen Sie die Flasche drei Tage stehen. Nehmen Sie dann das Wasser und benetzen Sie Augen, Ohren, Nase, Mund und Hals damit; anschließend die Herzgegend und die Hände. Das Ganze wiederholen Sie noch einmal. Die Flasche sollte danach entsorgt werden.

F

Familienkonflikte

Wenn in der Familie gestritten wird und alles schiefläuft, raten Vetucha-Heiler Folgendes: Der Betroffene soll eine Handvoll Mohnkörner und ein paar Kleeblätter mitbringen. Dann setzt sich der Heiler vor den Klienten und lässt ihn die offenen Handflächen nach oben halten. Er verteilt den Mohn und den Klee in Kreuzform auf den beiden Händen und lässt den Klienten alles mit beiden Händen zerreiben. Die Mischung aus Mohn und Kleeblättern wird anschließend verbrannt.

Haben Sie Probleme mit Ihren Kindern? Generationsprobleme sind heutzutage keine Seltenheit. Auch hier hilft ein Ritual. Dieses wird jedoch auch für Partnerschaften durchgeführt, um Romantik und Liebe zu aktivieren. Gegen Probleme in der Familie kann man energetisch etwas tun. Nehmen Sie frische Gurkensamen und legen Sie sie in Wasser; versetzen Sie dieses mit einem Tropfen eigenen Blutes und lassen Sie es acht Tage lang stehen. Danach sollten die Samen eingepflanzt werden. Wenn die Gurken gewachsen sind, geben Sie diese der Person zu essen, die streitet. Statt Gurken können Sie auch Chili oder Paprika kultivieren.

Wenn Sie selbst kein Familienglück haben, tun Sie Folgendes: Zünden Sie um Mitternacht zwölf kleine Kerzen an. Die Nacht sollte klar sein, sodass die Sterne zu sehen sind. Sprechen Sie in die Kerzenflammen folgendes Gebet: »Alles Teuflische bleibt draußen, alles Göttliche kommt ins Haus. Ich bespreche mit den Engelsnamen Michael, Gabriel, Raphael und Uriel die himmlischen Kräfte. Meine Worte sind fest wie ein Stein. Amen!« Lassen Sie die Kerzen ganz abbrennen. Die Kerzenreste werfen Sie weg.

Eine Alternative: Gehen Sie in einen Wald. Verbinden Sie zwei Zweige nebeneinander wachsender Büsche mit einer Schnur. Sagen Sie dazu: »So, wie ich euch verbunden habe, so sind auch (nennen Sie beide Namen) auf einem Kreuz miteinander verbunden, amen!«

Feinde

Man sagt im Vetucha: »Es gibt keine Feinde, es gibt nur Lehrer.« Doch gibt es auch lästige Personen, die sich in Ihr Leben einmischen, weil sie keinen Anstand kennen. Gegen solche Personen kann man sich jedoch schützen. Ich empfehle Folgendes: Nehmen Sie eine Kerze und schneiden Sie das Wachs klein. Nehmen Sie es in die Hände und erwärmen es. Kneten Sie aus dem Wachs ein Kreuz. Währenddessen sagen Sie mehrmals folgenden Spruch: »Kreuz bei mir, Kreuz bei dir, Kreuz vor mir und an mir. Bei mir ist Gottes Kraft und die der Engel Michael, Gabriel, Raphael und meiner Schutzengel, amen!« Legen Sie das Kreuz in einen Schrank und lassen es wirken.

Eine andere Empfehlung aus Russland: Gehen Sie zu mehreren Kirchen und geben Sie 40 Spenden an Bedürftige. Sagen Sie bei jeder Gabe: »Ich beherrsche das Herz des Tigers, ich beherrsche das Herz der Katze, ich beherrsche die Herzen des Hundes und der Schlange und meines Feindes. Tiger greift nicht an, Katze kratzt nicht, Hund bellt nicht, und der Feind sticht nicht, amen!«

Eine weitere Alternative: Nehmen Sie ein Glas Wasser und geben Sie dazu einen Tropfen Ihres eigenen Blutes. Sagen Sie folgenden Spruch und trinken das Wasser: »Mutter Erde gab mir das Wasser, Vater Gott gab mir das Blut. Helft mir bei meinem Unglück. Schickt meine Ängste meinen Feinden. Amen!« Hängen Sie danach ein Kleidungsstück, z.B. ein T-Shirt, an eine Tür in Ihrem Haus.

Letzte Alternative: Schenken Sie oder geben Sie heimlich dem Feind etwas aus Silber. Wenn er es annimmt, wird nichts Negatives Sie mehr plagen.

Fit werden

Vetucha-Heiler arbeiten gerne mit den Kräften von Mutter Natur. Sie meinen, dass der Mensch mit ihr in einem Energieaustausch steht und so neue Energie schöpft. Wenn man sich nicht fit fühlt, sollte man einen Baum pflanzen. Man kann dies auch für eine kranke Person tun. Dieser Baum spendet Kräfte und hilft, fit zu werden.

Flechten

Durch die Magie des Flechtens kann vieles erreicht werden. Sie gehört zu den Magiearten, die sich mit Wunscherfüllung befassen. Wollen Sie etwas Besonderes erreichen wie mehr Erfolg oder Liebe? Dann flechten Sie! Ich empfehle das Flechten aus verschiedenen Baumwollschnüren. Je farbiger sie sind, desto besser. Flechten ist ein altes Schutzritual. Man kann z.B. Armbänder flechten. Heutzutage ist es sogar zu einer Mode geworden, selbst geflochtene Freundschaftsarmbänder zu verschenken. Diese gewähren besondere energetische Unterstützung.

Fleischzauber

Im Vetucha werden viele Rituale mit Fleisch oder verschiedenen Knochen gemacht. Der Heiler nimmt ein Stück rohes Fleisch oder Knochen und legt es links vor den Kranken. Das Ritual wird an einem Abend, an dem kein Mond sichtbar ist, durchgeführt. Der Heiler konzentriert sich auf den Betroffenen und sagt mehrmals Folgendes: »Das Fleisch (bzw. der Knochen) nimmt deine Krankheit in sich auf und wird verbannt, amen!« Das Fleisch (bzw. der Knochen) wird anschließend vergraben. Der Kranke sollte 30 Tage auf Fleisch verzichten.

Fluch

Flüche sind heutzutage leider keine Seltenheit mehr. Es gibt sehr viel Neid in dieser Welt. Sollten Sie den Verdacht schöpfen, dass Sie jemand verflucht hat, machen Sie Folgendes: Bestellen Sie in einer russischen oder griechischen Kirche die Liturgie für 20 Tage für alle Familienmitglieder und beten Sie um Gesundheit. Zu Hause sollten in diesen Tagen täglich drei Kerzen abgebrannt werden, am besten um zwölf Uhr mittags. Sie sollen zusätzlich ein paar Ihrer Kleider an Bedürftige geben.

Eine Alternative: Dieser Vorgang wird um Mitternacht ausgeführt. Nehmen Sie zwei Spiegel und stellen einen vor und den anderen hinter sich. Lassen Sie eine Kerze brennen und sprechen Sie dreimal folgendes Gebet: »Die Nacht ist dunkel, der Spiegel auch. Alles Negative wird abgeblitzt und verschwindet in der Nacht. Amen!« Danach sollten Sie Ihr Gesicht mit Weihwasser waschen (das Sie in einer Kirche geholt haben). Lassen Sie die Kerze abbrennen. Am nächsten Tag gehen Sie in eine Kirche und stellen drei Kerzen vor einer Marienikone, drei Kerzen vor einer Jesusikone und sechs Kerzen vor anderen Ikonen auf. Insgesamt sind das zwölf Kerzen, die Sie anzünden sollen. Gehen Sie danach nach Hause.

Fluch der Mutter

Solche Flüche sind die schlimmsten. Doch verfluchen auch Mütter ihre Kinder. In solchen Fällen raten Vetucha-Heiler Folgendes: Man geht zu einem Friedhof und wartet auf eine Begräbniszeremonie. Wenn der Sarg herausgebracht wird, gehen Sie zum Grab. Während der Pfarrer seine Rede hält, sagen Sie leise: »Im Sarg liegender Mensch, nimm den Fluch von mir, amen!« Danach gehen Sie am 9. Tag und am 40. Tag nach dem Todesdatum dieser Person in eine Kirche und zünden jedes Mal drei Kerzen für sie an. Dabei sagen Sie: »Danke, dass der Fluch weg ist, amen!«

Fremdgehen

Fremdgehen ist eine psychische Sache und wird von Psychologen sogar zur Sucht gezählt. Haben Sie das Problem selbst oder geht Ihr Partner immer wieder fremd, auch wenn er Sie liebt, können Sie folgendes Ritual durchführen: Nehmen Sie ein Kleidungsstück des Fremdgängers und geben Sie es einer Schwangeren zum Anziehen. Sie soll das Kleidungsstück fünf Minuten lang tragen. Nehmen Sie das Kleidungsstück wieder mit und geben es dem Fremdgänger.

Eine Alternative: Frauen, die unter dem Fremdgehen ihres Mannes leiden, machen in Russland Folgendes: Sie energetisieren das Essen durch Besprechen mit einem speziellen Spruch: »Dem Wolf der Wald, dem Bär sein Heim, dem Vogel sein Nest, dem Vieh sein Stall, dir dein Zuhause, amen!«

Wenn Ihr Partner ständig an eine andere Person denkt und Sie Konkurrenz bekommen haben, machen Sie Folgendes: Sprechen Sie auf eine Speise ein Gebet und geben Sie sie dem Partner zu essen. Diesen Vorgang sollten Sie an drei Freitagen machen. Das Gebet ist kurz: »Wie im Frühling der Schnee taut und zu Wasser wird, wie das Wasser in die Erde und die Flüsse abfließt, so wird mein Partner von den Gedanken an (den Namen der Konkurrenz sagen) bereinigt. Hiermit nehme ich Kummer und Gedanken an (den Namen der Konkurrenz sagen) aus dem Herzen des (den Namen des Partners sagen) und verstärke meine Worte mit meinen Tränen und meinem Glauben, amen!« Anschließend nehmen Sie etwas Salz in Ihre rechte Hand und werfen es in die Richtung, in der die Konkurrenz wohnt.

Vetucha rät auch zu Folgendem: Bereiten Sie einen Teig aus Mehl und Wasser und fertigen aus ihm zwei Puppen. Backen Sie die Puppen und benennen Sie sie: Eine Puppe bekommt den Namen Ihres Mannes/Ihrer Frau und die zweite Puppe den Namen der Rivalin oder des Rivalen. Legen Sie diese Brotpuppen in zwei verschiedene Ecken des Hauses und lassen Sie sie dort 40 Tage lang liegen. Sagen Sie täglich jeder Puppe: »Ihr könnt nicht zusammen sein, amen!« Nach 40 Tagen werden die Puppen weggeworfen.

G

Gebären

Nicht jede Frau gebärt leicht. Bei schweren Geburten raten Vetucha-Heiler die Verlobungs- oder Hochzeitskerzen anzuzünden. Das unterstützt die werdende Mutter energetisch. Lassen Sie die Kerze brennen und sagen: »Die Kerze brennt, das Kind kommt. So, wie diese Kerze brennt, so gebärt Gottes Tochter (den Namen der Schwangeren sagen), amen!« Bei schwerer Geburt sollten zudem alle Fenstervorhänge, Schlösser und Taschen im Raum aufgemacht werden.

Gebete

Vetucha-Heiler sprechen oft Gebete in eine Kerzenflamme. Dies verstärkt die Wirkung des Wortes. Das sogenannte Abbeten der Probleme wird meistens mehrere Tage gemacht. Sie schreiben mit der Hand ein Gebet aus der Bibel ab, z.B. ein Mariengebet oder das »Vaterunser« und sprechen es siebenmal hintereinander. Dabei sehen Sie in eine Kerzenflamme. Dann stellen Sie ein Glas Wasser auf den Zettel und lassen es stehen. Am nächsten Tag wiederholt man den Vorgang. Dies wird sieben Tage lang gemacht mit demselben Glas Wasser und derselben Kerze.

Ihr Geburtstag

Wann sind Sie geboren? Ihr Geburtstag bringt gewisse Frequenzen mit sich und verleiht Ihnen besondere Charaktereigenschaften:

- Montaggeborene sind schön und oft sehr glücklich.
- Dienstaggeborene sind offen für die Welt.
- Mittwochgeborene sind kummervoll und sehr gute Redner.
- Donnerstaggeborene lieben ihre Selbstentwicklung.
- Freitaggeborene sind liebevoll und brauchen Liebe.
- Samstaggeborene sind sehr tüchtig.
- Sonntaggeborene sind gütig und lustig, gut erzogen und ehrlich.
- An Vollmond Geborene haben ein glückliches Leben.
- Früh am Morgen Geborene haben die Chance, sehr alt zu werden.
- Bei Sonnenaufgang Geborene sind erfolgreich und klug.
- Bei Sonnenuntergang Geborene sind oft faul und ernst.
- Menschen, die um 3, 6, 9 oder 12 Uhr geboren sind, können Fähigkeiten haben, Geheimnisse zu lösen.
- Um Mitternacht Geborene sind spirituell veranlagt.

Geister vertreiben

Vetucha-Heiler und Schamanen arbeiten gerne mit dem Luftelement. Dabei verwenden sie oft Federn. Mit diesem Werkzeug werden böse Geister und Erkrankungen weggestreichelt. Der Heiler geht folgendermaßen vor: Er nimmt einige Federn in die Hand und streicht damit den Körper des Klienten ab. Die Bewegungen werden immer von oben nach unten ausgeführt. Danach werden die Federn verbrannt.

Geld anziehen

Wer träumt nicht davon, durch genug Geld frei zu sein? Der berühmte Maler Peter Paul Rubens empfahl, sich einen Zaubergeldbeutel zuzulegen. Der Legende nach ist er dadurch selbst reich geworden. Dieser Geldbeutel sollte braun sein. Es muss eine Banknote hineingelegt werden, die von einer reichen Person stammt. Sie bleibt für immer im Geldbeutel und wird nie ausgegeben. Rubens nannte diesen Geldbeutel »Geldmutter«. Er zieht das Geld an. Dieser Vorgang basiert auf dem Resonanzprinzip. Als Alternative kann man auch mehrere Geldscheine, deren Nummerierung den eigenen Vornamen ergeben, nehmen. Jede Banknotennummer beginnt mit einem Buchstaben. So brauchen Sie z.B. bei dem Namen Maria fünf Geldscheine: Einen mit M, zwei mit A, einen mit R und einen mit I. Diese werden aufeinander in den Geldbeutel gelegt. Man sollte diese Scheine nie ausgeben, sie bleiben im Portemonnaie.

Des Weiteren raten Vetucha-Heiler, monatlich einen Geldschein dem Neumond zu zeigen oder einen Geldschein viermal zusammenzufalten und mit Wachs zu übergießen. Dieser Geldschein wird hinter einer Ikone oder einem Bild aufbewahrt. Zudem falten sie einen Geldschein in vier Teile, um es zu vermehren. Sie sagen beim Bezahlen: »Geld zu Geld«. und beim Empfangen von Wechselgeld: »Dein Geld zu meinem Geld«.

Es gibt verschiedene Geldzauber. Diesen will ich nicht unerwähnt lassen: Gehen Sie in den Wald und suchen einen Ameisenhaufen. Lassen Sie einige Münzen dort liegen und sagen Sie: »Wie viele Ameisen in dem Haufen, so viel Geld bei mir im Beutel, amen!« Vetucha-Heiler raten auch, an Weihnachten einer Kirche Geld zu spenden, das bringt Gewinne.

An dieser Stelle möchte ich ein paar grundsätzliche Anmerkungen zum Verhältnis Geld und Mensch machen: Einige denken, wenn sie über Geld verfügen, wäre alles möglich. Oft ist es so, dass das Geld über die Menschen verfügt. Man kann durch das Geld etwas freier, jedoch nicht klüger werden. Man kann für Geld keine Liebe oder Gesundheit kaufen. Beides muss man sich bewahren. Mancher denkt: »Ich werde reich und alles wird gut«, doch ist das Leben oft anders. Geld ist ein Mittel, aber kein Ziel des Lebens. Finden Sie Ihre Ziele heraus! Der Mensch arbeitet, spart, sammelt Geld und stirbt – das Geld bleibt übrig für die anderen. Vetucha rät: Geben Sie täglich etwas Geld aus. Das Geld ist ein Mittel für das Leben und nicht für den Tod. »Armut ist eine Blume, die Menschen anzieht, und von viel Geld schmerzt die Seele!«, sagt der Volksmund.

Hier eine Geschichte, die Ihren Tag versüßt: Es lebte einmal ein alter Mann. Er hatte einen Hund. Als er starb, legte sich der Hund zu seinen Füßen und starb auch. Die Seele des Mannes stand bald vor einem Tor mit dem Schild »Paradies«. Neben ihr stand die Seele des Hundes. Darunter stand auch »Eintritt mit Hunden verboten«. Die Seele des Mannes ging weiter und fand ein zweites Tor. Darauf stand nichts. Vor der Tür saß ein alter Mann – Petrus. »Entschuldigen Sie, was ist hinter diesem Tor?«, fragte die Seele des Mannes. »Das Paradies«, antwortete Petrus. »Darf mein Hund auch mit?«, fragte die Seele des Mannes. »Sicher«, sagte Petrus. »Was war das für ein Tor da vorne?«, fragte die Seele des Mannes. »Die Hölle«, sagte Petrus. »Ins Paradies kommen nur die, die ihre Freunde nicht im Stich lassen!«

Gelenkprobleme

Bei Gelenkproblemen sollte man immer einen Arzt konsultieren. Vetucha-Heiler bieten zusätzlich diesen energetischen Vorgang an: Man sollte den kranken Klienten an einen Tisch setzen. Geben Sie ihm etwas Brot zu essen. Während der Klient das Brot kaut, sagen Sie: »Wie Knochen bei heiligen Reliquien nicht schmerzen, keine Hände, keine Beine, kein Rücken, so werden auch deine Gelenke und Knochen nicht mehr schmerzen, amen!« Zitieren Sie den Spruch dreimal. Danach nehmen Sie den Rest des Brotes und geben es den Vögeln zu fressen. Für diesen Heilvorgang nimmt man kein Geld.

Gerichtstermin

Haben Sie mit Gerichten zu tun? Nehmen Sie vier Gläser Wasser und stellen sie in einer Reihe auf. Schneiden Sie mit einem Messer vier Scheiben von einem Brotlaib ab und legen die Brotscheiben auf die Gläser. Das Messer legen Sie nun auf die Brotscheiben, sodass eine Art Sandwich entsteht. Lassen Sie die Gläser drei Tage und Nächte stehen. Danach verfüttern Sie das Brot an Tiere und schütten das Wasser ins Klo.

Eine Alternative: Wenn Sie vor Gericht müssen, machen Sie Folgendes: Nehmen Sie einen Eimer und stellen ihn auf den Kopf (umdrehen), bevor Sie das Haus verlassen.

Noch eine Alternative: Wenn Sie einen Gerichtstermin vor sich haben, gehen Sie ein paar Tage davor in einen Wald und suchen eine Birke aus. Umarmen Sie die Birke und bleiben Sie zur Energieeinstimmung circa fünf Minuten stehen. Der Birkengeist (Energie) ist einer der schnell reagierenden Geister der Natur. Nehmen Sie ein Stückchen der Birkenrinde, die sich von der Birke selbst trennt, mit ins Gericht. Im Gerichtssaal sagen Sie in Gedanken Folgendes: »Wie diese Rinde von der Birke abging, so wird alles Negative von mir abgehen, so wird sich auch die Zunge des Gegners lösen, amen!«

Geschäftserfolg

Wenn Sie eine Firma betreiben, können Sie energetisch durch Vetucha-Rituale für mehr Erfolg dieser Firma sorgen. Gehen Sie zu einem Bauern, der Pferde hat. Nehmen Sie aus den Futtertrögen von neun Pferden je eine Handvoll Hafer und aus zwei Restaurants oder Kantinen Müll vom Boden. Mischen Sie alles zusammen und legen Sie es in alle Ecken Ihrer Geschäftsräume. Sagen Sie: »So viel Hafer bei den neun Pferden in ihren Trögen und so viel Dreck in den Kantinen, so viele Käufer und Kunden kommen in mein Geschäft, amen!«

Eine Alternative: Gehen Sie in Ihren Garten oder in einen Wald und vergraben dort eine Münze, einen Stein und ein Stück gebrauchter Seife. Sagen Sie dabei: »So schnell die Seife verbraucht wird, so schnell geht meine Pechsträhne weg. So viele Kakerlaken in einem schlechten Haushalt, so viel Geld kommt zu mir, amen!«

Gestrige Verbindungen

Vetucha-Heiler sprechen oft von den sogenannten »gestrigen« Verbindungen. Das sind alte karmische Bande, die Ihr Leben stören. Man kann solche Verbindungen zu Mitmenschen, die man nicht in der Nähe haben will, mit einer geistigen Schere abschneiden. Stellen Sie sich vor, Ihre Zeige- und Mittelfinger sind aus Metall und bilden eine Schere. Machen Sie mehrere Schneidebewegungen vor dem Herzchakra und denken Sie dabei an diese Person. So lösen Sie die karmische Verbindung.

Glauben finden

Wenn Sie Ihre Hoffnung verlieren oder keinen Glauben mehr haben, legen Sie eine Zitrone auf den Tisch und zünden eine rote Kerze an. Stecken Sie 77 Gewürznelken in die Zitrone. Lassen Sie die Zitrone drei Wochen lang liegen und werfen Sie sie anschließend in einen Fluss.

Der Gottesring

»Gospodi spasi i sochrani« – auf Deutsch heißt das in etwa »Gott schütze und behüte mich!« Dieser Spruch ist in viele russische Ringe eingraviert. Ein Ring symbolisiert Schutz, Energieanziehung und Reinigung. Ein Gottesring ist etwas ganz Besonderes. Er soll circa 2000 Jahre alt sein. Der erste Gottesring wurde als geheimnisvoller archäologischer Fund behandelt und erst später den Adeligen und dann erst dem Volk präsentiert. Seitdem gehört er zu den ersten Schutzzeichen der Russen. Der Sage zufolge hat Gottvater den ersten Ring für Jesus herstellen lassen. Da Menschen nach dem göttlichen Prinzip erschaffen sind, haben sie Zugang zu den heilenden Energien Gottes (zum Universum). Diese können durch so einen Ring konzentriert werden. Dadurch werden mehrere Bereiche wie »Gottes Segen«, »Schutz und Reinheit«, »Glück und Erfolg« sowie »Liebe und Anerkennung« verstärkt. Die Inschrift »Gott, beschütze mich« beeinflusst äußerst positiv die Seele und den Körper. Lassen Sie einen Ring mit diesem Satz gravieren. Tragen Sie ihn dann an der rechten Hand.

H

Gebet gegen Hämorrhoiden

Hämorrhoiden sind eine Plage. Aus dem Vetucha kommt dieser Vorgang: Sprechen Sie jeden Tag auf ein Glas Wasser folgenden Spruch und trinken es: »Gottes Sohn wurde an Weihnachten geboren, um Mitternacht. Er starb und ist auferstanden. Er befahl, dass Blut stillsteht, dass Wunden heilen, der Schmerz vergeht. Wie bei Jesus fünf Geschwüre heilten, so werde ich gesund, amen!« Sie sollten den Vorgang an mindestens neun Tagen wiederholen.

Handauflegen

Das Handauflegen bewirkt oft Wunder. Dabei handelt es sich um die sogenannte Energieheilung. Sie hilft bei Schmerzen und bei psychischen Problemen. Jeder Mensch verfügt über zwei Pole: Eine Hand ist schwächer, die andere ist stärker. Mit der starken Hand können Sie beim Handauflegen Energie abgeben. Wie finden Sie diese Hand heraus? Machen Sie zwei Fäuste und drücken Sie die Hände ganz fest zusammen. Die stärkere Hand werden Sie schnell spüren. Wenn beide Hände gleich stark sind, was auch vorkommt, benutzen Sie eine Hand nach Wahl als starke Hand.

Wenn Sie Edelsteine besitzen, können Sie damit die Heilenergie in der starken Hand aktivieren. Reiben Sie zuerst die Hände aneinander. Ihre Hände werden dadurch warm. Dann massieren Sie die Handfläche der starken Hand mit den Edelsteinen. Legen Sie danach die starke Hand auf die schmerzende Stelle.

Hausgeist

Jedes Haus hat einen Geist und eine Seele. Sie sollten gepflegt werden. Bereiten Sie einen Teig und geben Sie zwei Tropfen Weihwasser, zwei Tropfen Zitronensaft und etwas Wasser dazu. Kneten Sie den Teig und sagen Sie: »So, wie ich dieses Brot knete, so wird alles Negative aus dem Haus verschwinden, amen!« Dann backen Sie das Brot. Nehmen Sie es aus dem Ofen und sagen Sie: »So, wie das Brot kalt wird, so wird das Negative verschwinden, amen!« Schneiden Sie nun das Brot in vier Teile. Legen Sie diese Teile über Nacht in die Ecken eines Zimmers. Am nächsten Tag geben Sie das Brot Tieren (Vögeln) zu fressen.

Hausschutz

Hausreinigungen und -schutz gehören im Vetucha zu Alltagsritualen. Schließlich gehört eine gute Energie des Hauses zu den wichtigsten Energien. Legen Sie an Ostern zu Hause Salz, Meerrettich und Butter auf dem Tisch aus. Am nächsten Tag werfen Sie den Meerrettich und die Butter weg. Lassen Sie das Salz das ganze Jahr über irgendwo in der Wohnung liegen. Das Salz arbeitet energetisch gegen negative Energien.

Für eine Grundstücksreinigung empfiehlt sich folgender Vorgang: Nehmen Sie etwas Salz in die Hand und streuen es auf den Weg vom Eingang bis zur Straße. Verteilen Sie etwas Salz an den Grenzen und in den Ecken des Grundstückes. Dies hält alles Negative ab.

Eine Alternative: Nehmen Sie einen Eimer und füllen ihn zu zwei Dritteln mit Wasser. Dann stellen Sie den Eimer zwischen Ihre Beine und nehmen eine Prise Salz und ein Messer in die Hände. Mit dem

Messer wird das Wasser gemischt und dabei das Salz ins Wasser gegeben. Schütten Sie das Wasser danach auf die Erde vor dem Haus und sagen Sie: »Wie das Wasser in die Erde eingesaugt wird, so verschwindet alles Negative aus meinem Haus, amen!«

Eine weitere Alternative: Nehmen Sie eine Kerze und ein Ei in die Hände, bekreuzigen Sie sich zuerst mit dem Ei, dann mit der Kerze und lassen Sie beide Gegenstände über Nacht liegen. Am nächsten Tag werfen Sie das Ei und die Kerze weg.

Noch eine Methode: Nehmen Sie ein Glas Wasser und legen eine Kaffeebohne hinein. Lassen Sie das Glas zehn Tage stehen, danach schütten Sie das Wasser mit der Kaffeebohne in die Toilette.

Für eine Hausreinigung gibt es im Vetucha auch diesen Vorgang: Holen Sie an einem Mittwoch Weihwasser aus einer Kirche und bespritzen damit alle Ecken im Haus. Danach bereiten Sie einen Teig aus zwei Eiern, vier Gläsern Mehl, zwei Esslöffeln Zucker und etwas Salz und Butter zu. Stellen Sie eine Marienikone vor den Teig und lassen alles eine Stunde lang stehen. Backen Sie das Brot. Wenn es fertig ist, zünden Sie drei Kerzen an und sagen diesen Spruch: »Gott, Jesus, Maria, alles wird in diesem Haus gut.« Lassen Sie die Kerzen abbrennen, stellen Sie ein Glas Wasser dazu und sagen Sie: »Hausseele, heile und iss, werde gut gelaunt.« Anschließend schütten Sie das Wasser weg und geben das Brot Tieren zum Fressen.

Wenn Sie keine Ruhe im Haus haben und sich Streitereien häufen, machen Sie Folgendes: Nehmen Sie drei dunkle Kerzen. Die erste Kerze halten Sie selbst in der Hand. Die zweite Kerze wird von einer anderen Person gehalten, die auch im Haus oder in der Nachbarschaft wohnt, und die dritte wird auf einen Tisch gestellt. Beide Anwesenden sollten saubere Kleidung tragen. Gehen Sie nun beide im Uhrzeigersinn durch alle Zimmer und sprechen Sie dieses Gebet: »Wir gehen durch die Räume und reinigen sie. Wir sind sauber angezogen, somit wird in diesem Haus Sauberkeit angezogen. Das Negative, das Böse und das Unsaubere werden vernichtet, amen!« Lassen Sie die Kerzen abbrennen und lüften Sie danach die Räume.

Eine Alternative: Nehmen Sie an einem windigen Tag eine Handvoll Asche und geben Sie sie in eine Bratpfanne. Heizen Sie die Asche auf und gehen Sie auf die Straße vor Ihrem Haus. Pusten Sie die Asche an, sodass sie in den Wind fliegt. Sagen Sie dazu: »Wie diese Asche durch den Wind weggebracht wird, so wird auch alles Negative von meinem Haus wegfliegen, amen!«

Haus vor Magie schützen

Vetucha-Heiler reinigen Häuser und Geschäftsräume und stellen einen speziellen Schutz auf. Dazu geht der Heiler im Uhrzeigersinn um das Haus des Betroffenen. Währenddessen spricht er ein Gebet: »Ich nehme mit meinen Worten alles, was dir angetan wurde, zurück und lösche die negativen Informationen, die dir (den Namen des Betroffenen sagen) und deinem Haus angehängt wurden. Mit Blut und ohne Blut, von Fremden und Verwandten, von Jungen und Alten, das Geheime und Offenbarte, alles, von dem man spricht und schweigt. Ich lösche alles Magische, alle Flüche und Rituale, mein Wort ist Gesetz, amen!« Dann zeichnet der Heiler ein Zeichen gegen den bösen Blick auf ein Blatt Papier und legt ihn im Haus aus. Das Zeichen bewirkt Schutz und Segen für alle Personen, die in diesem Haus leben. Hier ist das Zeichen:

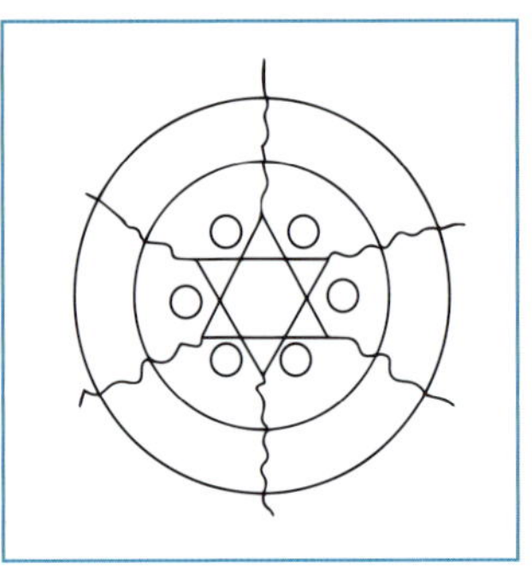

Hausschutzzeichen

Die Haut heilen

Man nimmt Milch und bespricht sie: »Im Namen Jesu, im Namen Gottes, im Namen Marias, ich bekomme eine saubere gesunde Haut, amen!« Mit der Milch werden drei Tage lang die kranken Hautstellen gewaschen.

Es gibt auch sogenannte Heilzeichen für die Haut aus der Vetucha-Heilmethode. Diese werden mit einem Kugelschreiber auf die betroffenen Hautareale aufgemalt.

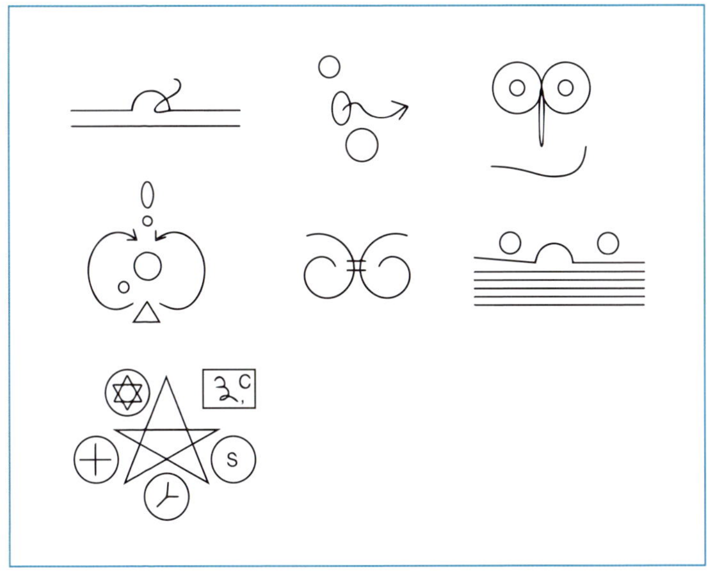

Heilzeichen für die Haut

Heilen durch ein Foto

Sie haben Ihre Kraft verloren? Fühlen Sie sich krank und ausgelaugt? Finden auch die Ärzte nichts Auffälliges? Eine ungeklärte Krankheit können Sie geistig behandeln, indem Sie sie weggehen sehen. Neh-

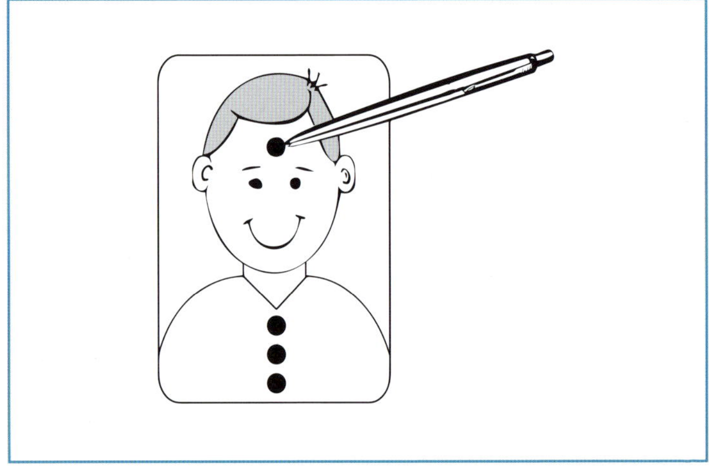

Fotoheilung

men Sie Ihr Foto. Halten Sie einen Kugelschreiber auf das Foto in der Mitte der Stirn. Halten Sie den Stift auf dem Foto und konzentrieren sich auf Ihr Thema. Stellen Sie sich die Krankheit als eine Kugel vor. Diese Kugel verlässt nun den Körper. Sie rollt weg. Versetzen Sie den Stift nun an Ihre Brust auf dem Foto. Danach ein paar Zentimeter hinunter und noch einmal ein paar Zentimeter tiefer. Legen Sie das Foto anschließend in eine Bibel.

Heilen mit Friedhofskräutern
Bei Schwerkranken verwenden Vetucha-Heiler Friedhofspflanzen. Nehmen Sie eine Handvoll Gras und Kräuter vom Friedhof und geben Sie diese Menge in 300 ml Wasser. Kochen Sie alles zehn Minuten lang, ziehen ein Kreuz mit einem Messer über den Sud und waschen sich damit ab.

Vetucha empfiehlt auch, mit dem Feuerelement zu arbeiten. So werden zur schnelleren Genesung Socken verbrannt, Kopftücher zum Friedhof gebracht und danach ins Feuer geworfen oder auch Unterwäsche beräuchert.

Heilen durch verschiedene Gegenstände

Vetucha-Heiler arbeiten mit Naturelementen. So werden verschiedene Gegenstände bei einer Heilung verwendet, z.B. *Münzen*. Metallgegenstände gelten als Reinigungselement. Bei Müdigkeit, schlechtem Schlaf und Schmerzen wird eine Münze in die Hand des Klienten gegeben, die er drei Stunden lang halten soll. Danach sollte diese Münze auf einer Kreuzung weggeworfen werden.

Auch ein *Ei* gehört zu den Naturelementen. Es gilt als Urmaterie, die dem energetischen Körper alles Negative entziehen kann. So wird oft empfohlen, bei Verspannungen, Stress oder sogar bei magischen Eingriffen ein Ei zu verwenden. Nehmen Sie ein Ei und einen weißen Faden, rollen Sie das Ei zehn Minuten lang über Ihren Körper und verbinden Sie es dann mit dem Faden. Vergraben Sie das Ei im Garten oder im Wald. Ich habe einen an Parkinson leidenden Klienten, dem dieser Vorgang sehr geholfen hat. Das Ei sollte er nach der Behandlung zu einem Friedhof bringen. Seitdem zittert er kaum noch. Solche Spontanheilungen können auch bei anderen Krankheitsbildern, die mit dem Gehirn oder den Nerven zu tun haben, eintreten. Auch bei Problemen anderer Art, wie Mobbing, Untreue oder Verrat, werden Eier in Ritualen verwendet. Sie können auch ein Ei vor sich auf einen Weg werfen und sagen: »Das Ei rollt weg, die Probleme auch, amen!«

Auch *Pflanzen* werden bei Vetucha-Vorgängen gern verwendet. So stellen Vetucha-Heiler Amulette aus den Blättern verschiedener Kräuter oder Bäume her. Eines der beliebtesten persönlichen Schutzamulette ist ein Beutelchen Chai. Der Klient bekommt eine Tasse Tee zu trinken. Es bleiben einige Teeblätter in der Tasse, die herausgenommen und getrocknet werden. Zusammen mit einem beliebigen Edelstein werden sie in ein Säckchen gelegt und am Körper getragen.

Ebenso dient das Element *Wasser* der Reinigung der Energiehülle. Auch dazu gibt es einige Vorgänge, die Sie in diesem Buch finden. Russen baden sogar am 19. Januar in Flüssen. Sie bohren ein Loch ins Eis und springen kurz hinein. Dieses Ritual wird zur Reinigung des Geistes empfohlen.

Heilung durch Heilzeichen

Sie können zum Aktivieren der inneren Kräfte die unten abgebildeten Zeichen verwenden. Sie werden auf einen Zettel gezeichnet und dieser am Körper getragen. Als Alternative bietet sich das Aufbewahren des Zettels mit den Zeichen unter dem Bett an.

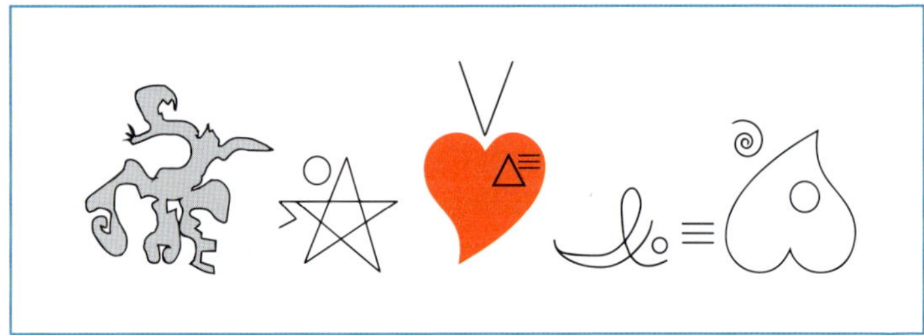

Heilzeichen

Heilen durch öffentliche Plätze

Wenn Sie krank sind, können Sie dieses Ritual durchführen. Es schadet niemandem. Gehen Sie auf einen Flohmarkt oder in ein großes Geschäft. Gehen Sie durch die Menschenmasse, schauen sich alles, was angeboten wird, an und fragen Sie nach den Preisen. Kaufen Sie jedoch nichts. Sagen Sie dabei: »Ich hole mir das zurück, was ich verloren habe, amen!«

Heilkräfte aktivieren

Vetucha-Heiler versprechen sich sehr viel von Kräutergeistern. Sie empfehlen Folgendes: Sammeln Sie im Wald verschiedene Blätter und Kräuter und lassen Sie sie trocknen. Zerkleinern Sie sie nach sieben Tagen in einem Mörser. Legen Sie Ihre Hände in diese Mischung und lassen sie drei Minuten ruhen. Verbrennen Sie die Mischung danach im Feuer.

Ein anderes Ritual, um die Selbstheilungskräfte zu aktivieren und Lernblockaden zu beseitigen, ist folgendes: Schreiben Sie auf einen Zettel »Ich lerne, leicht zu leben, und tanke Energie in der Natur!« Kneten Sie den Zettel in den Händen. Sie werden merken, dass die Energie leichter fließen wird. Verbrennen Sie den Zettel anschließend.

Heiraten

Es gibt Schicksale, die eine Heirat vorsehen. Es gibt auch Menschen, die das Thema Hochzeit nicht auf ihrem Lebensplan stehen haben. Doch möchte fast jede Frau heiraten. Zudem trauen sich Männer immer weniger, eine feste Bindung auf dem Papier einzugehen. Im Vetucha gibt es ein Ritual, das das Problem behebt. Holen Sie Weihwasser aus einer Kirche und gehen Sie nach Hause. Kochen Sie das Wasser ab und verteilen Sie es in drei Tassen. Das Wasser aus der ersten Tasse sollte getrunken werden, der zweite Teil sollte zum Gesichtwaschen genutzt werden, und das Wasser aus der dritten Tasse sollte vor dem Haus ausgeschüttet werden. Dies behebt Hemmungen und zieht neue Menschen in Ihr Leben.

Als Alternative gibt es folgenden Vorgang: Gehen Sie an einem 14. oder 28. Oktober in eine Kirche und bitten Sie die Mutter Gottes, dass sie Ihnen einen Partner schickt, der Sie lieben wird. Erwähnen Sie jedoch auch, dass Sie ihn ebenfalls lieben werden.

Vetucha empfiehlt bei der Hochzeitsplanung, den richtigen Monat auszusuchen:

- Im *Januar* sollte man nicht heiraten, da man verwitwen könnte.
- Im *Februar* ist es zu empfehlen zu heiraten. Die Ehe wird harmonisch verlaufen.
- Im *März* sollte man nicht heiraten, da die Ehe mit dem Fremdgehen einhergehen kann.
- Im *April* geschlossene Ehen sind wackelig und wankelmütig.
- Im *Mai* geschlossene Ehen sind karmisch und werden einige Hochs und Tiefs erleben.
- Eine im *Juni* geschlossene Ehe wird glücklich.
- Eine im *Juli* geschlossene Ehe ist eine stabile Ehe.
- Eine im *August* geschlossene Ehe ist eine freundschaftliche Ehe.
- Im *September* geschlossene Ehen entpuppen sich oft als kompromisslose Beziehungen.
- Im *Oktober* geschlossene Ehen können unter Streit leiden.
- Eine im *November* geschlossene Ehe ist eine Geld-Ehe. Sie bringt Sicherheit.
- Im *Dezember* geschlossene Ehen sind lange haltende Ehen.

Das Herz

Neueste wissenschaftliche Studien zeigen, dass das wahre Potenzial des Herzens viel größer ist als vermutet. Vetucha-Heiler arbeiten oft mit dem Herzchakra und Ihren Gefühlen. Denn alles, was aus dem Herzen kommt, bewirkt echte Heilung. Schon während der Embryoentwicklung im Mutterleib beginnt das Herz zu schlagen. Das geschieht, lange bevor sich überhaupt das Gehirn gebildet hat! Das Herzchakra ist also das erste Chakra, welches sich bildet. Erstaunlichen Entdeckungen von Forschern aus Kalifornien (HeartMath® Institute) zufolge ist das Herz von einem gewaltigen Energiefeld umgeben. Diese Untersuchungen zeigen, dass die elektrische Kraft des Herzsignals (EKG) bis zu 60-mal stärker als das elektrische Signal des Gehirns (EEG) ist. Man fand ebenfalls heraus, dass die vom Herzen erzeugten elektrischen und magnetischen Felder mit den Organen kommunizieren. Dies erklärt, warum Geistheilung durch die

Herzensebene funktioniert. Doch kann das Herz durch Stress, Untreue, Enttäuschungen und Emotionen leiden. Vetucha-Heiler sprechen dann von Herzverletzungen. Jeder Kummer schadet dem Herzen enorm. Wenn Sie also Kummer oder Herzbeschwerden haben und die Ärzte nicht weiterhelfen können, machen Sie Folgendes: Nehmen Sie zwei neue Messer mit Holzgriffen. Halten Sie die Messer an den Klingen und machen Sie in der Herzgegend ein Kreuz mit den Messergriffen. Klopfen Sie Griff an Griff und sagen Sie folgenden Satz: »So, wie ich Griff an Griff klopfe und es den Messern nicht wehtut, so klopft auch mein Herz ohne Schmerz. Meine Worte sind wichtig, amen!«

Eine Alternative: Man nimmt ein altes Hufeisen und stellt sich mit einem Fuß darauf. Dazu sagt man: »Wie das Hufeisen auf der Erde liegt und wie es auf die Erde klopfte, so klopft mein Herz, lässt das Blut im Körper fließen, amen!« Man kann diesen Vorgang auch für eine andere Person durchführen.

Herzenergie aktivieren

Sie können Ihre Herzenergie durch eine geistig aufgestellte Pyramide stärken. Sie stellen sich vor, dass eine Pyramide aufgebaut und direkt auf Ihrem Herz platziert wird. Lassen Sie diese Pyramide eine Stunde wirken. Wiederholen Sie die Übung jeden Tag, lassen Sie die Pyramide aber täglich 30 Minuten länger stehen. Nach zehn Tagen ist Ihr Herzchakra voll intakt.

Hexenschuss

Nehmen Sie einen Meter Faden und legen Sie ihn um die Hüfte des Betroffenen. Wickeln Sie dieses Stück Faden an eine Gabel (oben) und nehmen Sie den gewickelten Faden von der Gabel ab. Besprechen Sie den Faden nun so: »Christus hat keine Schmerzen und hat keinen Schuss. Auch der Körper von (den Namen des Kranken sagen) kennt ab jetzt keinen Schmerz und ist gesund, amen!«. Vergraben Sie den Faden irgendwo im Wald. Die Gabel werfen Sie weg.

Denken Sie daran: Wenn die Seele nicht mehr sprechen will, spricht der Körper. Ein Hexenschuss ist ein Zeichen für etwas, das Sie unterdrückt haben.

Höheres Selbst um Hilfe bitten

Erleben Sie gerade schwere Zeiten? Dann hören Sie in sich hinein. Stellen Sie eine Frage an Ihr höheres Selbst: »Was will ich erreichen, und wo stehe ich mir selbst im Wege?« Ihr höheres Selbst liefert die Antwort, und Sie erfahren alles Wichtige ziemlich schnell.

K

Karma

Vetucha-Heiler wissen sehr viel über die Karmaenergie. Sie betrachten diese Energie als Belastung und raten, spezielle Karmaheilzeichen gegen sie einzusetzen. Die Zeichen werden auf die Haut des Betroffenen gemalt. Hier sind sie:

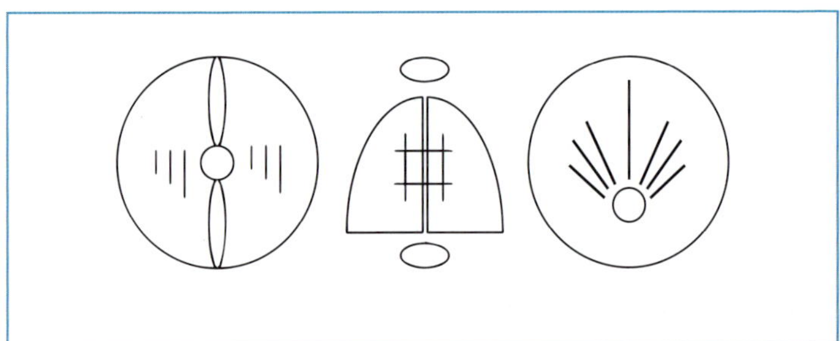

Karmaheilzeichen

Katzenstreit

Auch für Tiere gibt es Vetucha-Rituale. Wenn z.B. zwei Katzen sich streiten und einander verletzen, können Sie folgende Methode anwenden: Nehmen Sie Urin von beiden Katzen und geben ihn in die Milch, die die Katzen bekommen. Dies sollte so geschehen, dass jede der beiden Katzen die Milch mit dem Urin der anderen bekommt. Zusätzlich können Sie auch Ihre eigene getragene Socke in das Körbchen der Tiere legen.

Krankes Kind

Wenn Kinder krank werden, ist das schlimm. Hier ist ein Vetucha-Ritual, um ein krankes Kind mit neuen Energien zu versorgen: Bestellen Sie in einer Kirche eine Liturgie für die Gesundheit des Kindes. Am gleichen Tag stellen Sie sechs Kerzen in der Kirche auf und bitten die heiligen Kräfte um die Genesung des Kindes. Nehmen Sie ein Glas Weihwasser aus der Kirche mit. Sie sollten auch eine Spende tätigen. Ist das Kind ein Mädchen, so soll die Spende an drei Frauen gehen. Ist das Kind männlich, so soll sie an drei Männer gehen. Am Abend wird das Kind mit dem Gesicht zur Eingangstür auf einen Stuhl gesetzt. Die Mutter nimmt eine Wachskerze und lässt sie in einem Topf zerschmelzen. Dann nimmt ein anderes Familienmitglied eine Schüssel und gibt das Weihwasser hinein. Die Schüssel wird oberhalb des Kopfes des Kindes gehalten, und das Wachs wird von der Mutter in das Wasser gegossen. Beim Gießen soll die Mutter des Kindes dreimal das »Vaterunser« beten. Die Prozedur des Wachsgießens sollte in der Früh am nächsten Tag wiederholt werden. Das gegossene Wachs wird anschließend in einen Fluss geworfen.

Kind zum Sprechen bringen

Wenn Ihr Kind spät zu sprechen beginnt oder gar nicht spricht, gehen Sie bei Vollmond mit ihm in die Natur. Nehmen Sie einen Spiegel mit. Lassen Sie das Kind sich hinsetzen. Sagen Sie: »Siehe den Mond, siehe deine Schutzengel, sag ihnen gute Nacht!« Wiederholen Sie den Spruch dreimal und geben Sie dem Kind den Spiegel in die Hände. Das Kind soll im Spiegel den Mond ansehen. Sagen Sie dem Kind, dass seine Engel es lieben. Es sollte mit ihnen sprechen, sonst werden sie unzufrieden.

Kind vom Vergucken befreien

Die Chakren eines Kindes sind bis zum 7. Lebensjahr stets offen. Daher können sich negative Energien in seine Aura einnisten. Vergucken bedeutet nichts anderes als kleine Besetzungen, die durch die Mitmenschen entstehen. Bei kleinem Vergucken empfehlen Vetucha-Heiler folgenden Vorgang: Nehmen Sie ein Stück Brot in die Hand. Holen Sie das Innere des Brotes heraus. Machen Sie eine Kugel daraus und rollen Sie sie hin und her auf dem Bauch und der Brust des Kindes. Sagen Sie: »Erdgeister, nehmt das Brot, die Schmerzen und negativen Energien, ich rolle alles aus, befreie (den Namen des Kindes sagen) von Belastungen vom Blut bis zu den Knochen, amen!« Küssen Sie die rechte Hand des Kindes und spucken Sie dreimal auf den Boden. Das Brot wird Tieren zu fressen gegeben.

Eine Alternative: Nehmen Sie ein Glas Wasser, zünden Sie ein Streichholz an und sagen Sie: »Verguckter gibt dem Vergucker alles zurück, amen!« Geben Sie das Streichholz ins Wasser und fügen Sie dazu drei Prisen Salz. Waschen Sie das Gesicht des Kindes damit ab.

Wenn Ihr Kind geschlagen wird

Auch hier gibt es Abhilfe durch Magie. Schreiben Sie ein Gebet auf einen Zettel und legen diesen in den Schulranzen Ihres Kindes: »Lieber Engel, komme und helfe meinem Kind. Du bist sein Schutzschild, befreie es. Früh und abends, Tag und Nacht, halte helfend bei ihm Wacht. Lieber Engel, lass deine Liebe und dein Licht hell durch sein Leben scheinen. Schütze mein Kind vor allen und allem, amen!«

Kinderkrankheiten

Konsultieren Sie bei Kinderkrankheiten auf jeden Fall einen Arzt. Das folgende Ritual ist heutzutage aus Gründen des Tierschutzes nicht mehr durchführbar, und ich persönlich mache auch keine Rituale mit Opferungen, doch ich möchte es Ihnen trotzdem nicht vorenthalten. Bei schweren Kinderkrankheiten gingen Vetucha-Heiler früher in einen Schweinestall und sagten Folgendes: »Fett der Sau wird weggehen, die Sau wird gegessen und mein Kind wird gesund, amen!« Die Sau wurde danach geschlachtet.

Kindheitserinnerungen auflösen

Haben Sie schlechte Erinnerungen aus Ihrer Kindheit? Dann setzen Sie sich hin und nehmen einen Malachit in die Hände. Versuchen Sie, kurz in sich zu gehen und auf Empfindungen zu achten. Bitten Sie den Stein, alle negativen Kindheitserinnerungen aufzulösen. Anschließend bringen Sie den Stein in einen Wald und lassen ihn dort unter einer Eiche oder einer Birke liegen.

Genesung in der Kirche

Einige Rituale der Vetucha-Lehre werden in einer Kirche durchgeführt. Es gibt ein Ritual für Genesung. Gehen Sie in eine Kirche und kaufen Sie dort zwölf Teelichter oder Kerzen. Stellen Sie diese auf die dafür vorgesehenen Plätze beim Altar. Lassen Sie die Kerzen abbrennen und sprechen Sie ein Gebet, in dem Sie um Heilung bitten: »Liebe Mutter Gottes, heile meine Leiden. Gib mir Kraft und Zuversicht, amen!«

Knochen als Schutzamulette

In Australien wird ein Alligatorfuß von vielen Menschen als glückbringende Kuriosität genutzt. Im Vetucha gibt es etwas Ähnliches, nämlich den Sprunggelenkknochen eines Lamms. Diese Knochen gelten auch als Schutzamulette. Sie versprechen Glück und Gewinne bei Glücksspielen wie dem Kartenspielen, auf der Rennbahn, in Lotterie und Bingo. Vetucha-Heiler nennen diese Knochen »Oschitschka«. Weithin genutzt werden alternativ auch Knochen wie der Kaninchenfuß und der Dachszahn.

Knochenschmerzen und schmerzendes Überbein am Fuß
Klopfen Sie auf die kranke Stelle mit dem kleinen Finger Ihrer rechten Hand und sagen Sie: »Ich klopfe mit dem kleinen Finger, mit dem letzten der Hand. So wie ich klopfe, so wird der Schmerz vergehen, amen!«

Nadelzauber gegen Konkurrenz
Auch gegen Konkurrenz und Neider gibt es im Vetucha einen Zauber: Kaufen Sie 13 neue Nadeln. Diese werden besprochen und zum Haus der Konkurrentin/des Konkurrenten gebracht: »Wie das Eisen und der Stahl fest sind, so ist auch mein Wunsch fest. Ich bespreche die Konkurrenz (den Namen sagen). Sie wird mich nicht erreichen, mir nicht schaden können und meine Geschäfte und Menschen nicht wegnehmen. Wie die Nadeln stechen, so steche ich die Konkurrenz aus, amen!« Lassen Sie die Nadeln in der Nähe des Hauses des Konkurrenten liegen.

Rituale gegen Kopfschmerzen
Wie schon erwähnt, machen Vetucha-Heiler einige Rituale auf dem Friedhof. Auch dieses Ritual wird dort durchgeführt. Man geht zu einem beliebigen Grab, verbeugt sich dreimal davor und nimmt mit der rechten Hand etwas Erde. Mit dieser Erde reibt man die eigene Stirn und wirft die Erde zurück aufs Grab.

Eine Alternative: Finden Sie ein paar schwarze Federn im Wald und verbrennen Sie sie. Mit der Asche malen Sie ein Kreuz auf die Stirn.

Gegen Kopfschmerzen gibt es ein Energieritual. Kämmen Sie Ihre Haare. Die Haare, die im Kamm hängen bleiben, werden gesammelt und in Wasser gelegt. Mit diesem Wasser wird ein Baum (z.B. ein

Apfel- oder ein Pflaumenbaum) gegossen. Beim Gießen sagt man: »Das Wasser geht in die Erde, der Kopfschmerz geht mit, amen!«

Es empfiehlt sich auch, eine energetische Reinigung durchführen. Nehmen Sie dazu Ihr Foto und legen eine Bergkristallscheibe oder -spitze darauf. Lassen Sie beides drei Tage lang liegen. Nehmen Sie den Kristall danach weg und stellen ein Glas Wasser mit etwas Zitronensaft auf das Bild. Lassen Sie das Glas weitere drei Tage lang stehen. Danach sollte das Wasser weggeschüttet werden.

Sie können auch ein Kopftuch mit Wasser befeuchten und es kurz liegen lassen. Danach binden Sie das Tuch um den Kopf und gehen zu einem Spiegel. Sagen Sie: »Wie bei meinem Spiegelbild der Kopf nicht schmerzt, so wird mein Kopf nicht schmerzen, amen!« Nehmen Sie danach ein paar Blätter eines Ahornbaums oder einer Eiche und legen diese unter Ihr Kopfkissen.

Körperheilung

Wenn ein Klient zu Ihnen kommt, der unerklärliche Symptome zeigt, und die Ärzte diese auch nicht deuten können, machen Sie Folgendes: Beten Sie zuerst das »Vaterunser«. Bitten Sie die universellen Kräfte, Ihnen beizustehen. Der Klient sollte vor dem Sonnenaufgang zu Ihnen kommen. Setzen Sie ihn auf einen Stuhl. Nehmen Sie sieben Kerzen. Beim Anzünden jeder Kerze sagen Sie: »Ich ehre den Montag, Dienstag, Mittwoch, Donnerstag, Freitag und Samstag.« Wenn Sie die letzte, also die siebte Kerze anzünden, sagen Sie: »Ich ehre den Sonntag, Christus ist auferstanden. Amen.« Lassen Sie den Kranken die Kerzen ansehen und sprechen Sie ein Gebet: »Über die Berge, über die Menschen, durch heiliges Blut und Knochen heile ich deine Leiden. Vergehen sollen die Schmerzen … (an dieser Stelle zählen Sie alle Leiden des Kranken auf). So, wie die heiligen Knochen der Reliquien keinen Schmerz empfinden, so wird Gottes Sohn/Gottes Tochter (den Namen des Kranken sagen) keine Schmerzen mehr empfinden, amen!« Wiederholen Sie den Vorgang sieben Tage lang.

Eine Alternative: Lassen Sie den Kranken zu Ihnen kommen. Die Uhrzeit spielt keine Rolle. Der Betroffene soll sich hinlegen. Zünden Sie zwölf Kerzen an und stellen Sie drei Gläser Wasser in die Nähe seines Kopfes. Der Kranke sollte ruhig liegen und nicht reden. Sagen Sie: »Mutter Maria weinte, der Teufel freute sich, und Jesus ist auferstanden. Gott, hilf dem Kranken (den Namen sagen), um aufzuerstehen. Gib ihm Freude, amen!« Geben Sie dem Kranken von jedem Glas einen Schluck zu trinken. Den Rest des Wassers sollten Sie auf die Straße schütten.

Noch eine Alternative: Nehmen Sie Wasser aus sieben Gaststätten, Wohnungen oder Häusern. Mischen Sie es in einem Einwegglas und beten Sie: »Teufelsblut läuft in den Teufelsvenen, menschliches Blut in den menschlichen Adern. Nimm mit diesem Wasser Gottes Heilung und die Heilung der 40 Heiligen an, amen!« Danach geben Sie das Wasser dem Kranken zu trinken. Er soll es in drei Tagen schluckweise einnehmen.

Kraft tanken

Jedem Menschen fehlt es zuweilen an Kraft. Es gibt einige einfache Tipps aus dem Vetucha-Bereich, die Ihnen Kraft verleihen. Eine Stunde barfuß laufen bringt Ihnen z.B. viel Energie. Auch das sogenannte Edelsteinwasser kann helfen. Nehmen Sie ein Glas und legen einen Bergkristall hinein. Stellen Sie das Glas auf rotes Papier und lassen es drei Stunden stehen. Nach dem Aufladen trinken Sie das Wasser.

Kraftlosigkeit

Bei Kraftlosigkeit empfiehlt sich folgender Vetucha-Vorgang: Nehmen Sie eine neue Tasse oder Schüssel und holen in Ihr Wasser aus einem Bach oder einem See. Bedecken Sie das Gefäß mit einem neuen Tuch und bekreuzigen Sie sich dreimal. Um Mitternacht sollten Sie Ihre Arme mit diesem Wasser waschen. Verbrauchen Sie dazu zwei Drittel des Wassers. Der Rest sollte in die Erde unter eine Pflanze geschüttet werden.

Bei wenig Kraft und Krankheiten können Sie auch fünf Tage lang Ihre Socken tragen und sie danach verbrennen. Das bewirkt die Lösung angestauter Energien.

Eine Alternative: Wenn keine Ärzte helfen können, versuchen Sie folgenden Vorgang: Sammeln Sie am Ostersonntag Reste Ihrer letzten Mahlzeit (Knochen vom Fleisch, Gräten vom Fisch, Eierschalen, Krümel usw.) und gehen Sie damit in die Natur. Vergraben Sie die Speisereste an vier Stellen und gehen Sie sofort nach Hause. Legen Sie sich schlafen.

Wenn jemand auf die Erde gespuckt hat und Sie darauf getreten sind, entzieht das energetisch gesehen Kraft. Nehmen Sie einen Wollfaden und knoten Sie 22 Knoten. Vergraben Sie den Faden unter einer Eiche. Ihre Kraft kehrt zu Ihnen zurück.

Krämpfe

Gegen Krämpfe ging meine Oma so vor: Sie nahm ein Paar Hausschuhe und legte sie in verschiedene Zimmer. Dann sprach sie ein Kurzgebet: »Wie die Schuhe nicht zusammenstehen, so vergehen die Krämpfe, amen!«

Eine Alternative: Man nimmt zwei Streichhölzer und lässt sie abbrennen. Danach zeichnet man mit der Kohle zwei Kreuze an die Fersen.

Krank sein

Gehen Sie zu einer Kirche und nehmen Sie zwölf Münzen mit. Tragen Sie diese auf dem Weg zur Kirche in der Hand. Lassen Sie sie in der Nähe der Kirche fallen und gehen Sie nach Hause. Zu Hause zünden Sie zwölf kleine Kerzen an und sagen: »So, wie diese Kerzen abbrennen, und so, wie die Münzen gefallen sind, so geht meine Erkrankung weg, amen!« Lassen Sie die Kerzen so lange brennen, bis sie von selbst ausgehen.

Eine Alternative: Diesen Vorgang kann man sowohl für sich als auch für einen anderen Menschen machen. Wenn Sie es für jemand anderen machen, gehen Sie wie folgt vor: Gehen Sie zu einem Friedhof und nehmen von dort etwas Friedhofserde mit. Kaufen Sie danach eine dem Alter des Kranken entsprechende Zahl von Kerzen. Gehen Sie dann nach Hause. Zünden Sie alle Kerzen an. Der Klient sollte sich auf den Boden legen. Legen Sie die Friedhofserde zu seinen Füßen und sagen Sie: »Du bist geboren, um auf dieser Erde gesund zu sein, amen!« Der Klient sollte eine halbe Stunde liegen bleiben. Die Kerzen müssen abbrennen, und die Erde wird anschließend weggeworfen.

Eine weitere Alternative: Decken Sie im Haus alle Spiegel zu, zünden Sie zwölf Kerzen an und stellen drei Ikonen auf einen Tisch. Nehmen Sie ein Stückchen Weihrauch in den Mund und lesen Sie folgenden Satz: »40 Heilige, 40 Priester, helft mir, gesund zu werden, amen!« Lassen Sie die Kerzen abbrennen. Die Ikonen müssen bis zum nächsten Tag stehen gelassen werden. Den Weihrauch, den Sie im Mund hatten, müssen Sie am nächsten Tag verbrennen.

Bei schweren Krankheiten

Zusätzlich zu einem Arztbesuch können Sie wie folgt vorgehen: Nehmen Sie ein getragenes Hemd des Kranken (es sollte ein ungewaschenes Hemd sein), reiben Sie ihn damit ab und gehen Sie auf eine Wiese oder in einen Wald. Verbrennen Sie das Hemd und sprechen währenddessen folgendes Gebet: »Gott kam auf die Erde, half Menschen und heilte sie. Hebe die Kraft des (den Namen des Kranken sagen) und hilf ihm, gesund zu werden. Ich verbrenne hier seine Krankheit, seine tödliche Schwäche. Lass ihn zum Leben zurückkehren in deinem Namen, amen!« Gehen Sie danach nach Hause. Sprechen Sie auf dem Rückweg mit niemandem. Dieser Vorgang wird nur dienstags, mittwochs oder donnerstags durchgeführt.

Eine Alternative: Nehmen Sie einen farbigen Stofffetzen und einen getrockneten Pilz. Mit dem Stoff reiben Sie den Kranken ab und sprechen dabei folgendes Gebet: »Pilz aus dem Wald wuchs unter einem Baum und nahm sein Leben. Dem Kranken (den Namen sagen) nimmt seine Krankheit das Leben. Krankheit geht in den Pilz,

Pilz geht ins Grab, die Krankheit verlässt (den Namen sagen), amen!« In der anderen Hand halten Sie während des Betens den Pilz. Wiederholen Sie den Vorgang zwölf Tage lang bei Sonnenuntergang. Danach wird der Pilz in den Stoff eingewickelt und zu einem Friedhof an ein neues Grab gebracht und dort liegen gelassen.

Eine Alternative für Sie selbst: Bereiten Sie einen Teig aus Wasser und Mehl. Beim Vorbereiten denken Sie an Ihre Krankheit. Stellen Sie sich beim Kneten des Teiges vor, dass diese Krankheit in den Teig eingerollt wird. Backen Sie ein Brot daraus und bringen Sie es in einen Wald. Lassen Sie das Brot dort liegen.

Krebs

Nach der Statistik erkrankt etwa jeder dritte Europäer an Krebs! Einer von vier Todesfällen in Deutschland ist krebsbedingt! Sie müssen sieben Warnzeichen von Krebs kennen. Das sind Stuhlveränderungen, nicht heilende Wunden (mehr als drei Wochen), Blut am Po, Knoten, Schluckbeschwerden, Veränderung von Warzen und Muttermalen, Husten oder Heiserkeit, die mehr als sechs Wochen anhalten. Bei diesen Beschwerden sollten Sie sofort zum Arzt gehen und die Symptome von ihm klären lassen. Krebs gilt zwar meist als unheilbar, doch Vetucha-Heiler empfehlen bestimmte Energiearbeit und vollziehen einige Rituale, die helfen könnten. Gehen Sie in einen Wald. Suchen Sie einen Busch, der vertrocknet ist. Brechen Sie einige Zweige ab und legen sie in der Form eines Kreuzes zusammen. Zünden Sie die Zweige an und sprechen Sie in den Rauch folgendes Gebet: »So, wie das Getrocknete brennt, so wird auch der Krebs in mir verbrennen, amen!« Gehen Sie dann nach Hause, nehmen einen schwarzen Zwirn in die Hände und stellen Sie sich vor einen Spiegel. Sehen Sie sich an und reißen Sie Stück für Stück vom Zwirn ab. Sagen Sie: »Wie dieser Faden gerissen ist, zerreiße ich dich, Krebs, wachse nicht, es gibt keinen Platz für dich in meinem Körper, amen!« Verbrennen Sie den Faden anschließend in einem Teller oder im Ofen.

Eine Alternative: Einige Vetucha-Heiler verfahren nach dieser alten Methode: Sie nehmen Kot eines kleinen Welpen, der noch mit Muttermilch versorgt wird, und bringen einen Teil davon neun Tage lang zum Kranken. Man bespricht den Kot mit folgendem Spruch: »So, wie die Hündin den Welpen bekam, ihn ernährte und der Welpe nun die Milch verdaut, so lässt auch du deine Krankheit los und sie dich auch, amen!« Der Kot wird danach weggeworfen.

Eine andere Alternative: Man nimmt ein rohes Hühnerei und rollt damit um die Geschwulst. Dabei sagt man Folgendes: »Wie der Tote liegt und seine Hände und Beine nicht bewegt, so wird die Geschwulst sich nicht mehr bewegen und verschwinden, amen!« Das Ei wird auf einem Friedhof beerdigt.

Noch eine Alternative: Man geht in eine Kirche und besorgt etwas Weihwasser. Wenn die Kirchenglocken zu läuten beginnen, sollte man folgenden Spruch sagen: »Sei gesund, sei froh und nehme die Kraft Gottes in dich auf, amen!« Das Wasser sollte abgekocht und schluckweise getrunken werden.

Peperoni-Zauber gegen Kummer

Bei Kummer pflanzen Sie eine Peperoni in die Erde (in einen Topf). Nehmen Sie den Topf immer wieder in die Hände. Wenn die Pflanze gewachsen ist, werden Sie merken, dass Ihr Kummer vergangen ist. Sollte es um zwischenmenschliche Probleme gehen, geben Sie den Topf einmal der Person, die Ihnen Kummer bereitet, in die Hände. Die Probleme werden vergehen.

Gegen Kündigung

Auch gegen eine Kündigung haben Vetucha-Heiler ein Ritual: Lassen Sie ein Glas Wasser drei Nächte lang an Ihren Füßen am Bett stehen. Nehmen Sie das Wasser mit zur Arbeit und gehen Sie damit auf die Toilette. Waschen Sie das Gesicht mit dem Wasser und sagen Sie: »Ich war da, werde hier bleiben, ich ging hierher und werde weiterhin hierhergehen, amen!«

L

Labyrinthe

Sie haben Labyrinthe bestimmt schon einmal gesehen. Einige sind jahrtausendealt! Sie haben eine sehr große Kraft in sich und stellen Formen aus der kosmischen Geometrie dar. Viele Menschen haben die Wirkung eines Labyrinths am eigenen Leib erfahren und berichten über machtvolle Auswirkungen. Auf der ganzen Welt werden jährlich neue Labyrinthe aufgebaut. Es hat auch einen Sinn, da sie Ihre Seele beruhigen. Die älteste Darstellung eines Labyrinths auf Sardinien soll über 4000 Jahre alt sein. Die Linien eines Labyrinths symbolisieren Wiedergeburt und Schöpfung. So fühlen sich Menschen und Tiere im Labyrinth entlastet und ruhig. Das Interessanteste an einem Labyrinth ist, dass seine Form der DNA-Form ähnelt. Auch Vetucha-Heiler kennen Labyrinthe und verwenden sie in ihren Ritualen. Sie zeichnen z.B. Labyrinthe auf ein Foto zum Schutz des Klienten oder bauen Labyrinthe in der Nähe des Waldes, um zu meditieren.

Lähmungen

Bei Lähmungen machen Vetucha-Heiler Folgendes: Sie gehen bei Vollmond auf einen Friedhof und sammeln dort von zwölf Gräbern Kräuter. Diese Kräuter werden mit Weihwasser gekocht. Mit diesem Sud wäscht man den Kranken.

Leberleiden

Vetucha-Heiler arbeiten bei Leberleiden mit Kräutern, aber auch mit Ritualen. Beispielsweise nehmen sie einen frischen Fisch und holen die Innereien heraus. Die Galle wird auf den Zeige- und Mittelfinger gelegt. Danach halten sie beide Finger zusammen und zeichnen ein Kreuz auf der Lebergegend des Klienten nach. Dazu sagen sie Folgendes: »Fisch ist verstorben, die Galle von ihm ist eingetrocknet, die Leber des (den Namen des Kranken sagen) wird geheilt, amen!«

Gegen Leiden aller Art

Dieses Ritual können Sie zu Hause durchführen: Nehmen Sie ein Holzstück und stechen Sie es in ein Brötchen. Sagen Sie den Namen des Erkrankten und benennen Sie seine Leiden. Bewegen Sie das Holzstück etwas hin und her. Ziehen Sie es nun heraus. In das entstandene Loch im Brötchen streuen Sie etwas Salz. Bekreuzigen Sie mit dem Holzstück das Brötchen und sagen: »Geister haben dich krank gemacht, Gott hat dich geheilt, amen!« Legen Sie das Brötchen ans Bett des Kranken. Am Abend desselben Tages soll er das Brötchen essen. Das Holzstück wird anschließend verbrannt.

Eine Alternative: Besorgen Sie sich an einem Donnerstag Salz aus sieben Häusern oder Wohnungen (fragen Sie Ihre Nachbarn). Auch in sieben Gaststätten können Sie Salz holen. Streuen Sie das gesammelte Salz in einen Teller. Verbrennen Sie ein Stück Holz oder ein paar Streichhölzer. Vermischen Sie Kohle, Asche und Salz miteinander und füllen ein Einwegglas damit. Vetucha-Heiler nehmen für Heilungen eine Prise dieser Mischung und geben sie in ein Glas Wasser. Zusätzlich verteilen sie weitere Prisen Salz in die Ecken des Zimmers, in dem der Kranke liegt. Der Kranke soll von dem, was in den Ecken liegt, kosten. Er soll mit einem angeleckten Finger aus den Ecken des Zimmers die Salzmischung auf seine Zunge geben. Die Reste dieses Salzes werden vom Heiler anschließend eingesammelt und vergraben. Das Wasser wird nun mit einem Gebet besprochen: »Aus den Zimmerecken bekommst du die Kraft des Hauses und der Hausgeister. Diese Kraft wird dir gegeben. Damit besiegst du die Krankheiten und verlierst deine Leiden. Das Salz ist salzig, die Asche ist bitter. Wer mein Wasser trinkt, wird gesund. Wer Salz mit Asche leckt, wird geschützt, amen!« Das Wasser soll der Kranke trinken.

Leiden »erschießen«

Geist, Körper und Seele sind miteinander verbunden. Jede Erkrankung ist ein Boykottprogramm. Man kann solche Boykottprogramme verändern oder, besser gesagt, umprogrammieren. Eine Kundin von mir, die immer wieder einen Hexenschuss hatte, probierte Folgendes aus: Sie zog visuell immer wieder eine Waffe aus der Hose und erschoss damit den Hexenschuss. Seitdem ist das Leiden so gut wie nie wieder aufgetaucht. Eine andere Kundin hat immer wieder Depressionen. Sie erschießt diese mit einer visuellen Steinschleuder und beschießt sie immer wieder mit Eiern. Dabei sagt sie immer: »Ich bin gesund und munter, und du stinkst nach faulen Eiern!« Ein weiterer Kunde, der Herzbeschwerden hatte, sagte: »Ich verbiete euch, da zu sein, und verbanne euch ins Nirwana!« Auch das hilft ihm, mit dem Leiden klarzukommen.

Liebesmagie

Zur Liebesmagie habe ich vor einigen Jahren bereits ein kleines Buch veröffentlicht. Es heißt »Die Geheimnisse der Liebesmagie«. Vetucha arbeitet mit diesem Thema sehr intensiv, denn Liebe gehört zum Leben. Bevor man jedoch Liebesmagie-Rituale verwendet, muss man sich sicher sein, dass man niemandem damit schadet.

Wenn Sie sich verlieben möchten, besorgen Sie sich drei rote Rosen. Legen Sie die Blüten in ein Einwegglas und geben Sie Olivenöl dazu. Lassen Sie das Glas unter Ihrem Bett für eine unbestimmte Zeit stehen.

Wenn Sie bereits jemanden kennen, der aber sehr schüchtern ist, empfehlen Vetucha-Heiler folgenden Vorgang: Nehmen Sie Ihr Foto und ein Foto des Herzenspartners. Kleben Sie beide Gesichter zusammen. Achten Sie darauf, dass die Fotos nicht falsch geklebt werden! Legen Sie die zusammengeklebten Fotos auf einen Tisch und stellen ein Glas Wasser und einen Bergkristall darauf. Lassen Sie dieses Gebilde vier Wochen lang wirken. Danach schütten Sie das Wasser weg. Die zusammengeklebten Fotos legen Sie in eine Vitrine. Den Kristall legen Sie für eine unbestimmte Zeit auf die Fotos.

Vetucha-Heiler empfehlen zudem, Mondsteine, Rosenquarz, versteinertes Holz oder auch Opale zu tragen, um die Liebe zu unterstützen.

Für noch stärkeren Liebeszauber nehmen Sie eine Kerze und gehen zu einem Friedhof. Gehen Sie zwischen den Gräbern hindurch und sprechen Sie das Gebet: »Die Kreuze stehen, die Toten schlafen. Das Herz des (den Namen des Geliebten/der Geliebten sagen) schläft nicht, sondern will mich ganz und gar, amen!« Suchen Sie danach ein Grab aus. Die Person, die darin bestattet wurde, sollte das Geschlecht des Partners haben. Zünden Sie an diesem Grab die Kerze an und bleiben Sie eine Weile stehen. Dann gehen Sie nach Hause. Sie dürfen danach die geliebte Person drei Tage lang nicht sehen.

Einen passenden Partner zu finden, ist nicht immer leicht. Machen Sie Folgendes: Nehmen Sie drei Bohnen. Eine pflanzen Sie am Grab des zuletzt Verstorbenen aus der Familie ein. Die zweite Bohne kochen Sie und essen sie. Die dritte Bohne wird zu Hause aufbewahrt.

Wenn Ihr Mann oder Ihre Frau seine bzw. ihre Liebe nicht mehr zeigen kann, besprechen Sie etwas Salz und salzen damit das Essen, welches er/sie bekommt. Zitieren Sie den Spruch: »Wie Menschen Salz lieben und ohne Salz nicht leben können, so wirst auch du (den Namen des Mannes/der Frau sagen) deine Liebe mir gegenüber zeigen, amen!«

Sie können auch ein Zauberkissen herstellen, welches die Genesung der Liebe ermöglicht: Nehmen Sie ein Stück Baumwollstoff, 40 mal 40 cm groß, und nähen Sie es so zusammen, dass eine kleine Öffnung bleibt. Füllen Sie das Kissen mit folgenden Kräutern: Lavendel, Rosenblätter, Eichenblätter und Birkenknospen. Nähen Sie nun das Kissen zusammen und legen Sie es sich ins Bett. Das Kissen kann auch gegen Schmerzen verwendet werden. Legen Sie es dazu in heißes Wasser und halten Sie es danach an die betroffenen Stellen.

Lunge

Auch gegen Lungenleiden haben Vetucha-Heiler ein Ritual: Finden Sie in einem Wald einen Ameisenhaufen. Nehmen Sie einen dünnen Birkenzweig und stecken ihn hinein, ohne den Haufen zu zerstören. Nach drei Tagen sollte der Zweig von dem Kranken persönlich aus dem Haufen gezogen werden. Er muss dabei sagen: »Ich nehme den Zweig mit und lasse meine Erkrankung hier.« Zu Hause soll er den Zweig klein schneiden und mit 500 ml Wasser abkochen. Das Wasser wird an den folgenden drei Tagen schluckweise getrunken.

M

Magieabwehr

Magische Angriffe sind keine Seltenheit. Wenn Sie denken, dass jemand bei Ihnen Magie angewendet hat, tun Sie Folgendes: Nehmen Sie ein Stück Kohle und verbrennen Sie etwas Weihrauch darauf. Sagen Sie in den Rauch: »Wie du brennst, so verbrennt das Negative in mir und um mich herum, amen!« In den darauf folgenden Tagen sollten Sie zu einer Hochzeitszeremonie gehen. Stellen Sie sich irgendwohin, wo das Paar gegangen ist, und sagen Sie: »Himmelskräfte, gebt mir Kraft und reinigt mich.« Dazu (um nicht dem Paar zu schaden) sagen Sie: »Ich bin glücklich, und ihr seid glücklich, amen!« Gehen Sie nach Hause und lassen Sie eine Kerze abbrennen.

Eine Alternative: Kochen Sie irgendein Reisgericht. Salzen Sie es mit Salz aus so vielen Häusern oder Wohnungen, wie Familienmitglieder im Haus leben. Alle Familienmitglieder müssen davon kosten.

Noch eine Alternative: Bestellen Sie in einer Kirche drei Liturgien für Ihre Gesundheit. Verteilen Sie an diesem Tag 40 verschiedene Geschenke oder Geld an Arme oder Freunde. Am Tag darauf gehen Sie zu einem Friedhof und sprechen vor dem Eingang folgendes Gebet: »Jesus ist stärker als die Kraft der Hölle und reinigt mich von allen negativen Einflüssen, amen!« Gehen Sie nach Hause und reden Sie bis zum nächsten Tag mit niemandem.

Eine weitere Alternative: Nehmen Sie ein Messer in Ihre rechte Hand und zeichnen damit auf dem Boden einen Kreis um sich herum. Dabei müssen Sie Ihre linke Hand am Herzen halten. Sagen Sie zwölfmal nacheinander: »Ich zeichne den Kreis, der mich schützt.

Meine Engel stehen um mich herum und im Kreis. Kreis um mich herum, Kreis in mir, Kreis vor mir und hinter mir, amen!« Legen Sie das Messer beiseite und legen Sie sich für eine halbe Stunde ins Bett.

Noch eine Methode: Nehmen Sie eine rote Decke oder ein rotes Stück Papier. Streuen Sie eine Prise Salz darauf. Sagen Sie: »Ich lösche zwölf Flammen und 77 Sünden. So, wie hier keine Flamme brennt, so werde ich nicht verbrennen, amen!« Werfen Sie danach die Decke oder das Papier mit dem Salz weg.

Noch eine Alternative: Nehmen Sie eine Handvoll Kleingeld und gehen Sie zu einem Friedhof. Legen Sie das Kleingeld auf ein Grab, in dem eine Person Ihres Alters liegt. Gehen Sie danach nach Hause.

Die letzte Alternative: Nehmen Sie ein Messer in Ihre linke Hand und ein Glas Wasser in die rechte Hand. Sagen Sie: »Ich bin gesund und munter, das Negative geht weg, amen!« Trinken Sie das Wasser. Das Messer sollte weggeworfen werden.

Magieabwehr durch Eier

Wenn man das Wort »Vetucha« hört, denkt man automatisch an die sogenannte »gütige Magie«. Die gütige Magie behandelt sowohl körperliche als auch seelische Leiden, ohne jemandem zu schaden. Anders gesagt, wird gegen jede schwarze Magie ein Ritual eingesetzt, das diese magische Energie löscht. So ist es auch mit der Zehn-Eier-Methode. Nehmen Sie zehn frische Eier und vier Gläser Wasser. Diese Gläser sollten nur bis zur Hälfte mit Wasser gefüllt sein. Schlagen Sie diese Eier wie folgt in die Wassergläser: Das erste Ei schlagen Sie auf und geben es in das erste Glas Wasser. Die nächsten drei Eier schlagen Sie auf und geben sie in das zweite Glas Wasser. Dann schlagen Sie die nächsten drei Eier auf und geben sie in das nächste Glas Wasser. Die letzten drei Eier schlagen Sie auf und geben sie in das vierte Glas Wasser. Sie haben dann also drei Gläser mit jeweils drei Eiern und ein Glas mit einem Ei. Nun werden diese vier Gläser am Bett (links oder rechts) auf den Boden gestellt und eine Nacht stehen gelassen. Das Glas mit einem Ei wird zu den Füßen gestellt, das erste Glas mit drei

Eiern in die Steißgegend. Das nächste Glas mit drei Eiern wird in der Herzgegend und das letzte Glas mit drei Eiern am Kopf platziert. In der Früh wird der Inhalt der Gläser ins WC geschüttet.

Gegen Fotomagie

Wenn jemand Magie auf Ihr Bild ausgeübt hat oder Ihr Foto in ein Grab geworfen hat, helfen meistens keine Rituale. Von Tag zu Tag geht es Ihnen immer schlechter und keiner weiß, was los ist. Vetucha kennt jedoch ein Geheimritual dagegen: Holen Sie an zwölf aufeinanderfolgenden Tagen oder auch an einem Tag zwölfmal hintereinander jeweils ein Glas Weihwasser aus einer Kirche nach Hause. So haben Sie zwölf Gläser mit Weihwasser. Stellen Sie die Gläser mit dem Wasser auf einen Tisch und zu jedem Glas eine Kerze. Lassen Sie alle zwölf Kerzen abbrennen. Gehen Sie anschließend zu einem Grab, in dem eine Person Ihres Geschlechts liegt. Stellen Sie auf das Grab eine Kerze, zünden Sie sie an und sagen Sie: »Dir, hier zu liegen, mir, hier zu laufen und zu leben, amen!« Lassen Sie die Kerze am Grab brennen und gehen Sie nach Hause. Die Wassergläser bleiben 40 Tage lang auf dem Tisch stehen. Fasten Sie 40 Tage lang: Essen Sie kein Fleisch und keinen Fisch. Alles andere ist erlaubt. Am 41. Tag nehmen Sie drei Messer und geben sie in das erste Glas mit Wasser. Waschen Sie damit Ihr Gesicht und trocknen Sie es mit einem alten Tuch. Am nächsten Tag legen Sie dieselben Messer in das zweite Wasserglas und waschen wieder Ihr Gesicht damit. An den folgenden Tagen kommt ein Glas nach dem anderen dran. Wenn Sie alle zwölf Gläser benutzt haben, bringen Sie die Messer in einen Wald und stecken sie in die Erde. Das Wasser können Sie nun auf die Straße schütten.

Gegen schwarzmagische Vorgänge hilft auch dieses Ritual: Tauschen Sie die Vorhänge an den Fenstern im Haus. Sollten keine Vorhänge vorhanden sein, stellen Sie Ihre Pflanzen in einem Zimmer um. Nehmen Sie danach ein frisches Ei, kleben einige Basilikumblätter daran und umwickeln das Ganze mit rotem Garn. Werfen Sie das Ei in einen Fluss. Sagen Sie dazu: »Fetar gumar so, jeto kns paur respetario gunde, las pur sentopie.«

Eine weitere Alternative: Für diesen Vorgang brauchen Sie einen Tropfen Ihres eigenen Blutes und ein rohes Hühnerei. Nehmen Sie das Ei in Ihre Hände, machen ein Loch hinein und saugen es aus. Der Tropfen Blut soll in das leere Ei getropft werden. Legen Sie das Ei unter eine Henne. Nach ein paar Tagen wird das Ei zerschlagen und mit Mehl vermischt. Der Teig wird einem Tier zum Fressen gegeben.

Vetucha arbeitet gegen schwarze Magie hauptsächlich mit Ritualen auf dem Friedhof oder in einer Kirche. Hier ist noch ein Friedhofsritual: Gehen Sie auf einen Friedhof. Nehmen Sie etwas Kohle und lassen Sie sie auf Ihre Hände rieseln. Sehen Sie dann Ihre Hände kurz an und streuen Sie etwas Salz darauf. Verreiben Sie die Kohle und das Salz miteinander. Lassen Sie die Mischung auf den Boden fallen. Gehen Sie dann nach Hause und ziehen Sie Ihre Socken aus. Drehen Sie sie auf die verkehrte Seite, die Innenseite, und tragen Sie die Socken zwei Tage lang. Danach können sie verbrannt werden.

Tauschgeschäft am Grab

Sollten Sie Kummer oder Schmerzen haben oder den Verdacht schöpfen, magisch belegt zu sein, dann können Sie das sogenannte Tauschgeschäft am Grab durchführen. Es ist nicht nur ein interessantes Ritual, sondern auch eine sehr schnell wirkende Energiearbeit. Nehmen Sie eine Blume, ein Stück Brot sowie eine kleine Flasche Alkohol und gehen Sie damit auf einen Friedhof. Suchen Sie ein Grab aus, in dem eine Person Ihres Alters und Geschlechts liegt. Alternativ passt auch ein Grab, in dem eine Person Ihres Geschlechts liegt, die den gleichen Vornamen trägt oder deren Vorname mit dem gleichen Buchstaben beginnt wie Ihrer. Legen Sie alles aufs Grab und sagen Sie: »So, wie du hier liegst und deine Ruhe gefunden hast, so, wie Dein Herz frei von Kummer und Schmerz ist, so werde auch ich Ruhe auf dieser Erde haben und meinen Schmerz verlieren.« Lassen Sie alles auf dem Friedhof liegen, nehmen Sie nichts wieder mit.

Das Mitgebrachte ist ein Ausgleich für die geistige Welt, also eine Opfergabe.

»Dim dim ja masla ne em« – schon als Kind lernte ich einige Rituale kennen, ohne zu wissen, dass es Rituale waren. Zum Beispiel habe ich mit meinen Freunden die sogenannte »SEKRETIK« eingegraben und unsere Wünsche versendet. Dazu nahmen wir ein Blatt Papier, schrieben unsere Wünsche darauf, legten den Zettel unter eine Glasscherbe von einer grünen Flasche und vergruben beide so, dass man die Oberfläche des Glases noch sehen konnte. Die Wünsche wurden uns meistens auch erfüllt. Am Abend haben wir immer wieder ein Ritual vor dem Haus veranstaltet: Wir saßen vor einem offenen Feuer und sahen in die Flammen. Interessant war, was wir darin gesehen haben. Das, was wir sahen, erzählten wir einander. Wenn das Feuer ausging, gab es viel Rauch. Wir blieben davor sitzen und sagten: »Der Rauch geht nach oben, wir essen keine Butter, so ziehen wir keinen Rauch, sondern unsere Wünsche an.« Auf Russisch klingt es so: »Dim dim ja masla ne em, Zelanija ispolnjatsa.« Wir stellten uns immer wieder vor, dass unsere Worte erhört wurden.

Das magische Quadrat
Im Vetucha gibt es das sogenannte magische Quadrat. Man schätzt es als Schutzzeichen. Das Quadrat wird auf einen Zettel gezeichnet und ins Portemonnaie gelegt. Hier ist es:

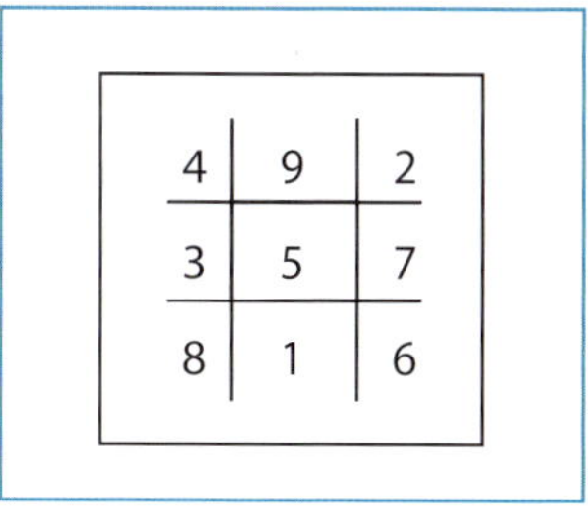

4	9	2
3	5	7
8	1	6

Magisches Quadrat

Der 21. März

Der 21. März ist im Vetucha ein besonderer Tag. Es ist nicht nur der Tag, an dem das astrologische Jahr und auch der Frühling beginnt, sondern ein Tag der speziellen Energien! In dieser Zeit beginnt der Saft der Bäume nach oben, aber auch die Energie im menschlichen Körper zu fließen. Einige Energievorgänge an diesem Tag helfen, das komplette Jahr positiv zu beeinflussen. Die folgende Übung kann jeder machen, sie aktiviert die Energie des Körpers und des Geistes gleichzeitig: Setzen Sie sich auf einen Stuhl und machen Ihre Augen zu. Sitzen Sie bitte gerade, das Kinn etwas höher halten. Legen Sie Ihre Hände auf den Schoß. Atmen Sie 30 Sekunden durch die Nase ein. Atmen Sie die Luft durch den Mund aus. Danach legen Sie eine 30-Sekunden-Pause ein und wiederholen den Vorgang. Um die frische Energie auch in die Wohnung zu bringen, pflanzen Sie einige neue Pflanzen an diesem Tag ein.

Meteoriten

Meteoriten sind seltener als Edelmetalle, und einige sind wertvoller als Diamanten! Man soll bedenken, dass sie nicht von unserem Planeten kommen. Sie sind Geschöpfe des Universums und unterstützen uns daher in der Neuzeit mit ihren einzigartigen Energien. Sie helfen Menschen durch ihre Impulse, den Zugang zum Kosmos zu finden. Sie verbinden den Menschen mit dem Kosmos – mit der Mutter aller Materie.

Vetucha-Heiler lieben Meteoriten und nutzen sie als Talismane. Ein Meteorit hat eine stabilisierende Wirkung auf das Energie-Immunsystem. Außerdem werden ihm Kräfte zugeschrieben, die den Alterungsprozess bremsen. Sie sollen negative Strahlen vom Körper fernhalten. Darüber hinaus zeigen Meteoriten eine gute Wirkung auf die Psyche und harmonisieren das Leben. Sie unterstützen alle Chakren, besonders das dritte Auge, den Solarplexus, das Herz- und das Kronenchakra. Tragen Sie einen Meteoriten, so warnt er Sie vor negativen Menschen. Das Gefühl, das man hat, wenn man einen Meteoriten trägt, ist unbeschreiblich. Dieses einzigartige »Gefühl des Eins-Seins« mit dem Kosmos wollen viele Menschen, die sich entwickeln wollen, erleben. Ich persönlich benutze mehrere Meteoriten in meiner Praxis, z.B. Eisenmeteorite und Sternschnuppen. Diese üben auf Menschen eine starke spirituelle Kraft aus. Sie sind mit der Macht des Geistes verbunden. Jeder Meteorit verbindet Ihr Herzchakra mit Ihrem kosmischen Ursprung. Meteoriten tragen viele positive Informationen in sich, die an den Träger direkt weitervermittelt werden. Sie unterstützen zudem den Prozess der Transformation.

Migräne

Auch gegen heftige Kopfschmerzen und Migräne verwenden Vetucha-Heiler Energievorgänge. Hier einige Vorschläge: Gehen Sie zu einem Fluss und werfen einen Schlüssel ins Wasser. Denken Sie dabei: »Der Schlüssel verschwindet in den Fluten und mein Kopfschmerz auch!«

Ziehen Sie visuell eine Pyramide um den Kopf oder stellen Sie eine aus Papier her und tragen sie auf dem Kopf.

Nehmen Sie ein Messer und klopfen mit seinem Griff leicht auf Ihren Kopf. Beten Sie das »Vaterunser« dazu.

Mobbing

Mobbing kostet immer viel Energie. Auch für dieses Problem hat die Vetucha-Heilung ein Ritual. Nehmen Sie Ihr eigenes Foto und legen es unter ein Glas Wasser. Lassen Sie das Foto 20 Tage lang unter dem Glas liegen. Nehmen Sie zusätzlich einen Zettel, schreiben Sie die Namen der Personen darauf, die Sie ärgern, und verbrennen ihn dann. Die Asche werfen Sie bitte in die Luft (aus dem Fenster oder auf die Straße). Danach nehmen Sie etwas Salz und schleudern es in die Richtung, in der die Mobber wohnen. Sagen Sie dabei Folgendes: »Alles Negative, das von euch kommt, kommt bei mir nicht an, amen!« Nach 20 Tagen nehmen Sie Ihr Foto in die Hände, küssen es und legen es in ein Album. Das Wasser wird ins WC geschüttet.

Der Mond

Vetucha-Heiler schwören auf die Vollmondenergie. Einige Rituale werden durch diese Energie verstärkt. Interessant zu wissen ist auch, was die heutige Wissenschaft belegt: Bei Vollmond haben Menschen mehr Sex. Auch Schwangerschaften entstehen zum großen Teil bei Vollmond. Bei Neumond gibt es dagegen kaum Schwangerschaften. Die Menstruation der Frau fängt bei einem Mädchen meistens in der Mondphase an, in der sie geboren wurde. Herzinfarkte werden drei Tage vor dem Vollmond und einen Tag vor dem Neumond seltener. OPs bei Vollmond sind mit großem Blutverlust verbunden, und Vergiftungen geschehen meistens bei Vollmond.

Vollmondrituale regeln und klären die Vergangenheit. Hier ist ein Mondritual für Sie: Schreiben Sie Ihre Wünsche auf ein Blatt Papier und bereiten Sie eine Räucherung aus Tanne, Wacholderbeeren und Alant vor. Als Alternative können Sie Weihrauch, Mariengras und etwas Kampfer verwenden. Zünden Sie diese Kräutermischung an. Halten Sie das Blatt Papier mit den Wünschen über den Rauch und legen Sie es danach in eine Bibel. Solche Rituale ziehen Liebe an und bewirken Heilung und Reinigung.

Müdigkeit

Wenn man ständig müde ist, sollte man neue Energie in einem Wald auftanken. Gehen Sie in einen Wald und suchen Sie eine Esche (Vogelbeere), um sie anzufassen. Halten Sie Ihre Hände zehn Minuten lang auf die Rinde des Baumes und lehnen Sie sich anschließend mit dem Rücken dagegen. Bleiben Sie in dieser Position fünf weitere Minuten stehen.

Als Alternative schlägt Vetucha Folgendes vor: beide Hände fünf Minuten lang unter laufendes Wasser halten. So wird die Müdigkeit abgeleitet. Das Wasser sollte acht Zentimeter oberhalb des Handgelenkes fließen.

Musik und Töne

Unser Körper und dessen Zellen schwingen in einem Grundton von 432 Hertz (Hz). Musik in dieser Frequenz ist die von Brahms, Verdi oder Beethoven sowie von Mozart. Die Musik von Adele und John Lennon erreicht ebenso die Zellen des Körpers und lässt sie schwingen. Das Hören dieser Musik bringt Harmonie und tut dem Körper gut.

Für junge Mütter

Nach einer schweren Geburt sollte die junge Mutter wie folgt neue Kräfte sammeln: Gehen Sie ins Bad und zeichnen Sie mit einem Seifenstück einen Kreis auf den Boden. Setzen Sie sich auf einen Stuhl in diesen Kreis. Füllen Sie nach einer Minute eine Schüssel mit warmem Wasser und legen Sie Ihre Hände hinein. Sagen Sie: »Die Kraft des Wassers, die Kraft von Mutter Maria, die Kraft Gottes wird von mir aufgenommen, amen!«

N

Schutz gegen böse Nachbarn

Die Nachbarschaft ist heutzutage oft ein schwieriges Thema. Um sich zu schützen, machen Sie Folgendes: Nehmen Sie etwas Weihwasser aus der Kirche und etwas Erde aus Ihrem Garten. Sollten Sie keinen Garten besitzen, nehmen Sie etwas Erde aus dem Wald. Weihen Sie die Erde mit diesem Wasser und einem Gebet. Dazu schütten Sie das geweihte Wasser auf die Erde und beten viermal das »Vaterunser«. Die geweihte Erde wird anschließend mit etwas Salz vermischt und in den Grundstücksecken verteilt. Sollte es sich um eine Wohnung handeln, legen Sie die Erde in die Ecken eines Zimmers. Benutzen Sie dazu kleine Teller oder Einweckgläser. Lassen Sie die Erde zehn Tage liegen. Werfen Sie sie danach in einen Fluss.

Eine Alternative: Legen Sie einen schwarzen Turmalin in ein Wasserglas und platzieren das Glas an der Hauswand, die Sie mit dem Nachbarn teilen.

Mit Nadeln heilen

Vetucha-Heiler arbeiten sehr gerne mit dem Element Metall. So verwenden sie Nadeln, Nägel oder Messer bei Ritualen. Hier ist ein Heilritual mit Nadeln: Man nimmt eine neue Packung mit Nadeln und macht mit jeder einen Stich in die Bekleidung des Erkrankten. Dazu sagt man: »Ihr habt ihn auseinandergerissen, ich werde ihn zusammennähen, amen!« Der Kranke sollte das Hemd drei Tage lang tragen.

Für gesunde Nägel

Dieses Ritual wird Ihnen helfen, gesunde Nägel zu bekommen: Nehmen Sie ein Einwegglas und geben drei Katzennägel, etwas Salz und Erde hinein. Begraben Sie das Glas in der Natur. Sagen Sie währenddessen: »So, wie die Katze neue Nägel bekommt, nicht aus der Erde, sondern aus dem Leibe, so werden bei mir neue Nägel wachsen, amen!«

Gegen Nägelkauen

Gegen Nägelkauen hilft folgendes Ritual: Der Klient soll seine Hände vor sich strecken. Die Nägel sollen zum Heiler zeigen. Berühren Sie die Nägel mit einem Messer. Fangen Sie mit der rechten Hand an. Sagen Sie dabei folgende Worte: »Was zum Körper gehört, bleibt am Körper. Wurzel zur Erde, Nägel zur Hand, Haare zum Kopf, amen!«

Nasenprobleme lindern

Bei Nasenproblemen wie Polypen, Bluten, Jucken oder trockener Schleimhaut vollziehen Vetucha-Heiler dieses Ritual: Halten Sie alle Finger Ihrer rechten Hand zusammen und kreuzen damit das Gesicht des Kranken. Sagen Sie dabei: »Der Hund atmet, die Katze auch. Der Fisch atmet, atme auch du. Alles, was lebt, atmet, lebe und atme auch du, amen!«

Negatives vernichten

Einiges Negative wird durch das eigene Negative angezogen. Fragen Sie den Kranken, was er über das Thema »Sünden« denkt. Fühlt er sich schuldig? Wer könnte ihm schaden? Wen hat er beleidigt? Bereiten Sie sich dann drei Tage auf die Heilung vor. Am vierten Tag lassen Sie den Kranken zu sich kommen. Setzen Sie ihn auf einen Stuhl. Nehmen Sie eine Kerze in die Hand und stellen Sie rechts von dem Kranken Weihwasser hin. Stellen Sie sich hinter den Kranken, halten Sie die Kerze mit beiden Händen so, dass die kleinen Finger, Mittelfinger und Daumen der einen Hand die gleichen Finger der anderen Hand berühren. Halten Sie die Hände so oberhalb des Kopfes des Kranken und sagen Sie: »Das Negative verbrenne ich mit Gottes Kraft. Ich heile dich mit Gottes Kraft und Willen, amen!« Der Kranke soll nun das Weihwasserglas nehmen und die Kerze im Wasser löschen. Mit diesem Wasser soll er anschließend sein Gesicht waschen.

Eine Alternative: Gehen Sie in einen Wald und suchen Sie zwei Bäume aus. Einer muss leben und der andere vertrocknet sein. Man spricht drei Kurzgebete: Eins wird für den kranken Menschen, das zweite für den vertrockneten Baum und das dritte für den lebenden Baum gesprochen. Gebet für den Kranken: »Wer meine zwölf Gottesnamen nicht lesen kann, kommt nicht nahe dem (den Namen des Kranken sagen). Meine Namen sind Verest, Basir, Zauber, Retter, Eliah, Liebe, März, Uria, Gang, Klarheit, Gottes Sohn, Frama, Wind. Ich habe Unterstützung vom Erzengel Michael, amen!« Gebet für den trockenen Baum: »Wurzel, Blätter, Zweige, Äste, so ihr ausgetrocknet seid, so nehmt ihr die negative Energie und Magie von (den Namen des Kranken sagen) auf, amen!« Gebet für den lebenden Baum: »Wurzel, Blätter, Zweige, Äste, so ihr lebendig seid, so wird (den Namen des Kranken sagen) auferstehen, amen!«

Eine Alternative: Bestellen Sie den Klienten abends zum Sonnenuntergang in Ihre Praxis. Setzen Sie ihn auf einen Stuhl und stellen Sie sich hinter seinen Rücken. Der Klient soll mit dem Gesicht zum Zimmereingang sitzen. Nehmen Sie ein Messer in die Hand. Berühren Sie damit den 7. Halswirbel des Kranken und sprechen Sie dieses Gebet: »Göttliche Kräfte, heilt den (den Namen des Kranken sagen) und reinigt seine Seele und seinen Leib vom Fluch und negativen Energien, amen!« Sprechen Sie das Gebet dreimal hintereinander. Wiederholen Sie den Vorgang drei Tage lang. Am letzten Tag waschen Sie das Gesicht des Kranken mit Weihwasser aus einer Kirche.

Wenn Ihnen jemand keine Ruhe gönnt oder Ihnen negative Energie sendet, können Sie sich mit folgendem Gebet schützen. Sprechen Sie es zwölf Tage lang bei Sonnenuntergang: »Zwölf Messer liegen auf dem Tisch und werden von zwölf Heiligen bewacht. Nehmt alle meine Trauer und Verwünschungen weg, amen!«

Eine Alternative: Nehmen Sie ein Glas Wasser, eine Kerze, eine Zange und einen Nagel aus Edelstahl. Zünden Sie die Kerze an. Halten Sie den Nagel mit der Zange. Erwärmen Sie ihn in der Flamme der Kerze und denken währenddessen an das, was Sie stört. Das können schlechte Gedanken, Ängste, Leiden oder negative Personen sein. Löschen Sie den glühenden Nagel im Wasser. Wiederholen Sie den Vorgang noch einmal.

Noch eine Alternative: Wenn Sie merken, dass andere Sie beneiden, sagen Sie gedanklich: »Wie gekommen, so vergangen, amen!«

Eine weitere Alternative: Sprechen Sie dieses Gebet zwölf Tage lang bei Sonnenuntergang. »Lieber Gott, liebes Universum, helft mir und schützt mich vor Neidern. Zwölf Messer, dreizehn Wächter, zwölf Heilige und Juda, besprecht mich und nehmt meine Trauer weg. Gott bespricht mich selbst, amen!«

Nierenleiden

Für die Nieren gibt es ein Mondritual: An einem Vollmond wird der Kranke auf den Bauch gelegt. Machen Sie eine Faust und führen Sie

sie von der Nierengegend nach oben und wieder zurück. Sprechen Sie das Gebet und bei jedem Wort lassen Sie die Faust los, strecken also die Finger aus: »Geboren, getauft, ausgewachsen. Dein Herz ist hier, um zu schlagen, deine Lunge ist hier, um zu atmen, deine Nieren sind hier, um zu entgiften. Ich hebe die Erkrankung auf und lasse deine Nieren wieder entgiften. Korrigiere, heile und segne, amen!«

Eine Alternative: Wenn nichts anderes geholfen hat, nimmt man einen frischen Eichen- oder Birkenzweig und macht damit Kreuze in der Nierengegend. Dabei beten Sie: »Himmel und Erde kennen keine Schmerzen. Sonne und Mond kennen keine Leiden. Ich befehle dem Schmerz zu verschwinden, alle Schmerzen werde ich binden. Wie ich sage, so wird auch, der/die (den Namen des Kranken sagen) kraftvoll und schmerzfrei. Ich beschwöre die Leiden mit dem Rauch, amen!« Anschließend werden die Zweige verbrannt.

P

Partnerschaft

Eine Partnerschaft kann glücklich machen, aber auch Kummer bereiten. Vetucha-Heiler sagen, dass eine Hochzeit am besten beim zunehmenden Mond stattfinden sollte. Das verspricht Glück und eine dauernde Partnerschaft. Gut sind dafür folgende Mondtage: der 10., 11., 12., 13., 17., 26. und 27. Sollte die Hochzeit an einem anderen Tag stattfinden, sind Streit und Negatives vorprogrammiert. Aber auch dafür gibt es rituelle Abhilfe. Vetucha-Heiler zufolge ähnelt das Herz einem Planeten und ist kein bloßes Stück Fleisch. Es braucht Liebe und Energie. Ihrer Meinung nach besitzt jeder Mensch eine Art Matrix im Kosmos, die mit anderen Energien zusammenarbeitet. Zu solchen Energien gehören Planetenimpulse und Daten. Wenn also Ihre Hochzeit nicht bei einem zunehmenden Mond stattfand, müssen Sie Planetenenergien darum bitten, die Ehe zu schützen. Gehen Sie an einem Abend nach draußen. Sehen Sie die Sterne an und bedanken Sie sich für die schöne Zeit mit Ihrem Partner. Bitten Sie die Sterne darum, die Ehe zu schützen und ihr neue Energie zu geben.

Damit Ihr Partner auf Sie hört, sagen Sie beim Weihnachtsessen dieses Wort: »AWRAAM«.

Pflanzen

Pflanzen bringen Glück und gehören zu den direkten Vermittlern der kosmischen Energien. Vetucha-Heiler lieben alle Pflanzen. Einige dürfen auf keinem Grundstück fehlen. Lorbeer oder Lavendel sind »Sonnenblumen«, die Glück und Segen bringen. Sie werden immer am Haus eingepflanzt. Vergissmeinnicht ist auch sehr beliebt. Das ist eine Venuspflanze, die für die Liebe und zwischenmenschliche Kontakte steht. Mandel oder Flieder symbolisieren das Vermehren von Geld und gehören dem Jupiter an. Narzissen und Lilien gehören zum Mond und stehen für Magie und Erfüllung der Wünsche. Eine Magnolie symbolisiert Kraft. Sie wird mehreren Planeten zugeordnet.

Zum Gießen von Pflanzen empfiehlt sich Tauwasser, das in einer Klangschale aufgeladen wurde. Außerdem legen Vetucha-Heiler Schungitsteine zu den Wurzeln der Pflanzen. Der Stein wirkt wie eine Düngung.

Mit Pflanzen reden

Vetucha-Heiler reden mit Tieren, Bäumen und Pflanzen. Sie tauschen dadurch Energien mit dem sogenannten Botanicum aus. Das Botanicum ist die Seele einer Pflanze, die eine höhere Schwingung als jede Störung besitzt und die durch das Gespräch auf den Körper übertragen wird. Bäume umarmen ermöglicht, das Botanicum zu tanken. Daher wird es von Vetucha-Heilern empfohlen. Wenn Sie Pflanzen sammeln oder pflücken, sollten Sie sie fragen, ob sie nichts dagegen haben. Beten Sie das »Vaterunser«.

Pickel

Haben Sie Pickel oder unreine Haut? Dann probieren Sie Folgendes aus: Nehmen Sie warmes Wasser und stellen drei Kerzen um eine Schüssel. Zünden Sie sie an und sagen Sie: »Wie das Gesicht von Maria rein und hell ist, so wird auch mein Gesicht rein.« Waschen Sie Ihr Gesicht mit dem Wasser. Das restliche Wasser füllen Sie in ein Glas um und schütten es an drei Kreuzungen aus.

Eine Alternative: Nehmen Sie einen Fisch und entfernen seine Schuppen. Legen Sie den Fisch in eine Tüte und die Schuppen in eine andere Tüte und vergraben Sie beide Tüten an verschiedenen Stellen in einem Wald. Sagen Sie: »Wie dieser Fisch ohne Schuppen ist, so ist mein Leib ohne Pickel, amen!«

Planeten und Lebensalter

Jeder Planet entspricht einem menschlichen Lebensalter:
Vom 1.–4. Lebensjahr regiert der Mond.
Vom 5.–14. Lebensjahr regiert der Merkur.
Vom 15.–21. Lebensjahr regiert die Venus.
Vom 22.–41. Lebensjahr regiert die Sonne.
Vom 42.–56. Lebensjahr regiert der Mars.
Vom 57.–68. Lebensjahr regiert der Jupiter.
Vom 69.–77. Lebensjahr regiert der Saturn.
Ab dem 78. Lebensjahr regieren Uranus, Neptun, Saturn und Pluto zusammen.

Um die Energie der Planeten in diesen Jahren zu verstärken, benutzen Vetucha-Heiler Edelsteine – oder besser gesagt – Planetensteine. Diese werden zum Tragen empfohlen:

- Sonne: Rubin, Sonnenstein, Quarze
- Mond: Smaragd, Perle, Jade, Malachit, Mondstein
- Merkur: Bernstein, Tigerauge, Topas
- Venus: Aquamarin, Amethyst, Saphir
- Mars: Rubin, Granat, Jaspis, Karneol

- Jupiter: Lapislazuli, Türkis, Heliotrop
- Saturn: Gagat, Onyx
- Uranus: Bergkristall, Türkis
- Neptun: Turmalin, Opal, Amethyst
- Pluto: Opal, Turmalin

Vor Prüfungen

Haben Sie eine Prüfung vor sich? Auch hier gibt es Hilfe: Nehmen Sie ein Hemd und schütteln Sie es dreimal. Sagen Sie: »Lieber Gott, gib mir Glück beim Lernen. Ich schüttele das Hemd, und du entfernst meine Ängste, amen!« Ziehen Sie das Hemd zur Prüfung an.

Punktomantie

Punktomantie (von lat. punctum = Fleck) ist eine alte Wahrsagemethode aus Russland. Diese können auch Sie ausprobieren. Nehmen Sie ein Blatt Papier und einen Kugelschreiber. Konzentrieren Sie sich auf eine bestimmte Frage. Zeichnen Sie nun 20 bis 30 Punkte ganz spontan auf das Blatt und legen Sie dann den Kugelschreiber weg. Nach fünf Minuten nehmen Sie ihn wieder in die Hand und verbinden alle Punkte mit einem Strich, ohne dass der Kugelschreiber vom Papier genommen wird. Wenn alle Punkte miteinander verbunden sind, ergibt sich eine Figur oder ein Symbol. Diese/Dieses gibt Ihnen eine Antwort auf die gestellte Frage.

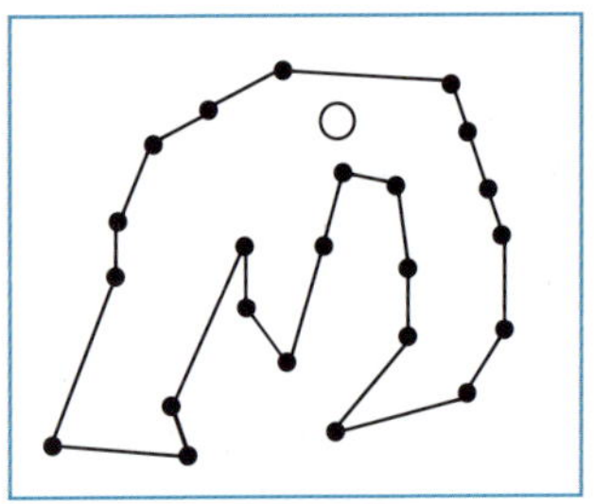

Punktomantie

R

Rauchen abgewöhnen

Das Rauchen aufzugeben ist schwer. Sie sollten eine Alternative zum Rauchen finden. Handarbeit kann so eine Alternative darstellen. Wenn Sie vom Kopf her so weit sind, das Rauchen aufzugeben, raten Vetucha-Heiler, damit bei Neumond oder einen Monat nach Ihrem Geburtstag anzufangen. Das Aufhören gelingt leichter. Bei Rauchern, die gerade erst angefangen haben, empfiehlt sich das Aufhören drei Monate nach dem Geburtstag.

Das Rautezeichen

Sie kennen die Rautetaste am Telefon. Was bedeutet dieses Zeichen, das auch Doppelkreuz heißt? Es steht für Sieg, Kraft und die Aktivierung Ihrer Fähigkeiten. Es aktiviert das innere Wachstum und konzentriert die Energie nach innen (in die Seele). Wenn man sich konzentrieren will, kann das Rautezeichen mit einem Kugelschreiber auf die Handflächen aufgemalt werden. Die Raute steht zudem für Gleichgewicht und Balance und stärkt die Energie des Hauses. Deshalb wird sie sehr gern an Hauswänden angebracht. Ich verwende die Rautenform bei meinen Ritualen, wenn ich besondere Themen verstärken will.

Reinigungsrituale

Reinigung am Donnerstag

Der Donnerstag gilt Vetucha-Heilern als besonders starker Tag. An diesem Tag kann man verschiedene Gegenstände, wie z.B. Zucker oder Salz, aufladen. Eine Prise solchen Zuckers oder Salzes kann für Reinigungsrituale genutzt werden. Kaufen Sie an einem Donnerstag Zucker oder Salz. Versehen Sie die Packung mit einem Kreuz und lassen Sie sie stehen. Am nächsten Tag machen Sie vor Sonnenaufgang Folgendes: Waschen Sie Ihr Gesicht und sagen: »Ich wasche alles ab, was nicht zu mir gehört, ich wasche meinen Körper und meine Seele, amen!« Danach nehmen Sie das Salz- oder Zuckerpäckchen und stellen es auf eine Bibel. Lassen Sie es bis zum Abend stehen. Der Zucker oder das Salz ist nun geladen und kann zur Speisenzubereitung verwendet werden.

Reinigung energetisch

Im Vetucha gibt es auch alte Sitten, die viele Menschen bis heute beherzigen. So wird z.B. mit Heu gearbeitet. Gehen Sie zu einem Bauern und bitten Sie ihn, Ihnen etwas Heu zu geben. Halten Sie das Heu vor Ihre Nase und atmen Sie tief ein. Dadurch wird Naturenergie eingeatmet. Nehmen Sie etwas Heu in Ihren Mund und kauen Sie es. Spucken Sie es aus und legen Sie Ihre Hände auf den Bauch.

Eine Alternative: Nehmen Sie Ihr Foto und streuen eine Prise Salz darauf. Lassen Sie das Foto sieben Tage mit dem Salz liegen. Werfen Sie das Salz danach in einen Mülleimer und legen Sie Ihr Bild ins Fotoalbum.

Eine andere Alternative: Nehmen Sie Ihr Foto und legen es in Weihwasser. Lassen Sie das Foto drei Tage im Wasser. Schütten Sie das Wasser danach auf die Erde und lassen Sie das Bild trocknen. Das trockene Bild legen Sie anschließend in ein Fotoalbum.

Reinigung der Familienmitglieder

Vetucha-Heiler empfehlen von Herzen, auch die Mitmenschen zu schützen. Auch dafür haben sie ein Ritual, das am Freitag vor Weihnachten oder vor Ostern vollzogen wird. Werfen Sie zuerst etwas Salz ins Feuer und bitten Sie um Entlastung für Ihre Familienmitglieder. Danach gehen Sie in Ihre Küche und machen einen Teig aus Mehl, Wasser und Hefe. Formen Sie daraus so viele Brötchen, wie Sie Familienmitglieder haben. Bevor die Brötchen gebacken werden, malen Sie Kreuze darauf. Sagen Sie bei jedem Brötchen: »Ich kreuzige dich, Gottes Brot, und verliere negative Gedanken, Krankheiten und Energien – ich und meine Familienmitglieder, amen!« Die gebackenen Brötchen werden an alle Familienmitglieder verteilt und gegessen.

Eine Alternative: Sollte in der Familie jemand krank sein, gehen Sie folgendermaßen vor: Nehmen Sie neue Bettwäsche und verschenken sie an jemanden. Danach stellen Sie neun Kerzen auf und zünden sie an. Warten Sie, bis die Kerzen erloschen sind. Gehen Sie nun in eine Kirche und spenden Sie neun Geldscheine. Kehren Sie nach Hause zurück. Der Kranke sollte drei Tage lang mit Tauwasser (das angesammelte Wasser von einer Wiese) gewaschen werden. Wichtig ist, dass das Gesicht und die Hände sowie die Unterarme mit dem Wasser in Kontakt kommen.

Reinigen der Gedanken

Legen Sie eine Prise Salz auf die Zunge. Das klärt Ihre Gedanken. An Silvester können Sie sogar für gute Gedanken für das ganze Jahr vorsorgen: Nehmen Sie ein Glas Wasser, geben Sie dazu eine Prise Salz, etwas Kohle (von einem Streichholz), einen Ring sowie ein eigenes Haar. Lassen Sie das Glas stehen. Am nächsten Tag nehmen Sie den Ring heraus und ziehen ihn an. Tragen Sie ihn das ganze Jahr, ohne ihn abzunehmen. Schütten Sie das Wasser bitte weg.

Wenn Sie sich in Ihren Gedanken verirrt haben, machen Sie Folgendes: Ziehen Sie das Oberteil Ihrer Kleidung aus und ziehen es verkehrt herum an. Dies verschafft Klarheit.

Reinigung eines Grundstücks

Mischen Sie Salz mit Zucker und bestreuen Sie die Grundstücksgrenzen damit. Sagen Sie: »Mein Grund ist geschützt!«

Energetische Reinigung alter Möbel

Es ist ein Phänomen, aber auch eine Tatsache, dass manche Möbelstücke oder Dekorationsgegenstände Energien speichern und eine Kraft haben. Es kann eine gute, aber auch eine schlechte Kraft sein. Möbelstücke können ihren Inhabern Kummer und Schmerz zufügen.

Andere bringen dagegen Glück. Eine Französin, Madame Luriue, kaufte bei einer Auktion ein Sofa aus dem Louvre. Immer wieder, wenn sie sich auf das Sofa setzte, bekam sie Asthmaanfälle. Schließlich verkaufte sie das Sofa an einen Antiquitätenhändler. Kurze Zeit danach starb er, als er auf diesem Sofa schlief. Ein Jahr später sah die Dame ein Bild des Louvre, auf dem das Sofa abgebildet war. Das Sofa stand in dem Raum, in dem zum Tode Verurteilte die letzten Stunden verbracht hatten, bevor sie gehängt wurden.

Bekannt ist auch ein Sessel aus dem englischen Yorkshire. Er gehörte einem Mörder namens Thomas Busby, der 1702 aufgehängt wurde. Davor hatte er geflucht: »Jeder, der sich in meinen Sessel setzt, wird sterben!« In 300 Jahren starben tatsächlich Dutzende Menschen, die sich auf den Sessel gesetzt hatten. Der Sessel hängt jetzt in einem Museum, sodass sich niemand mehr daraufsetzen kann.

Auch in Spanien gibt es ein monströses Möbelstück. In einem Hotel steht das sogenannte Mörderbett. In vier Monaten gab es neun Todesfälle in diesem Bett, die sehr mysteriös waren. Alle Menschen, die in diesem Bett übernachtet hatten, starben, 24 Stunden nachdem das Bett benutzt worden war.

Wenn Sie also ein Möbelstück erben oder ein altes Möbel kaufen, sollten Sie es auch energetisch reinigen. Benutzen Sie dazu Essigwasser und Kräuterenergie. Nehmen Sie eine Schüssel, geben Sie etwas Wasser hinein und fügen Sie verschiedene Kräuter wie Minze, Koriander oder Kampfer dazu. Lassen Sie das Wasser eine halbe Stunde stehen und geben einen Teelöffel Weinessig dazu. Mit diesem Wasser reinigen Sie das Möbelstück.

Reinigung eines Pendels oder einer Rute

Pendeln Sie gerne? Werkzeuge wie Pendel oder Einhandruten müssen immer wieder gereinigt werden. Pendeln Sie daher immer wieder über einem Glas mit Weihwasser und befeuchten Sie das Pendel oder die Rute damit. Das lässt Ihre Werkzeuge korrekt arbeiten. Vetucha-Heiler sagen: »Dämonen schreien, diese hört man schnell. Engel nuscheln, sie hört man schwer.« Wenn Sie also Engelinformationen mit Ihren Werkzeugen empfangen wollen, halten Sie diese rein.

Reinigung von Räumen

Seit Jahrhunderten gehört die Reinigung von Räumen zu Vetucha-Vorgängen. Dazu benutzt jeder Heiler seine eigenen Rituale. Einige verwenden Gebete, um das Negative zu vertreiben, andere nehmen Weihwasser, Birkensaft, Knoblauch und Zwiebeln zu Hilfe. Meine Oma benutzte zur Reinigung von Häusern Ahorn, Lavendel und Eiche. Sie sammelte Zweige dieser Pflanzen in einem Wald, verband sie zu Sträußen und ließ diese trocknen. Danach wurden auf jedes Zimmer zwei solcher Sträuße verteilt. Man merkte sofort die energetische Veränderung in den Räumen. Außerdem empfahl sie, Kieselsteine oder Eiswürfel in den Ecken des Hauses auszulegen. Dies sollte die Transformation der Hausenergie unterstützen. Vetucha-Heiler sprechen in diesem Zusammenhang von den Hausgeistern (Energie des Hauses und des Grundes). Diese Geister oder Energien sollten von den Menschen gepflegt werden. Sie legte sogar oft ihre Hände auf die Möbel, um diese Energie zu unterstützen. Tatsache ist, dass diese Energie von hellsichtigen Menschen wahrgenommen werden kann. Wissenschaftlich kann man sie zwar nicht messen, aber bioenergetisch macht sie sich bemerkbar. Jeder Rutengänger wird das bestätigen können. Meine Oma sagte, dass alles Negative sich in den Ecken einer Wohnung ansammelt. Sei es Streit-, Neid- oder auch Angstenergie. Die Anteile sammeln sich zu einem sogenannten Dunkelwesen, das den Bewohnern des Hauses Energie entzieht. Solche Energie kann durch eine Flamme, Rauch oder auch durch Metallgegenstände gebündelt werden. Vetucha-Heiler gehen jedes Zimmer eines Hauses mit einem Messer in der Hand im Uhrzeigersinn ab. Sie halten das Messer vor sich und machen eine Kreuzbewegung in jeder Ecke des Zimmers. Danach legen sie Salz in jede Ecke des Zimmers aus und lassen es wirken. Dazu kann ganz normales Salz in verschiedenen kleinen Gefäßen direkt auf den Boden gestellt werden.

Einige Heiler nehmen anstatt Salz Wasser. Sie nehmen mehrere Gläser, füllen sie mit Leitungswasser und geben eine Prise Salz hinein. Diese Gläser lässt man mehrere Tage stehen. Danach wird alles entsorgt.

Als Alternative können Sie Brot in die Ecken der Wohnung legen oder Wassergläser mit Kaffeebohnen am Fenster aufstellen. Lassen Sie alles zehn Tage stehen und werfen bzw. schütten es danach weg.

Eine weitere Alternative: Die sogenannte »weiße Energie« reinigt die Aura eines Raumes enorm. Nehmen Sie weiße Kerzen und stellen Sie diese in einem Zimmer auf. Die Kerzen müssen nicht angezündet werden. Stellen Sie sich zudem vor, dass weißes Licht ins Zimmer von außen gelangt und das Zimmer immer weißer wird.

Reinigung der Seele

Für eine Seelenreinigung empfehlen Vetucha-Heiler, mit Wasser zu arbeiten. Nehmen Sie ein Glas Wasser und stellen es auf einen Zettel, auf den Ihr eigener Name geschrieben ist. Platzieren Sie eine Schwimmkerze im Wasser und zünden Sie sie an. Lassen Sie die Kerze brennen, bis sie von alleine erlischt.

Eine Alternative: Nehmen Sie 500 g normales Speisesalz und bespritzen es mit etwas Leitungswasser und dem Saft einer Zitrone. Geben Sie es für 20 Minuten bei 200 °C in den Ofen. Nehmen Sie das Blech heraus und lassen Sie das Salz abkühlen. Legen Sie täglich Ihre Hände mehrmals darauf, mindestens zehn Tage lang. Danach werfen Sie das Salz weg.

Reisen

Es gibt viele Rituale, die eine Reise unterstützen. Einige Heiler lesen Gebete, andere nehmen etwas Erde aus der Heimat mit, um gesund zurückzukommen. Vetucha-Heiler schlagen Folgendes vor: Vor einer Reise sollte man sich kurz hinsetzen, dann wird die Reise ruhig verlaufen. Außerdem sollte man etwas Zucker in die Hand nehmen und auf den Weg vor dem Haus streuen. Dies gewährt Schutz vor Unfällen.

Die Kofferfarbe spielt auch eine Rolle: Nehmen Sie keinen roten, gelben oder weißen Koffer bei Auslandsreisen. Nehmen Sie keinen schwarzen Koffer bei Reisen ans Meer, entscheiden Sie sich lieber für einen braunen oder gelben Koffer. Bei Urlaub im Lande spielt die Kofferfarbe keine Rolle.

Es gibt auch ein Schutzsymbol für Reisen. Dieses sollte im Kofferinneren aufgemalt werden:

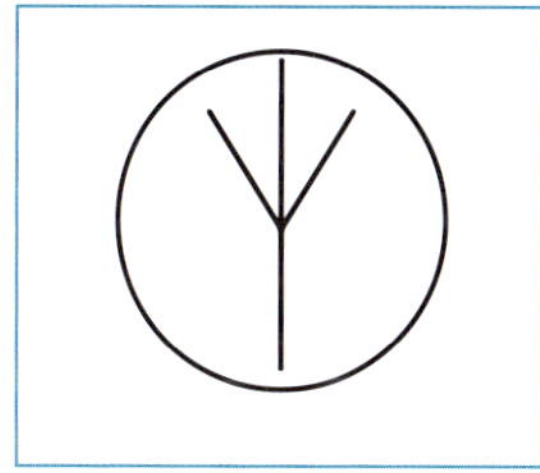

Schutzsymbol für Reisen

Wenn jemand verreist, können Sie diesen Menschen für die Zeit der Reise schützen: Nehmen Sie eine weiße Kerze und zünden Sie sie an. Setzen Sie die Person vor sich hin und gehen Sie mit der Kerze im Uhrzeigersinn um sie herum. Sprechen Sie folgendes Gebet: »Ich bespreche dich (den Namen der Person sagen) und bitte die Kräfte, dich auf deiner Reise zu begleiten und zu schützen. Die Engel sind mit dir, dein Weg ist gerade und offen. Ich bespreche dich mit der Kraft des Himmels und mit dieser Kerze. Amen!« Die Kerze sollte danach gelöscht und bis zur Rückkehr der Person aufbewahrt werden. Dann wird die Kerze angezündet und abgebrannt.

Eine Alternative: Halten Sie beide Hände zusammengelegt (Schlosshaltung) oberhalb des Kopfes des Reisenden und zitieren Sie diesen Spruch: »So, wie der Mond monatlich voll wird, so, wie die Sonne täglich aufgeht, so wirst du (den Namen des Reisenden sagen) deine Reise genießen und kommst gesund zurück. Amen!«

Respektlosigkeit

Die Selbstsucht mancher Menschen machte mich schon immer nachdenklich. Jeder Mensch ist etwas Besonderes und will einzigartig sein. Für jeden großartigen gibt es aber einen weiteren, der noch großartiger ist. Man sollte das schätzen, was man hat, so wird man glücklich. Ich habe in meinem Beraterleben vieles gehört. Manche Hilfesuchende ertrinken buchstäblich in ihrer Gallenflüssigkeit, andere ertrinken in ihrem Leiden, weil sie nicht loslassen wollen. Sie übertragen das Leiden zudem auf ihre Mitmenschen. Viele Menschen sind respektlos geworden: Sie haben keinen Respekt vor Partnerschaften, vor Anziehsachen, vor Mitmenschen, vor Gütern. Dazu kommt noch fehlender Respekt vor sich selbst, vor dem Leben und vor Veränderungen. Manche Menschen haben nicht einmal Respekt vor dem Tod oder vor dem Sterben. Solche Menschen denken, sie sind ewig hier und werden ewig hierbleiben. Das ist jedoch falsches Denken. Wenn solche Menschen die besten Jahre des Lebens so leben, sind ihre schwächsten Jahre noch grausamer. Vetucha-Heiler haben sehr viel Respekt vor allen Themen, die ich oben erwähnt habe. Sie sprechen im Hinblick auf Respekt über eine echte und eine fehlgeleitete Spiritualität. Die echte ist für sie die Liebe zu dem, was man tut. Die fehlgeleitete ist dagegen mit Gier und Unwissenheit verbunden. Auch gegen Respektlosigkeit habe ich Ratschläge für Sie. Um mehr Respekt zu bekommen, rate ich Folgendes: Gehen Sie in eine Kirche und holen Sie ein Glas Weihwasser. Waschen Sie Ihr Gesicht damit. Besorgen Sie am nächsten Tag drei Dinge: ein Haar des Menschen, der Sie liebt, einen Gegenstand aus Glas (Brille, Spiegel, Glas, Flasche, Kristall) von einem Menschen, der Angst vor Ihnen hat, und einen scharfen Gegenstand (Messer, Schere, Chili, Seife) von einem Menschen, der Sie hasst. Legen Sie all diese Gegenstände zusammen und sprechen Sie dieses Gebet: »Drei Menschen, dreimal Respekt. Ab sofort ziehe ich gute Menschen in meinem Leben an und vertreibe negative Menschen aus meinem Leben. Amen!« Werfen Sie danach alle Gegenstände weg.

Rheuma

Bei dieser Erkrankung verwenden Vetucha-Heiler Kräuter und Rituale. Hier ist ein Ritual zum Nachmachen: Nehmen Sie zwei alte Hufeisen und legen Sie beide so unter das Bett des Kranken, dass eines am Kopf liegt (mit der Öffnung zum Kopf) und das andere bei den Füßen (mit der Öffnung zum Körper). Vor dem Schlafengehen sollte sich der Betroffene das Gesicht mit etwas Weihwasser waschen. Danach legt er sich ins Bett und legt seine rechte Hand auf den Bauch.

Als Alternative schlägt Vetucha Folgendes vor: Man nimmt ein Hühnerei und rollt es auf dem Körper des Kranken hin und her. Danach schreibt man den Namen der Erkrankung darauf, also Rheuma, und bringt das Ei zu einem Friedhof. Das gleiche Ritual verspricht Schutz vor bösen Personen und dient der Reinigung der Seele.

Noch eine Alternative: Das sogenannte »Abbeten« kann auch bei Rheuma helfen. Man betet am Bett des Erkrankten das »Vaterunser« siebenmal vorwärts und danach siebenmal rückwärts. Anschließend nimmt man ein Foto des Kranken und schreibt darauf das Wort »Schutz«. Das Foto wird in eine Bibel gelegt.

Ringe

Ringe werden im Vetucha als Schutz gegen Geister angesehen. Ringe zum Schmücken trägt man rechts. Verlobungsringe trägt man links. Hochzeitsringe trägt man rechts und Schutzringe trägt man auf dem Mittelfinger der linken Hand.

Rückenbegradigung

Auch diese Methode findet man bei Vetucha. Der Klient soll sich auf den Bauch legen. Berühren Sie seinen Rücken. Stellen Sie nun geistig auf seinem Rücken Pyramiden auf. Stellen Sie sich vor, es erscheinen sieben Pyramiden. Fangen Sie oben am 7. Halswirbel an. Gehen Sie weiter hinunter und bauen Sie die weiteren Pyramiden im Abstand von jeweils zehn Zentimetern nach unten auf. Lassen Sie diese Pyramiden fünf Minuten stehen und bauen Sie sie dann wieder ab.

Stellen Sie sich vor, dass sie auseinanderfallen, oder lassen Sie sie wie Seifenblasen platzen. Legen Sie anschließend für weitere 15 Minuten einen warmen Olivenölumschlag auf den Rücken des Klienten.

Eine Alternative: Die sogenannte Vier-Gläser-Methode mindert Rückenschmerzen und begradigt die Hüfte. Der Klient soll sich auf den Bauch legen. Stellen Sie ein Glas Wasser an seine Füße und ein Glas Wasser an seinen Kopf. Nach zehn Minuten tauschen Sie die Gläser aus, das oben stehende Glas kommt zu den Füßen und das Glas von den Füßen zum Kopf. Nehmen Sie nun weitere zwei Gläser mit Wasser und halten Sie sie in den Händen oberhalb des Rückens. Diese Gläser sollten vorgewärmt sein. Nach zwei Minuten stellen Sie sie auf den mittleren Rückenbereich des Klienten und halten sie drei Minuten lang dort. Tauschen Sie die Gläser dann aus und halten Sie sie noch weitere drei Minuten. Dann stellen Sie beide Gläser links und rechts neben den Körper auf die Liege. Nach drei weiteren Minuten leeren Sie die Gläser und massieren kurz den Rücken des Klienten mit warmem Olivenöl.

Sie können die Wirbelsäule auch durch Ikonen ausrichten. Nehmen Sie dazu zwei Ikonen und lassen Sie über Nacht eine links und die andere rechts an Ihrem Bett stehen. Am nächsten Tag nehmen Sie beide Ikonen und legen sie auf Ihr Wurzel- und Herzchakra. Bleiben Sie so zehn Minuten liegen. Bedanken Sie sich bei den Heiligen.

Eine Alternative: Bei Kreuzschmerzen verwendet man in Russland seit Jahrhunderten auch Heilfarben. So legt man einen roten Lappen auf den Rücken, der die Verspannung entzieht.

Bei Rückenschmerzen nahm meine Oma einige Birkenblätter und rieb sich damit die Hände ein. Sie legte die Hände auf den Rücken des liegenden Klienten und betete das »Vaterunser«. Anschließend fasste sie die Füße des Kranken kurz an. Nach circa fünf Minuten sollte der Klient sich setzen, und sie nahm seine Hände in ihre, hielt sie zwei Minuten lang und drückte zum Schluss in die Mitte der Hände. Am Ende der Behandlung hielt sie noch weitere drei Minuten seine kleinen Finger und drückte sanft auf die Fingernägel.

Wenn Ihnen jemand keine Ruhe gönnt

Vetucha-Heiler können karmische Bande kappen. Um die energetische Verbindung zu einer Person abzubrechen, z.B. zu einem Exfreund oder jemandem, den Sie nicht in Ihrem Leben wünschen, machen Sie Folgendes: Nehmen Sie eine alte Zeitung und verbrennen Sie sie am Haus der Person. Sagen Sie: »Wie das Papier verbrennt, wie der Rauch wegfliegt, so wirst du (Namen der Person sagen) mich nicht mehr kontaktieren und deine Liebe oder deinen Hass verlieren. Amen!«

S

Anwendungen mit Salz aus der Baba-Heilung

Mit Salz wurde immer schon geheilt. Auch Vetucha-Heiler ehren das Salz und sprechen sogar vom »Element Salz«. Es gibt ein Ritual gegen verschiedene Leiden mit Salz. Nehmen Sie ein Kilogramm feines Kochsalz. Teilen Sie diese Menge in sieben Teile und füllen Sie diese in sieben Beutelchen aus Baumwolle. Beschriften Sie die Beutel mit Zahlen von eins bis sieben. Reiben Sie sieben Tage lang täglich mit dem Salz aus diesen Beuteln zwei Minuten alle Ihre Chakren ein.

Mit dem Salz aus dem ersten Beutel reiben Sie das 1. Chakra (Unterbauch) ein.

Mit dem Salz aus dem zweiten Beutel reiben Sie das 2. Chakra (Bauch) ein.

Mit dem Salz aus dem dritten Beutel reiben Sie das 3. Chakra (Solarplexusbereich unter der Brust) ein.

Mit dem Salz aus dem vierten Beutel reiben Sie das 4. Chakra (die Herzgegend) ein.

Mit dem Salz aus dem fünften Beutel reiben Sie das 5. Chakra (den Hals) ein.

Mit dem Salz aus dem sechsten Beutel reiben Sie das 6. Chakra (die Stirn) ein.

Bei dem 7. Chakra (Kronenchakra) reiben Sie das Salz in Ihre Haare.

Sammeln Sie das Salz immer wieder in den Beuteln. Vergraben Sie diese nach den sieben Tagen in der Natur.

Mit Salz schützt man auch Häuser und Grundstücke. Man nimmt eine kleine Menge Kochsalz in die Hand – so viel, wie in die Faust passt –, schließt die Hand und legt die zweite Hand darauf. Man sagt: »Zum Schutz und zur Reinigung für die Ewigkeit«, und lässt das Salz an die Ecken des Grundstücks und bei der Eingangstür auf den Boden rieseln. Alternativ kann auch eine Wohnung mit Salz geschützt werden, indem man das Ritual in der Badewanne macht. Man rieselt das Salz in Form eines Pentagramms in die Wanne und spült es danach mit Wasser weg.

Noch eine Alternative: Reiben Sie etwas Salz in den Händen und werfen es weg. Wiederholen Sie den Vorgang noch einmal und streuen Sie etwas Salz auf Ihre Haare.

Schaltjahre

Schaltjahre sind die schwierigsten Jahre überhaupt. Man erlebt in diesen Jahren gewöhnlich mehr Verluste, wird öfter krank und auch Kriege häufen sich in diesen Jahren mehr als in den anderen Jahren. Man sollte in Schaltjahren auf folgende Unternehmungen verzichten: Jobwechsel, Bauen, Renovieren, Heiraten, Umziehen, Verkaufen oder Kaufen von Immobilien. Als besonderen Schutz empfehlen Vetucha-Heiler das sogenannte Schaltjahr-Amulett. Dazu nimmt man Erde von dem eigenen Grundstück oder aus einem Wald, etwas Salz und getrocknete Birkenblätter, vermischt alles und füllt es in einen Baumwollbeutel. Das Amulett wird in der Küche des Hauses ein Jahr lang aufbewahrt.

Schutz vor Scheidung

Gehen Sie in einen Wald und suchen dort zwei nebeneinander wachsende junge Bäumchen. Verbinden Sie diese mit einer roten

Schnur miteinander. Sagen Sie: »So, wie ihr zusammengebunden seid, so werden (Namen der beiden Partner sagen) zusammenbleiben. So, wie ich euch zusammenbinde, so werden auch (wieder die beiden Namen wiederholen) zusammenbleiben. Amen!«

Wenn ein Mensch immer wieder Scheidungen erlebt oder mehrere Male verwitwet, liegt die Ursache oft im karmischen Bereich. Gegen solche Karmabelastungen gibt es ein Vetucha-Ritual: Der Betroffene soll zu einem Friedhof gehen und ein altes Grab finden, das etwas von anderen Gräbern entfernt liegt. Er legt auf das Grab etwas Alkohol, Brot, Salz, Früchte, Wurst und Joghurt und sagt folgenden Spruch: »Dem lebendigen einsamen Menschen die Hochzeit ins Haus und dem toten einsamen Menschen die Ehre, amen!«

Schlaf

Der Schlaf zeigt Ihnen die Vergangenheit, Gegenwart und oft auch die Zukunft. Vetucha-Heiler sind davon überzeugt, dass ein Mensch im Schlaf energetisch vom Universum unterstützt wird. Für guten Schlaf können Sie folgende Tipps ausprobieren: Stellen Sie bei schlechtem Schlaf eine Schale mit Olivenöl ins Schlafzimmer. Schütten Sie das Öl nach zehn Tagen in einen Mülleimer.

Ein Apfel neben dem Bett sorgt für erholsameren Schlaf.

Mit Seife unter dem Bett schläft man besser ein. Man kann auch eine Bibel ans Bett legen.

Vetucha-Heiler raten auch, Ihre Hausschuhe in zwei verschiedene Zimmerecken zu legen.

Zusätzlich können Sie Ihren Schlaf durch die Energie von Mutter Natur unterstützen. Pflanzen Sie dazu im Frühling einen Baum. Sagen Sie: »Ich pflanze dich ein, du bist meine Kraft. Du wächst, und meine Kraft wächst. Amen!«

Schleichende Erkrankungen

Bei schleichenden Erkrankungen empfehlen Vetucha-Heiler folgende Prozedur, die Sie bei Sonnenaufgang durchführen sollten. Setzen

Sie den Kranken auf einen Stuhl. Zünden Sie eine Kerze an, am besten sind Hochzeits-, Tauf- oder andere geweihte Kerzen geeignet, und sprechen Sie das unten stehende Gebet. Währenddessen schneiden Sie mit einer Schere immer wieder ein paar Haare des Kranken ab und geben ihm diese in seine rechte Hand. Hier ist das Gebet: »Gesundheit, Freude, Kraft werden (den Namen des Kranken sagen) zu dir kommen. Mit zwölf heiligen Tagen, zwölf Stunden und der Kraft von Christus und den Heiligen. Ich vernichte deine Erkrankung, Gott ist mit dir. Ich vernichte deinen Kummer und dein Leiden, Maria ist mit dir. Maria schützt dich mit ihrem Tuch, Jesus mit seinem Wort, amen!« Der Kranke sollte danach eine Woche lang auf Fleisch und Fisch verzichten.

Eine Alternative für die eigene Heilung: Schneiden Sie ein paar Haare und Nägel ab. Waschen Sie sich dreimal: einmal mit normalem, einmal mit salzigem und einmal mit geweihtem Wasser. Trocknen Sie sich ab und zünden eine Kerze an. Nehmen Sie danach etwas flüssiges Wachs und legen die abgeschnittenen Haare und Nägel hinein. Das Wachs wird in einer Türschwelle (in einem Loch) versteckt.

Heilmagie gegen schleichende Erkrankungen (Zwölf-Jahres-Schutz)

Nehmen Sie ein Foto des Kranken und gehen Sie auf einen Friedhof. Suchen Sie ein Grab aus, in dem eine Person begraben ist, die denselben Vornamen wie der Kranke hatte. Halten Sie das Foto in der linken Hand. Nehmen Sie etwas Erde in die rechte und werfen Sie diese in die Luft. Sagen Sie: »Gottes Sohn (den Namen des Verstorbenen sagen) schläft, er hat keine Krankheiten. Auch (den Namen des Kranken sagen) hat keine Krankheit und wird in den kommenden zwölf Jahren keinen Sarg brauchen, amen!«

Schmerzen

Meine Baba Walja verwendete folgendes Mittel, um dem Körper Schmerzen zu entziehen: Sie nahm eine Kerze und hielt sie eine Minute, ohne sie angezündet zu haben, an ein Stück Wolle vom Schaf. Nach einer Stunde nahm sie die Kerze, zündete sie an und hielt sie an den Kopf des Klienten. Die Kerze ließ sie ungefähr drei Minuten brennen und goss dann das flüssige Wachs in ein Glas Wasser. Danach hielt sie weitere zwei Minuten die Kerze an die Schläfen des Klienten. Anschließend löschte sie die Kerze mit demselben Wasser. Das Wasser wurde zum Gesichtwaschen des Kranken verwendet.

Eine Alternative: Nehmen Sie ein Stück Kohle und zeichnen Sie damit einen Kreis auf den Boden. Gehen Sie in den Kreis und sagen Sie: »Meine Schmerzen vergehen, amen!« Danach gehen Sie im Kreis hin und her und wiederholen den Satz noch dreimal.

Steineier gegen Schmerzen

Im Handel gibt es eiförmige Steine, meistens aus Marmor, die man gegen Schmerzen einsetzen kann. Diese Steine entfernen negative Schwingungen aus dem Körper und sind in der Lage, Ihnen schnell zu helfen. Dazu nimmt man so ein Steinei und rollt es über die Schmerzstelle.

Schnarchen

Einem schnarchenden Menschen kann man helfen, indem man seine Stirn und Schläfen bekreuzigt und sagt: »Dein Hals, dein Kehlkopf, deine Lunge sind frei und schnarchen nicht. Pferde sollen schnauben auf der Wiese und der (den Namen des Betroffenen sagen) soll ruhig im Bett schlafen, amen!«

Ritual mit Schnee

Dieses Ritual kann bei allen Erkrankungen verwendet werden. Es stellt eine Art Energiearbeit dar. Nehmen Sie Reste des letzten Schnees und geben Sie sie in einen Topf. Stellen Sie den Topf auf einen Herd und sagen: »Kalt gefallen, warm geworden und verschwunden, so vergeht meine Krankheit, amen!« Schütten Sie das Wasser auf eine Wiese.

Schutz

Zu Ihrem Schutz haben Vetucha-Heiler mehrere Tipps. Tragen Sie einen Salzkristall in der Tasche. Er erzeugt zusätzlich Energie in Ihrer Aura.

Um sich energetisch vor anderen zu schützen, sollte man diesen Personen gedanklich etwas Materielles schenken.

Man kann viele Energien durch das Solarplexus-Chakra aufnehmen. Um sich vor negativen Energien zu schützen, empfiehlt sich Folgendes: Nehmen Sie ein Stück Stoff, am besten eignet sich Baumwolle. Legen Sie den Stoff in Salzwasser. Nach fünf Minuten nehmen Sie ihn heraus und lassen ihn trocknen. Dieses Stoffstück legt man dann in die Hosentasche, in den BH oder in die Unterhose.

Zum Schutz der Lebensenergie hat schon meine Ururoma eine Sicherheitsnadel verwendet. Jedoch nur eine geschlossene Nadel wirkt, am besten innen am Hemd etwas unter dem Herzen quer platziert. Das Oberteil der Nadel soll nach oben zeigen. Auch bei Vergesslichkeit sollte eine Sicherheitsnadel am Hemd befestigt werden.

In gefährlichen Situationen sagen Sie leise: »ABARA.«

Schutz für ein Jahr: Machen Sie einen Sauerteig und backen zwei Kreuze daraus. Das Brot wird danach mit Weihwasser bespritzt, und Sie haben nun eine sogenannte »Proswirka«. Vollziehen Sie den Vorgang am besten am 19. Januar, dem Tag der Christustaufe in der orthodoxen Kirche. Eines der Kreuze sollte gegessen und das zweite im Haus aufbewahrt werden.

Während Sie schlafen, sind Ihre Chakren stets offen. Daher ist es wichtig, sich im Schlaf zu schützen: Überkreuzen Sie Ihre Beine. Legen Sie eine Hand auf das Herz und die andere auf die Stirn. Danach legen Sie beide Hände auf die Oberschenkel. Nun können Sie besser einschlafen.

Diese Schutzzeichen für den Alltag werden häufig auf einen Zettel geschrieben und bei sich getragen:

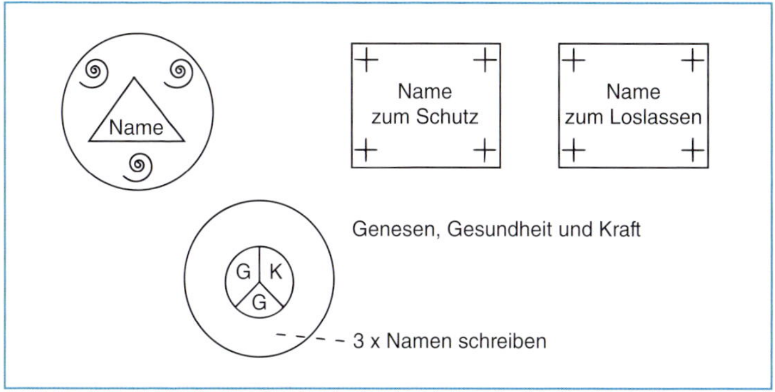

Schutzzeichen für den Alltag

In diese Symbole wird immer der eigene Vorname geschrieben. Auch für die Liebe gibt es mehrere Zeichen. Wie Liebeszeichen aufgebaut sind, sehen Sie in diesen Illustrationen:

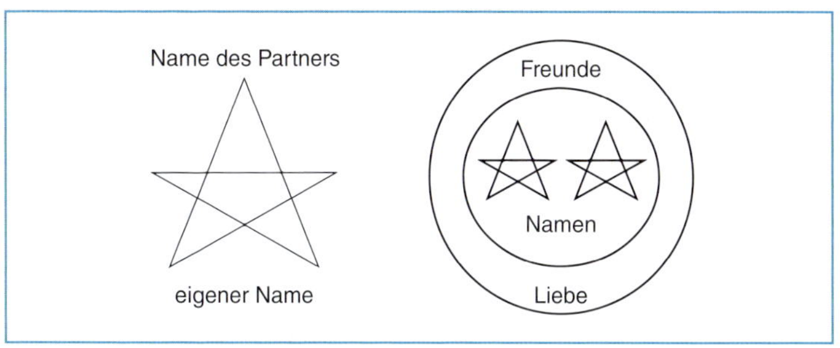

Liebeszeichen

Zum Schutz der Seele sollte man einen Spiegel auf das eigene Foto legen und liegen lassen. Sie können auch ein Schutzzeichen für Ihre Seele erstellen. Malen Sie es auf Ihr Foto und lassen Sie es wirken.

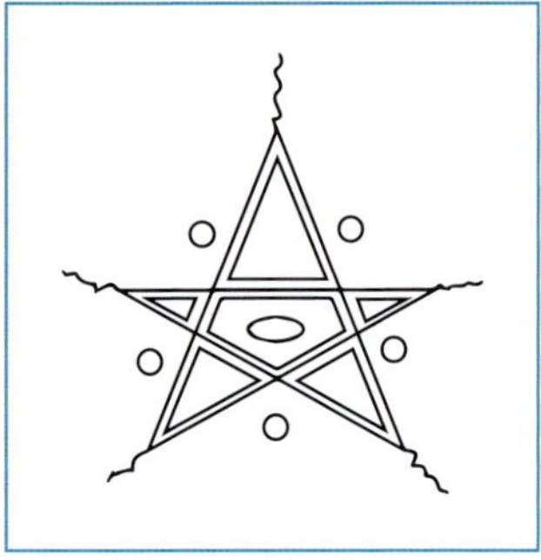

Seelenzeichen

Schutz durch eine Wohlstands-Sigille ist im Vetucha altbekannt. Dazu verwenden die Heiler sogenannte Sigillen des Segens. Zeichnen Sie diese auf ein Blatt Papier und lassen Sie sie zu Hause liegen:

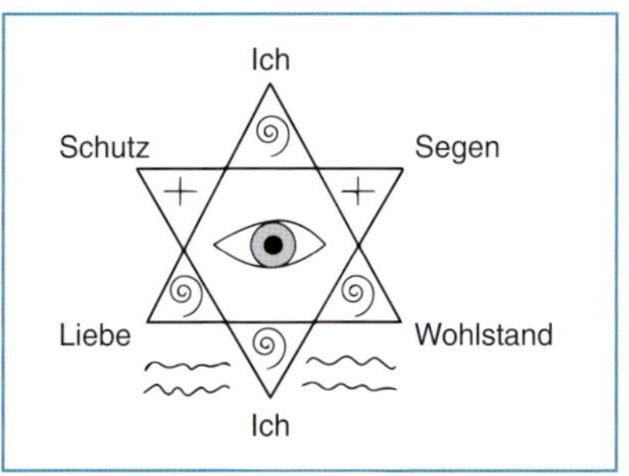

Sigille

Schwangerschaft unterstützen

Bei einer Schwangerschaft ist es laut Vetucha ratsam, die Haare der werdenden Mutter bis zur Geburt des Kindes nicht zu schneiden.

Edelsteine können die werdende Mutter und das ungeborene Kind schützen und ihnen neue Energie geben. Seit Jahrtausenden werden

Edelsteine bei Schwangerschaften genutzt. Dieses uralte Wissen können Sie auch heute nutzen. Folgende Steine unterstützen Sie und Ihr ungeborenes Kind:

- Im ersten Schwangerschaftsmonat sollte Rosenquarz getragen werden. Malachit und Bernstein unterstützen ebenfalls im ersten Monat. Diese Steine bewirken eine Abschirmung gegen negative Energien.
- Im zweiten Monat empfehlen sich Achat, Perlen und Opal. Diese Steine bewirken das Verankern des Fötus und geben der werdenden Mutter viel Kraft.
- Im dritten Monat können Sie zum Schutz und zum Ausgleich der körpereigenen Energie Amethyst, Granat und Hämatit verwenden. Diese Steine bewirken Reinigung und stärken das Blut.
- Im vierten Monat sind Achat, Bergkristall und Topas empfehlenswert. Diese Steine geben der werdenden Mutter Mut.
- Im fünften Monat empfehlen sich Lapislazuli, Saphir, Türkis und Amethyst als Schutzsteine.
- Im sechsten Monat sollte man Achat, Amethyst oder Nephrit tragen. Diese Steine unterstützen die körperliche Kraft von Mutter und Kind.
- Im siebten Monat sollte Granat, Achat oder Onyx getragen werden. Sie unterstützen die Kraft des Kindes enorm.
- Im achten Monat sind Obsidian, Fluorit und Turmalin zu empfehlen. Sie schützen das ungeborene Kind vor fremden Energieeinflüssen.
- Im neunten Monat sollte die werdende Mutter Perlen, Aquamarin oder Amethyst tragen, sie erleichtern das Gebären.

Sie können die Schwangere auch unterstützen, indem Sie Wasser mit folgendem Gebet besprechen und es ihr zum Trinken geben. Sie soll davon mehrmals täglich einige Schlucke einnehmen, jedoch nicht mehr als zwölf am Tag. Das Gebet lautet: »Maria, Fürsprecherin der Mütter, stärke deine Tochter (den Namen der Schwangeren sagen) und ihr Kind, amen.« Die Schwangere selbst kann ebenso mit Wasser arbeiten. Sie kann ein Glas Wasser mit dem »Vaterunser« besprechen und es täglich trinken.

Um schwanger zu werden

Auch hier hat Vetucha einige Tipps parat. Frauen, die schwanger werden möchten, empfehlen Vetucha-Heiler grüne und lila Bettwäsche. Beide Farben unterstützen die Empfängnisfähigkeit der Frau. Zudem sollten beide Partner einen Bullenpenis essen oder Stutenmilch trinken.

Eine Alternative: Besprechen Sie sechsmal ein Glas Wasser mit dem Gebet »Vaterunser« und trinken es. Das sollte zehn Tage lang wiederholt werden.

Noch eine Alternative: Reiben Sie Ihre Hände mit Geranienöl ein. Die Geranienfrequenz unterstützt die Empfängnisfähigkeit enorm.

Um nicht schwanger zu werden

Lange bevor es moderne Mittel zur Empfängnisverhütung gab, nannte Vetucha verschiedene Methoden, um nicht schwanger zu werden: So spritzten sich Frauen vor dem Sex Eiweiß aus einem Hühnerei in die Vagina. Jahrhundertelang nahmen Frauen als Gegenmittel auch Olivenöl ein. Danach kreisten sie mit einem Glas Wasser im Uhrzeigersinn um den Bauch. Das Wasser wurde anschließend weggeschüttet.

Seelenhaus

Vetucha kennt einen interessanten Begriff – das Seelenhaus. Dies ist aber nicht Ihr Körper, sondern steht für Ihre Einstellungen und Ziele. Dieses Haus besteht aus mehreren Ebenen: Wie ein Keller das Fundament eines Hauses darstellt, so müssen in Ihrem Seelenhaus Themen wie Vertrauen, Geborgenheit und Schutz vereint werden. Sie sind Ihr Fundament. Die erste Etage im Seelenhaus ist die soziale Ebene. Diese stellt die Verbindlichkeit zu Ihren Mitmenschen dar.

Die zweite Etage des Seelenhauses ist die sogenannte Leistungsebene. Diese beinhaltet Ihre Leistung für die Gesellschaft. Sie ist nur dann gut ausgebaut, wenn Ihre Einstellungen zum Thema »Geben und Nehmen« stimmen.

Um das Seelenhaus sauber zu halten, empfehlen Vetucha-Heiler folgendes Ritual: Gehen Sie in der Früh aus dem Haus und betrachten Sie den Sonnenaufgang. Dann schauen Sie auf den eigenen Schatten, dann wieder zur Sonne. Dieser Vorgang verschafft Zugang zur eigenen Seele und schützt vor Unfällen und unerwartetem Tod.

Eine Alternative: Nehmen Sie Salz in Ihre linke Hand und stellen Sie Ihre Füße in Wasser. Lassen Sie das Salz ins Wasser rieseln und beten Sie: »Alles Dunkle geht weg. Ich bin frei. Mein Seelenhaus ist rein, amen!« Bleiben Sie im Wasser stehen. Trocknen Sie nach acht Minuten Ihre Füße ab.

Versuchen Sie, immer wieder in Kontakt mit Ihrer Seele zu treten. Fragen Sie sie, was sie will. Erschaffen Sie einen »reinen Seelenzustand« und lassen Sie den Alltag los. Das gelingt nicht leicht, jedoch macht Übung auch hier den Meister.

Selbstheilung

Für eine Selbstheilung empfehlen Vetucha-Heiler, mit Ikonen zu arbeiten. Nehmen Sie eine beliebige Marienikone in die Hände und küssen Sie sie dreimal. Wischen Sie die Ikone mit einem neuen Tuch ab und bringen dieses in eine Kirche oder Kapelle. Lassen Sie das Tuch dort liegen.

Selbstschutz

Selbstschutz ist sehr wichtig. Vetucha bietet dafür ein Ritual: Nehmen Sie zwei Rosinen in den Mund. Schlucken Sie sie hinunter und trinken Sie einen Schluck Weihwasser. Sagen Sie: »Ich bin geschützt, amen!«

Eine Alternative: Wenn Sie mehr Schutz brauchen, trinken Sie Wasser aus den Händen eines Blinden.

Spiegelmagie gegen schlechte Laune

Wenn jemand in der Familie immer wieder launisch oder mit seinem Leben nicht zufrieden ist, führen Sie dieses Ritual aus: Kaufen Sie ein Geschenk für diese Person und legen Sie dazu einen Spiegel. Der Spiegel sollte vorher mit diesem Gebet besprochen werden: »Schaue in den Spiegel, wie alle Menschen in den Spiegel schauen und sich bewundern. So soll (den Namen der Person sagen) das Leben bewundern und anschauen, sich freuen, wenn ich in der Nähe bin und wenn ich weit entfernt bin, sich nach mir sehnen. Amen!«

Spinnen

Spinnen bringen Glück. Sollten Sie eine Spinne im Haus finden, töten Sie sie bloß nicht. Spinngewebe dagegen deuten auf negative Energie im Raum hin. Entfernen Sie diese sofort und reinigen Sie die Räume mit Weihrauch.

Haben Sie schon einmal beobachtet, wie eine Spinne ihre Netze spinnt? Sie fängt von oben an und fällt nach unten, dann krabbelt sie wieder hoch und fällt wieder. So webt auch der Mensch sein Leben, indem er fällt und wieder aufsteht.

Spuk

Sollte es in Ihrem Haus spuken, machen Sie Folgendes: Nehmen Sie eine Holzscheibe, die Holzart ist egal. Stechen Sie ein Messer in die Scheibe und drehen sie hin und her. Ziehen Sie dann ein Pentagramm mit dem Messer auf die Holzoberfläche und lassen Sie die Scheibe mit dem darauf liegenden Messer im Raum liegen.

Für einen Sterbenden

Wenn jemand im Sterben liegt und nicht loslassen kann, nimmt man getrocknete Milchhaut (die sich beim Kochen oben bildet) und legt sie auf die Zunge oder die Lippen des Sterbenden. Man sagt dazu: »Wie Jesus Milch getrunken hat, so wirst du dieses Geschenk einnehmen und gehen.«

Einen Sterbenden retten

In russischen Dörfern heilen die Vetucha-Kräuterfrauen auch scheinbar hoffnungslose Fälle. Sie können sogar einen Sterbenden retten. Sie nehmen ein Stück Seil von einer Kirchenglocke, geben dazu drei Kräuter von drei Gräbern eines Friedhofs und legen alles in Weihwasser. Sie kochen es auf und sprechen dieses Gebet: »Ich rufe böse Kräfte, um meine Suppe zu kosten. Kostet sie und lasst den (Namen des Kranken sagen) in Ruhe. Esst die Suppe und nicht den (Namen des Kranken wiederholen). Esst die Suppe und nicht das Blut von (Namen des Kranken noch einmal sagen). Amen!« Danach wird ein Schluck der »Suppe« von dem Kranken eingenommen. Man bewahrt das Seil auf. Am besten sollte man es im Haus des Kranken irgendwo verstecken.

Ich möchte mich im Vorfeld bei all denen entschuldigen, deren Tierliebe durch die folgende Methode verletzt werden könnte. Ich bin selbst strikt dagegen, Rituale mit Tieren zu vollziehen. Doch das Wissen um diesen alten Vetucha-Vorgang will ich Ihnen nicht vorenthalten: Wenn jemand sterbenskrank war und nichts mehr half, machten Vetucha-Heiler ein Ritual mit einer Kröte. Sie nahmen eine Kröte und legten sie auf den Bauch des Kranken. Zunächst sprachen sie das Gebet: »Kälte zur Kälte, dem Kranken das Leben. Kröte nimmt alles weg, amen!« Die Kröte wurde dann in ein Tuch gewickelt und vergraben. Beim Vergraben sagte man: »Der Kröte den Tod und dem Kranken (den Namen des Kranken sagen) das Leben, amen!«

Eine tierfreundliche Alternative: Bestellen Sie in einer Kirche eine Liturgie für die Genesung des Kranken. Brennen Sie drei Nächte nacheinander zwölf Kerzen ab. Am vierten Tag soll der Kranke Weihwasser trinken und etwas Weihrauch unter die Zunge legen.

Die Sternzeichen und ihre Wohlfühlländer

- Widder: Deutschland, Holland, Mongolei, Vietnam, Türkei
- Stier: Dänemark, Israel, Schweiz, Schweden, Südafrika
- Zwillinge: Griechenland, Costa Rica, USA, Panama
- Krebs: Bulgarien, Litauen, Holland, Indien, Malta
- Löwe: Karibik, Ägypten, Spanien, Mexiko, Thailand
- Jungfrau: Frankreich, Tschechien, Japan, China
- Waage: England, Griechenland, Moldawien, Tibet, Neuseeland
- Skorpion: Ungarn, Ghana, Afghanistan, Mittelasien
- Schütze: Australien, Brasilien, Italien, Polen
- Steinbock: Lettland, Weißrussland, China, Finnland
- Wassermann: Kanada, Russland, Afrika
- Fische: Kuba, Malta, Philippinen, Sri Lanka

Sternzeichen und Sport – Welche Sportart passt zu Ihnen?

- Widder: Boxen, Fechten, Fußball
- Stier: Tanzen, Wintersport, Schwimmen, Athletik
- Zwillinge: Laufen, Leichtathletik
- Krebs: Volkstanz, Wassersport
- Löwe: Jazzdance, Fitness, Fechten
- Jungfrau: Schach, Radeln, Laufen
- Waage: Tennis, Eiskunstlauf
- Skorpion: extreme Sportarten, Bergsteigen
- Schütze: Reiten, Radeln, Schießen
- Steinbock: Basketball, Wandern
- Wassermann: Fußball, Fitness, ansonsten wenig Sport
- Fische: Schwimmen, Energiesportarten, Yoga

Heilung durch Streichhölzer

In russischen Dörfern gab es früher einen Heilvorgang mit Streichhölzern. Der Kranke wurde auf einen Holzstuhl gesetzt und mit Kräuterrauch beräuchert. Der Heiler nahm neun Streichhölzer und zündete sie an. Während sie brannten, sagte er den Namen des Kranken in die Flammen. Weitere 40 Streichhölzer wurden in den obersten Teil einer Kerze aus Wachs (wo der Docht ist) gesteckt und alle zusammen zündete man an. Der Heiler sagte dann »Heilung« und ließ die Streichhölzer von alleine ausgehen. Der Kerzendocht brannte dann weiter. Man ließ den Kranken nach Hause gehen.

Streit

Wenn Sie in einen Streit hineingezogen werden, sagen Sie: »Ich habe zwölf, du hast fünf, wie gewonnen, so zerronnen.« Dieser Spruch ist eine Abkürzung von einem Gebet: »Ich habe zwölf Schutzengel, du hast nur fünf!«

Außerdem empfehlen Vetucha-Heiler, Lorbeerblätter in die Schuhe der streitsüchtigen Person zu legen. Lorbeer hat die energetische Fähigkeit, die Seele zu beruhigen.

Eine Alternative: Sagen Sie bei abnehmendem Mond Folgendes: »So, wie der Mond abnimmt, wird der Streit in meinem Haus abnehmen, amen!« Sehen Sie danach den Mond drei Minuten lang an.

Noch eine Alternative: Gegen Streit hilft auch Folgendes: Nehmen Sie Fotos der streitenden Menschen und legen Sie sie zusammen unter ein Glas Wasser. Bei einem Ehestreit können Sie das Hochzeitsfoto nehmen. Lassen Sie die Fotos zehn Tage unter dem Glas liegen.

Streit provozieren

Wie in jeder Magiematerie gibt es auch im Vetucha die »guten« und die »bösen« Priester. Die guten sind Heiler. Sie kennen sich mit Energie und Reinigungen aus. Die bösen machen schwarzmagische Rituale. Doch auch die guten kennen sich damit aus, um eine Gegenwirkung gegen schwarze Magie erzeugen zu können. Folgender Vorgang gehört zur dunklen Magie: Man kann Streit energetisch provozieren. Man nimmt dazu Birkenblätter und Kräuter aus dem Wald, legt sie in einen Beutel und schlägt sie mit einem Eichenstock. Dazu sagt man: »Aus dem Wald, aus dem Feld, aus der Natur. Die

(die Namen der Personen sagen) werden streiten und nicht miteinander kommunizieren können, amen!« Die Blätter werden am Haus der Personen ausgelegt.

Ein Gegenzauber: Man kann gegen Streit verschiedene Pflanzenblätter sammeln und sie in einen Beutel legen. Der Beutel wird gestreichelt und dabei besprochen: »Aus dem Wald, aus dem Feld, aus der Natur. Die (die Namen der Personen sagen) werden sich vertragen, nicht mehr streiten und miteinander gut kommunizieren können, amen!«

Einige Magier arbeiten mit Fliegen. Sie fangen eine Fliege und besprechen sie mit folgenden Worten: »So, wie du summst und keine Ruhe gibst, so werden (die Namen der Personen sagen) summen und sich nerven.« Die Fliege wird in dem Haus der Personen freigelassen.

Ein Gegenzauber: Man legt etwas Honig in der Natur aus und sagt: »Verfüttert den Honig, anstatt zu streiten, amen!«

Stress abbauen

Eine alte Methode des Stressabbauens ist das Betrachten von blühenden Bäumen. In Japan betrachten Menschen Kirschbäume, in Mittelasien die Aprikosenbäume und in Russland die Apfelbäume sowie Hagebuttensträucher.

Sturz

Durch einen Sturz kann sich die Seele vom Körper trennen. Vetucha-Heiler raten Ihnen, wenn Sie gestürzt sind, das »Vaterunser« viermal nacheinander zu beten. So binden Sie die Seele an den Körper und genesen schneller.

Sucht

Auch gegen Sucht kennt Vetucha ein Ritual: Nehmen Sie eine Sicherheitsnadel. Der Klient steht mit dem Rücken zu Ihnen. Sagen Sie auf die Sicherheitsnadel: »Eher kannst du dich in die Nase beißen als deine Süchte ausleben. Amen!« Fixieren Sie die Nadel an seiner Kleidung, sodass sie nicht sichtbar ist. Wenn der Klient weggegangen ist, sagen Sie ihm hinterher: »Meine Worte sind schwer und keiner kann sie brechen, amen!«

Gegen Spielsucht: Spiele machen Spaß, können jedoch süchtig machen. Wenn Sie eine süchtige Person kennen, machen Sie Folgendes: Nehmen Sie ein Herz-Ass aus einem neuen Satz Skatkarten und zerreißen diese Karte. Legen Sie die Kartenteile in die Kleidung der süchtigen Person.

T

Ein Tier heilen

Zünden Sie eine Kerze an und schauen Sie das Tier an. Sehen Sie immer wieder einige Sekunden in die Kerzenflamme, danach auf das Tier und wieder zur Kerze. Sagen Sie dann leise: »Sei gesund und munter. Deine Zeit ist noch nicht gekommen, amen!« Wiederholen Sie den Satz zwölfmal und lassen Sie die Kerze restlos abbrennen.

Träume

Wenn Sie schöne Träume haben möchten, legen Sie ein neues Hand- oder Kopftuch unter Ihr Kissen. An Weihnachten können Sie sogar Ihr Schicksal im Traum erfahren. Nehmen Sie alle Ringe und Amulette ab. Stellen Sie zwei Spiegel auf einem Tisch einander gegenüber. Seitlich von jedem Spiegel platzieren Sie eine Kerze. Zünden Sie die Kerzen an und decken Sie den Tisch für zwei Personen mit Besteck und Tellern. Setzen Sie sich hin und denken Sie an Ihre Vergangenheit. So gelingt der Kontakt zu der Anderswelt am besten. Löschen Sie nun die Kerzen und gehen ins Bett. Achten Sie auf Informationen, die in Ihrem Traum erscheinen. Träume können einige Informationen bringen. Rohes Fleisch zu sehen, steht für bevorstehende Erkrankungen. Auch fließendes Blut, der Verlust von

Zähnen oder von Tieren gebissen zu werden, bedeutet nichts Gutes. Sollten Sie träumen, dass Sie jemand würgt, kann das auch auf ein schwaches Herz deuten. Wenn Sie lebendig begraben werden oder ertrinken, deutet dies auf eine Lungenschwäche hin. Lassen Sie sich beim Arzt durchchecken. Träumen Sie, dass Sie im Bauchbereich verletzt werden, kann das auf Magen-Darm-Trakt-Erkrankungen hindeuten. Sehen Sie, dass Sie im Traum geschlagen werden oder etwas Schweres tragen müssen? Dann checken Sie Ihre Gelenke. Hören Sie auf Ihre Träume und sorgen Sie vor!

U

Unglück

Damit eine Pechsträhne im Leben vergeht, macht man Folgendes: Man nimmt ein Ei von einer schwarzen Henne. Kochen Sie es und sagen Sie: »Schwarzer Vogel, unglücklich und müde, verschwinde, verkoche, vergehe, amen!« Dann bringen Sie das Ei zu einem Friedhof und legen es auf ein Grab. Gehen Sie danach nach Hause.

V

Vaterunser

In diesem Gebet sind zwei Kräfte verankert. Der erste Teil des Gebetes wirkt exoterisch. Hier werden drei Kräfte erwähnt. Der zweite Teil ist esoterisch. Er steht für die Synthese der Seele. Wenn man das Gebet in drei Teile teilt, dann entspricht der erste Teil der göttlichen, der zweite Teil der moralischen oder astralen und der dritte Teil der physischen Welt. Vetucha-Heiler beten das »Vaterunser« täglich.

Venenleiden

Vetucha-Heiler zählen Venenleiden zu den karmischen Problemen. Sie empfehlen Folgendes: Waschen Sie die Hautstellen, wo Krampfadern sichtbar sind, immer wieder mit Weihwasser ab. Legen Sie Ihre Füße nachts höher und tragen Sie ein paar Kastanien in der Tasche.

Verbessern einer Situation

Wenn irgendetwas nicht klappt, stellen Sie ein Glas Wasser bei Neumond auf die Fensterbank. Am nächsten Morgen waschen Sie mit diesem Wasser Ihr Gesicht. Das wird die Situation zum Guten verbessern.

Verknoten

Verknoten gehört zur alten Magie. Damit kann einiges energetisch verarbeitet werden: Sie können Angst lösen, Wünsche ins Universum senden, Leiden abtragen und Kummer beseitigen. Kombinieren Sie das Verknoten mit einem Ritual. Denken Sie täglich an Ihren Wunsch und machen Sie immer wieder einen Knoten ins Garn. Am besten ist rotes Garn geeignet.

Sie können auch einen sogenannten Engelgürtel herstellen: Verknoten Sie drei Fäden miteinander und denken Sie bei jedem Knoten an Ihren Schutzengel. Tragen Sie den Gürtel am Körper. So binden Sie seine Kräfte an sich und erhalten Unterstützung der geistigen Welt.

Heilen durch Voodoo

Vetucha-Priester wenden auch Voodoo-Zauber an. Woher Russen über Voodoo Bescheid wissen, kann niemand sagen. Diese Rituale dienen der Heilung. Hier ist eines: Nehmen Sie ein schwarzes Blatt Papier und schreiben darauf 30-mal den Namen des Kranken und daneben das Wort »Genesung«. Verbrennen Sie das Papier und werfen Sie die Asche weg.

Ein anderes Voodoo-Ritual dient der Liebe. Damit der Partner treu bleibt, können Sie folgenden Vorgang durchführen. Sie benötigen Haare, Nägel und eine Unterhose der Person sowie eine Kerze. Nehmen Sie die Kerze in die Hände und zünden Sie sie an. Nägel und Haare legen Sie in eine kleine Schale und vermischen das Ganze mit flüssigem Wachs der Kerze. Machen Sie daraus eine kleine Puppe. Wickeln Sie diese Puppe in die Unterhose des Partners ein. Gut wäre, wenn Sie noch etwas Staub von seinen Schuhen daraufgeben könnten. Sagen Sie dabei Folgendes: »(Den Namen der Person sagen) du gehörst zu mir. Gott hat deine Seele, ich habe deinen Körper und deine Liebe, amen!«

Eine Alternative: Zünden Sie eine Kerze an. Sprechen Sie siebenmal bei Vollmond dieses Gebet: »Fließe Blut, fließe Träne. Der/die (den Namen des Partners sagen) wird mir treu bleiben und ohne mich nicht leben können. Er wird mein Schatten, er wird ohne mich in die Tiefe geraten. So, wie das Wachs der Kerze schmilzt, wird er mit mir liebevoll umgehen und mich lieben, amen!« Lassen Sie die Kerze abbrennen.

W

Wachs

Wachs gehört zu den sogenannten Ursubstanzen und kann bei vielen Leiden helfen. Wachs über den Kopf gießen ist eine alte russische Heilmethode. Auch das sogenannte Wachsrollen ist sehr bekannt. Dazu benutzt man Wachs einer Bienenwachskerze. Wachsgießen wird bei Besetzungen und Wachsrollen bei Schmerzen angewendet. Wachsgießen können Sie folgendermaßen durchführen: Setzen Sie den Klienten auf einen Stuhl. Stellen Sie eine Schüssel mit Wasser auf seinen Schoß. Über die soll sich der Klient beugen. Zünden Sie eine Kerze an und halten Sie sie über seinen Kopf. Danach gießen Sie das Wachs in das Wasser, ohne es auf die Haare tropfen zu lassen.

Beim Wachsrollen geht es um eine Art Massage. Vetucha-Heiler nehmen eine Wachskerze, zünden sie an und warten, bis das Wachs geschmolzen ist. Das Wachs wird nun in eine warme Schale gegossen. Aus dem Wachs wird eine kleine Kugel geformt, mit der der

Heiler den Körper des Klienten abrollt. Anschließend verbrennt er sie. Am besten funktioniert das Ritual bei abnehmendem Mond.

Wadenkrämpfe

Vetucha arbeitet mit Frequenzen, die aus der Natur kommen. So werden Steine, Kräuter oder auch Holz verschiedener Bäume für die Heilübertragung verwendet. Wenn Sie Wadenkrämpfe haben, legen Sie zu den Füßen und zum Kopf Espenholz. Halten Sie es mehrere Minuten daran und lassen Sie es in der Wohnung liegen. Nach zehn Tagen sollte das Holz verbrannt werden.

Warzen

Reiben Sie die Warze mit einem Zeigefinger und sagen Sie: »Picksel, picksel, bring die Warze weg, amen!« Legen Sie ein Ebereschenblatt auf die Warze und binden es an der Warze fest. Wiederholen Sie den Vorgang mehrere Tage lang. Das Blatt wird anschließend weggeworfen.

Eine Alternative: Gegen Warzen und Mitesser hilft auch Folgendes: Man drückt eine Flasche mit Weihwasser an die nackte Brust. Danach wäscht man die betroffenen Hautstellen mit diesem Wasser ab. Der Heiler sagt folgenden Spruch: »Wasche dich, Seele, wasche dich, Körper. Ich kenne mein Werk und meine Wünsche. So, wie du mit sauberer Haut auf die Welt gekommen bist, so werde auch jetzt zu glatter Haut, amen!« Anschließend soll der Kranke auf seinen Zeigefinger spucken und die Warze berühren.

Noch eine Alternative: Ein sehr ungewöhnlicher Vorgang gegen Warzen kommt aus Sibirien. Man fängt eine Kröte und zählt die Blasen auf ihrer Haut. Danach wird die Kröte freigelassen. Anschließend nimmt man Zwirn und knotet so viele Knoten, wie man Blasen an der Haut der Kröte gezählt hat. Den Zwirn lässt man an einer Kreuzung liegen. Der Vorgang sollte bei abnehmendem Mond durchgeführt werden.

Eine letzte Alternative: Nehmen Sie einen Apfel und schneiden Sie ihn in der Mitte durch. Nehmen Sie die eine Hälfte und reiben sie auf die Warzen. Vergraben Sie anschließend diese Apfelhälfte in einem Wald. Der zweite Teil des Apfels sollte gegessen werden.

Wasserlilien

Wasserlilien gelten als Energiepflanzen. Sollten Sie müde oder unruhig sein, nehmen Sie eine frische Wasserlilie und legen Sie sie für zehn Minuten auf die Herzgegend.

Wechseljahre

In den Wechseljahren können Sie Folgendes tun: Nehmen Sie ein Glas Wasser. Stellen Sie es bei abnehmendem Mond auf die Außenbank Ihres Fensters. In der Früh des nächsten Tages besprechen Sie das Wasser mit folgendem Spruch: »Wie Maria heiliggesprochen wurde und keine Frauenleiden hatte, so werde ich meine Frauenleiden verlieren, amen!« Trinken Sie einen Teil des Wassers und waschen Sie mit dem Rest Ihr Gesicht.

Weihrauch

Räucherungen, die man selbst zusammenstellt, wirken am schnellsten. Zu diesem Thema gibt es ein eigenes Kapitel in diesem Buch. Für eine Weihrauchmischung nehmen Sie einen Teelöffel Olivenöl, zwei Esslöffel zerkleinerten Weihrauch, einen Teelöffel Nelkenpulver und eine Prise Muskatnusspulver. Mischen Sie alles gut zusammen und geben diese Mischung in ein Glas. Lassen Sie die Mischung drei Monate stehen. Sie hat eine sehr starke Wirkung und Ihre persönliche Energie bei der Herstellung aufgenommen. Sie können dieser Räucherung auch eine persönliche Note geben und als Badezusatz oder Salbe verwenden. Um die Räucherung auf sich einzustimmen, werden die folgenden Duftnoten empfohlen. Geben Sie einfach zehn Gramm Räucherharz zur obigen Rezeptur.

- Widder – Patschuli, verleiht magische Kräfte und stärkt die Sexualität
- Stier – Kopal, unterstützt Zeremonien

- Zwillinge – Perubalsam, verleiht ein süßes Leben
- Krebs – Dammar, steht für Heilung, Magie und Gefühle
- Löwe – Drachenblut, verleiht magische Fähigkeiten
- Jungfrau – Olibanum, verleiht Hellsicht und schützt den Glauben
- Waage – Myrrhe, steht für Gespür und weibliche Energie
- Skorpion – Moschus, stärkt das sexuelle Verlangen und öffnet den Zugang zum Göttlichen
- Schütze – Elemi, hilft bei der Heilung
- Steinbock – Amber, verleiht Abwehrkräfte
- Wassermann – Fichtennadel, verleiht Schutz
- Fische – Sandelholz, verleiht göttliche Sicht

Weihung

Um Kerzen oder Amulette zu weihen, verwenden Vetucha-Heiler Öle. Um selbst so ein Öl herzustellen, benötigen Sie 20 ml Rapsöl, eine Rose, fünf Blätter Salbei, drei Gewürznelken. Vermischen Sie alle Zutaten und lassen Sie sie bei Vollmond stehen. Für die Weihung wird nur ein Tropfen dieses Öls auf den gewünschten Gegenstand aufgetragen. Will man einen Menschen weihen, zeichnet man mit diesem Öl ein Kreuz auf seinen Rücken.

Bedeutung der Weisheitszähne

Weisheitszähne werden dem Planeten Pluto zugeordnet und stehen für Transformation, Treue zu sich selbst, Weiterbildung und Veränderung, für das Los- und Zulassen.

Wespen

Wespenattacken sind keine Seltenheit. Um die Wespen abzuschrecken, nimmt man Kastanien, die man in der Tasche trägt. Man kann Wespen auch geistig vertreiben und gedanklich wegschicken. Denken Sie: »Geh weiter, bleib nicht stehen und dir wird nichts passieren!«

Wunden

Bei nicht heilenden Wunden hat meine Oma Walja Folgendes gemacht: Sie nahm ein Stück Brot und legte es in ein Glas, dazu gab sie etwas Weihwasser und besprach es mit folgendem Satz: »Schmerze nicht, Wunde, heile selbst. Kein Blut, kein Eiter, kein Schmerz. Gottes Leib – Gottes Brot, reinige den Leib des Kranken (den Namen des Kranken sagen), amen!« Die Wunde sollte danach mit diesem Wasser gewaschen werden.

Wünsche

Zettelzauber sind sehr populär im russischen Raum. Nehmen Sie einen Zettel und schreiben einen Ihrer Wünsche darauf. Bitte formulieren Sie den Wunsch kurz und knackig. Falten Sie den Zettel zusammen und legen Sie ihn unter Ihr Bett.

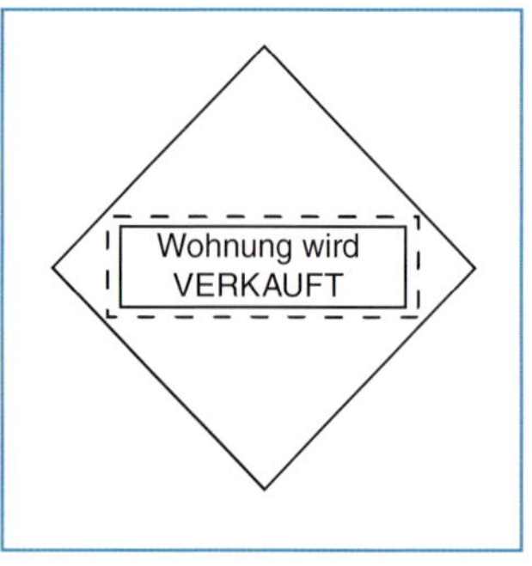

Zettelzauber

Damit Ihre Wünsche ins Universum gelangen, können Sie auch Folgendes tun: Schreiben Sie Ihren Wunsch auf einen Zettel und legen Sie diesen unter ein Glas Wasser. Geben Sie zum Wasser etwas Zitronensaft. Lassen Sie alles sieben Tage stehen, schütten dann das Wasser weg und verbrennen den Zettel.

Meine Oma sagte: »Auf das Gewünschte wird drei Jahre, drei Monate und drei Wochen gewartet. Doch kann man mit Ritualen die Erfüllung der Wünsche beschleunigen.« Man kann Wunschziele oder Lösungen finden, wenn man ein Glas Wein trinkt und sich dabei die Lösung vorstellt oder sich vorstellt, dass das Wunschziel im Wein liegt.

Wenn Sie ein Problem haben und nicht wissen, wie Sie es lösen, füllen Sie vor dem Einschlafen ein Glas mit Wasser und trinken die Hälfte davon. Denken Sie dabei an Ihr Problem. Stellen Sie das Glas auf den Nachttisch und decken es mit etwas Papier ab. Trinken Sie am Morgen den Rest, gleich nachdem Sie wach geworden sind. Denken Sie wieder an das Problem.

Es gibt noch einen alten Vorgang, um Wünsche ans Universum zu senden: Sprechen Sie an Ihrem Geburtstag Ihre Wünsche in eine leere Flasche und zerschlagen sie diese dann.

Eine starke Reinigung und Wunscherfüllung erzielen Sie so: Nehmen Sie eine Flasche mit Leitungswasser und gehen Sie auf einen Friedhof. Stellen Sie die Flasche auf irgendein Grab. Lassen Sie sie dort 30 Minuten lang stehen, damit sie mit Energie aufgefüllt wird. Nehmen Sie anschließend die Flasche und auch etwas Erde von diesem Grab mit nach Hause. Legen Sie dort die Erde auf ein Blatt Papier und stellen Sie die Flasche darauf. Nehmen Sie drei Kerzen und stellen sie in einem Dreieck um die Flasche herum. Zünden Sie die Kerzen an. Vor die Flasche stellen Sie einen Teller und besorgen sich einen Zettel, einen Stift sowie eine Mülltüte. Sprechen Sie dieses Gebet: »Für Gutes und Schlechtes, im Namen der Güte und des Schadens. Ich rufe die Kräfte der Dunkelheit und des Lichtes, um mir zu helfen. Teilt eure Kräfte mit mir und erfüllt meine Wünsche. Hört auf eure neun Namen: Abaddon, Adramelech, Ahriman, Asmodis, Asasel, Baphomet, Welsewul, Dagon und Marduk! Das Wasser nimmt eure Kräfte auf, amen!« Sprechen Sie danach Ihren Wunsch aus und schreiben Sie ihn auf den Zettel. Rollen Sie den Zettel zu einem Röhrchen und zünden dieses an einer der Kerzen an. Legen

Sie den brennenden Zettel auf den Teller und lassen ihn brennen. Geben Sie auf die Asche etwas Wasser aus der Flasche. Lassen Sie nun die Kerzen abbrennen. Legen Sie anschließend alle Utensilien in den Müllbeutel und werfen ihn weg. Nehmen Sie ein Foto von sich und legen es zwischen zwei Ikonen.

An Ostern können mithilfe des folgenden Vorgangs Wünsche erfüllt werden. Suchen Sie eine Witwe, die seit zehn Jahren Witwe ist. Sie können sich auch an eine Jungfrau, die 33 Jahre alt ist, wenden. Sie soll eine Ikone in die Hand nehmen und sagen: »Ich bitte Jesus für … (Ihren Namen sagen), dass er ihr/ihm ihren/seinen Wunsch (den Wunsch erwähnen) erfüllt, amen!«

Z

Zahnschmerzen

Gegen Zahnschmerzen kann auch Energiearbeit helfen. Legen Sie zwölf Rosinen in die Hemd- oder Jackentasche des Leidenden und sagen Sie: »Rosinen sind entkernt, du bist schmerzfrei!«

Zauber gegen Beschwerden aller Art

Nehmen Sie zwölf Nähnadeln und legen Sie sie in die rechte Hand des Kranken. Dann nehmen Sie ihm die erste Nadel aus der Hand und sagen: »Das ist Januar!« Legen Sie diese Nadel in die linke Hand des Klienten. Nehmen Sie nun die zweite Nadel aus seiner rechten Hand und sagen: »Das ist Februar!« Legen Sie diese wiederum in seine linke Hand. Bei der dritten Nadel sagen Sie: »Das ist März!« und so weiter. Zählen Sie alle Monate durch. Alle Nadeln werden so eine nach der anderen in die linke Hand des Klienten gelegt. Zum Schluss bespricht man die Nadeln mit folgendem Spruch: »Die Krankheit geht auf die Nadeln, der/die (den Namen sagen) wird gesund und munter. Seine Wünsche gehen in Erfüllung, amen!« Die Nadeln werden anschließend weggeworfen.

Zauber, um loszulassen

Nehmen Sie einen Birkenzweig und schneiden ihn in kleine Stücke. Verbrennen Sie diese und sagen Folgendes: »Mein Kummer wird vergehen wie dieser Rauch, amen!«

Eine Alternative: Man nimmt das Foto der Person, die man loslassen will, sticht mit einer Nadel um den Kopf und wirft das Foto aus dem Fenster. Dazu sagt man: »Ich werfe aus dem Fenster, was gestern war. Ich lasse dich los, amen!«

Das Geheimnis des Zauberstabes

Das wichtigste Utensil eines Zauberers ist der Zauberstab. Er wird bei Ritualen und Zeremonien eingesetzt und hat eine jahrtausendealte Tradition. Er gilt als Zentrierer der Gedankenkraft. Aber nicht nur Magier benutzen den Stab, sondern auch alle Könige und Zaren hatten einen Stab. Okkultisten, Druiden, Priester, Schamanen und Pharaonen benutzten Zauberstäbe, um Kräfte zu sammeln und magische Macht zu erlangen. In einem Zauberstab findet man immer alle Grundelemente der Natur: Metall, Luft, Erde, Holz und Wasser. Das Feuerelement ist der Geist des Magiers, der dazukommt. Ein Stab besteht aus dem Griffstück, dem Oberteil, dem Schaft und der Spitze, die meistens aus einem Kristall gemacht wird. Genau hier wird der magische Wille des Zauberers konzentriert. Die Wissenschaft vermutet, dass ein Stab die erste Waffe darstellte, mit der sich der Mensch gegen Feinde verteidigen konnte. Stäbe werden sogar von geheimen Orden verwendet; Königin Elisabeth, der Papst und Schamanen besitzen welche. Man sagt, dass solche Stäbe Dämonen vertreiben. Auch in der Bibel werden Stäbe erwähnt, z.B. der Stab von Moses. Auch Jesus hatte einen Zauberstab, man sieht ihn auf vielen Darstellungen. Sie können Ihren eigenen Zauberstab herstellen. Gehen Sie in einen Wald und suchen Sie sich einen Stock aus. Dieser sollte circa drei Zentimeter Durchmesser haben. Polieren Sie ihn und schreiben Ihren Namen darauf. Kleben Sie eine Münze, eine Feder, einen Stein und einen Bergkristall auf ihn. Als Spitze benutzen Sie eine Bergkristallspitze. Wenn alle Teile befestigt sind, waschen Sie den Stab kurz unter fließendem Wasser ab und lassen ihn trocknen. Benutzen Sie den Stab bei jedem Ritual. Von Tag zu Tag wird er immer stärker.

Zeichen

Zeichen leiten Energien. In Russland nimmt man gelben Baumwollstoff und stickt eine Acht in Rot darauf. Dieses Tuch gibt man dem Patienten. Dieser sollte das Tuch sieben Tage lang Tag und Nacht bei sich behalten.

Mich hat es gewundert, dass asiatische Schamanen das Gleiche mit Sand machen. Sie malen das Zeichen und setzen Patienten für eine halbe Stunde auf diese Acht.

Zerstrittene zusammenführen

Gehen Sie auf einen Friedhof und finden Sie ein neues Grab. Stellen Sie sich mit dem Gesicht zum Kreuz, das auf dem Grab steht, und sagen Sie: »Der Verstorbene schläft und kann sich nicht umdrehen, er kann nicht aufstehen und nicht spazieren gehen. Der Sarg zum Grab, Grab zur Erde, Partner zum Partner, amen!«

Rezepte und Übungen von A–Z

Je älter, desto schwächer? Das muss nicht sein. Vetucha-Heiler halten sich immer jung und verwenden zur Entgiftung Pflanzen sowie energetische Übungen für sich selbst und ihre Klienten. In diesem Teil des Buches stelle ich Ihnen einige Rezepte und Vorgänge vor.

A

Abschalten

Viele berichten, dass sie nach einem stressigen Tag nicht richtig abschalten können und dass die Augen wehtun. Hier ist eine leichte Übung zum Abschalten der Gedanken: Setzen Sie sich bequem auf einen Stuhl, schließen Ihre Augen und legen die Hände locker auf Ihre Ohren. Atmen Sie circa eine Minute ruhig und tief und horchen Sie dabei nach »innen«. Danach legen Sie Ihre Hände auf Ihre Augen. Atmen Sie wieder circa eine Minute ruhig und tief und sehen dabei nach »innen«. Anschließend werden die Hände für eine weitere Minute hinter die Ohren gelegt. Die Übung hilft, zur Ruhe zu kommen, und sorgt für einen kompletten seelischen Ausgleich.

Kraftkraut Alant

Damit Kräuter ihre volle geistige Kraft entfalten, sollten sie von einem Heiler selbst gesammelt werden. Heiler in Russland sprechen mit den Pflanzen beim Pflücken. Dadurch entsteht eine geistige Verknüpfung. Sie begrüßen die Blumen und die Kräuter, die gesammelt werden. Als besonders heilig gilt bei Vetucha-Heilern der Alant. Seine Wurzel ist etwas ganz Besonderes. Sie wirkt antibakteriell, hilft gegen Entzündungen und bei Magen-Darm-Erkrankungen. Auch bei Lungen- und Bronchialleiden sowie bei Leber-, Galle- und Menstruationsbeschwerden, Hämorrhoiden, Asthma, Ekzemen und Neurodermitis wird das Kraut oft verwendet. Hier ist ein Rezept aus dem Vetucha: Nehmen Sie einen Esslöffel zerkleinerte Alantwurzel und übergießen sie mit 300 ml heißem Wasser. Kochen Sie die Wurzel zehn Minuten lang. Danach lassen Sie den Tee zwei Stunden lang ziehen. Eingenommen werden je 100 ml dreimal am Tag vor dem Essen. Dieser Tee hilft auch bei Schilddrüsenproblemen.

Auch ein leckerer Wein kann mit Alant zubereitet werden. Dieser bringt Sie auf die Beine! Man nimmt eine Handvoll der Wurzel und gibt dazu vier Liter Wein und 500 g Honig. Lassen Sie diese Mischung zwei Wochen lang ziehen, fertig. Nehmen Sie 50 ml Wein vor jeder Mahlzeit ein.

Alter

Dieses Rezept kann Ihnen helfen, Ihre Vitalität wiederzuerlangen. Rettichsaft gilt als Jungmacher. Nehmen Sie 50 ml Rettichsaft, 100 ml Karottensaft, zwei Esslöffel Honig und einen Teelöffel Kümmelöl. Vermischen Sie alle Zutaten und lassen Sie die Mischung eine Stunde stehen. Nehmen Sie dreimal täglich einen Teelöffel davon ein. Bewahren Sie die Flüssigkeit in einem geschlossenen Glas im Kühlschrank auf.

Eine Alternative ist ein Vollbad mit Heu und Olivenöl. Es hilft im Alter gegen Schwäche. Nehmen Sie 0,5 kg Heu und kochen es in drei Litern Wasser. Lassen Sie die Mischung stehen. Seihen Sie sie ab und fügen 50 ml Olivenöl hinzu. Geben Sie nun die Mischung in eine Wanne und genießen Sie das Bad 20 Minuten lang.

Asthma

Ephedra equisetina Bunge und Ephedra distachya sind zwei miteinander verwandte Meerträubelarten. Sie werden bis zwei Meter hoch und enthalten Ephedrin. In der Pharmaindustrie wird Ephedrin bei Asthma und Rheuma sowie bei Magen-Darm-Leiden eingesetzt. Vetucha-Heiler empfehlen folgendes Rezept: Nehmen Sie einen Teelöffel zerkleinerte Blätter und Zweige des Strauches und kochen Sie sie in 500 ml Wasser 30 Minuten lang. Lassen Sie den Sud abkühlen. Man nimmt je einen Esslöffel davon zweimal am Tag ein.

Eine Alternative ist ein Aufgesetzter mit Wodka: Nehmen Sie 40 g getrocknete Zweige und Blätter und geben diese in 500 ml Wodka. Lassen Sie alles 20 Tage lang ziehen. Nehmen Sie zehn Tropfen davon dreimal am Tag ein. Diese Mixtur hilft auch bei Allergien und zu niedrigem Blutdruck.

Zudem empfehlen Vetucha-Heiler, bei Asthmaanfällen frisch gebrühten Kaffee zu trinken. Dies lindert den Anfall sofort.

Alternativ wird auch folgende Mischung empfohlen: Nehmen Sie zehn Aspirin-Tabletten und vermischen Sie sie mit 20 g Gänsefett oder Butter. Schmieren Sie diese Salbe auf die Brust und lassen sie mehrere Stunden wirken. Wiederholen Sie den Vorgang eine volle Woche lang einmal täglich. Zur Unterstützung empfiehlt es sich auch, Erbsenbrei zu essen.

Eine weitere Möglichkeit bieten Stiefmütterchen-Blätter. Nehmen Sie zehn Blätter der Pflanze und tauchen Sie sie für 20 Minuten in Ouzo oder Raki ein. Legen Sie diese Blätter anschließend für zwei Stunden auf Ihren Brustkorb und fixieren sie mit einer Binde. Danach entfernen Sie die Binde und nehmen frische Blätter aus dem Ouzo, die Sie für weitere zwei Stunden zwischen Ihre Schulterblätter legen und fixieren.

Augen

Manche Menschen haben sehr trockene Augen. Sie können sich dadurch nicht mehr konzentrieren und leiden unter Schmerzen. Waschungen mit schwarzem Tee können ihnen helfen.

Vetucha-Heiler empfehlen bei Augenschmerzen zusätzlich Waschungen mit Dillsaft und Wasser. Mischen Sie 30 ml Wasser und 20 ml Dillsaft und waschen damit Ihre Augen.

Haben Sie Augenringe? Dagegen helfen Kompressen mit kaltem Kaffee. Bei erhöhtem Augeninnendruck (Glaukom) sollte die Methode nicht angewendet werden! Klären Sie das Leiden mit Ihrem Arzt ab.

Was stört und was hilft Ihren Augen? Was hindert Sie, gut zu sehen? Der Fernseher, der PC, Stress ... Hier sind ein paar Rezepte aus der Vetucha-Naturapotheke, die Ihren Augen guttun:

- *Kalmuswurzeltee* zur Einnahme: Nehmen Sie zwei Teelöffel getrocknete Wurzel und gießen diese Menge mit 300 ml heißem Wasser an. Lassen Sie die Mischung zwei Stunden ziehen. Man nimmt dreimal täglich einen Schluck von diesem Tee ein, am besten 20 Minuten vor dem Essen. Diese Menge reicht für den ganzen Tag. Die Kur kann zehn Tage durchgeführt werden.

- *Heidelbeersaft*: Schon 100 ml Heidelbeersaft am Tag mit etwas Wasser gemischt verbessert das Immunsystem und stärkt die Augen. Wenn Sie den Saft (ein Teil) mit destilliertem Wasser (zwei Teile) vermischen, haben Sie eigene Augentropfen. Tropfen Sie einmal am Tag drei Tropfen in jedes Auge.
- *Augentrost-Kornblumen-Dillsamen-Wasser*: Diese Rezeptur kenne ich aus meiner Familie. Mischen Sie die drei Kräuter im Verhältnis eins zu eins. Gießen Sie zwei Teelöffel der Mischung mit 300 ml heißem Wasser auf und lassen alles zwei Stunden lang ziehen. Danach seihen Sie den Sud ab, lassen ihn abkühlen und verwenden ihn als Waschung für Ihre Augen.
- *Aloe-Wein mit Honig*: Dieser stärkt die Augen schnell und zuverlässig. Aloe-Wein hilft manchmal sogar bei Kurzsichtigkeit. Nehmen Sie 200 g Aloe. Bitte verwenden Sie frische Blätter. Geben Sie dazu 50 g getrocknete Kornblumen und 500 g Honig und gießen dazu 700 ml trockenen Rotwein. Lassen Sie diese Mischung drei Tage stehen. Nehmen Sie einen Esslöffel davon dreimal täglich vor jedem Essen ein.
- *Petersilie*: Auch sie ist gut für die Augen. Nehmen Sie einen Esslöffel klein gehackte, frische Petersilie und übergießen diese Menge mit 300 ml heißem Wasser. Lassen Sie den Sud eine Stunde ziehen. Teilen Sie diese Menge in drei Teile und nehmen diesen Tee vor jedem Essen ein. Bei Nierenleiden und Zysten sollte man auf Petersilie verzichten. Mit diesem Tee können auch Augenwaschungen gemacht werden.

Diese alte Rezeptur aus Russland gegen Augenleiden ermöglicht eine Linderung des Leidens innerhalb von drei Wochen: Nehmen Sie 20 Knoblauchzehen und drei Zitronen und zerkleinern Sie sie, am besten mit einem Keramikmesser. Mischen Sie beides zusammen und kochen Sie die Mischung in einem Topf mit 0,7 l Wasser. Nehmen Sie den Topf vom Herd und lassen Sie den Sud abkühlen. Seihen Sie alles ab und stellen die Flüssigkeit in den Kühlschrank. Verwenden

Sie bitte ein Einwegglas, das verschlossen werden kann. Nehmen Sie drei Wochen lang täglich zwei Zentiliter von dieser Flüssigkeit vor dem Mittagessen ein. Danach machen Sie zwei Wochen Pause und wiederholen die Kur.

Vetucha-Heiler sind davon überzeugt, dass alle Körperflüssigkeiten eine Heilkraft in sich haben. Bei Augenleiden verwenden sie spezielle Augentropfen, die aus Muttermilch und Wasser bestehen. Auch der Speichel gilt als heilende Flüssigkeit. Er wirkt antibakteriell. Diese Eigenschaften kannten bereits unsere Urahnen, die gegen Entzündungen oder Gerstenkörner ins Auge spuckten. Am besten geeignet sind der Morgenspeichel (Speichel nach dem Aufwachen) und der Kinderspeichel.

Auch einige Übungen bringen Ihren Augen Entlastung. Die Augenmuskeln müssen wie alle anderen Körpermuskeln trainiert werden. Machen Sie Folgendes: Drücken Sie Ihre Augen fest zu und lassen Sie dann locker. Wiederholen Sie dies zehnmal nacheinander.

Die nächste Übung: Sehen Sie in die Ferne und dann direkt vor Ihre Nasenspitze. Danach sehen Sie wieder in die Ferne. Diese Übung stärkt ebenfalls die Augenmuskulatur. Sie können diese Übung auch mithilfe einer Ihrer Hände machen. Strecken Sie die Hand vor sich und sehen sie an. Gehen Sie mit der Hand langsam von links nach rechts an Ihrem Gesicht vorbei und verfolgen Sie die Hand mit den Augen. Wiederholen Sie den Vorgang zehnmal. Praktizieren Sie die Übung mehrmals am Tag.

Wenn Ihre Augen überanstrengt sind, können auch Edelsteine helfen. Nehmen Sie einen Edelstein (entscheiden Sie sich intuitiv, welcher Stein Ihnen gefällt) und befeuchten ihn mit Speichel. Legen Sie den Stein mehrmals kurz auf die Augenlider.

Sie können Ihre Augen auch durch heilende Säckchen entspannen. Nehmen Sie ein Stück Baumwollstoff und nähen ihn zu einem Säckchen. Füllen Sie dieses mit verschiedenen Kräutern wie Minze, Lavendel oder Petersilie und legen es auf die Augen. Sie können das Säckchen vorher auch kurz in warmes Wasser legen.

Eine Alternative stellen Veilchen dar: Nehmen Sie drei Esslöffel Veilchenblüten und übergießen sie mit 500 ml Olivenöl. Lassen Sie die Blüten zehn Minuten im Öl liegen und erhitzen Sie die Mixtur langsam. Bevor das Öl kalt wird, sieben Sie die Blüten ab. Legen Sie die Blüten auf ein Tuch und dieses für zehn Minuten auf die Augen. Danach können Sie die Blüten wegwerfen. Das Öl können Sie in den nächsten Tagen zum Abtupfen der Augen verwenden.

Man kann auch frische Rosenblätter morgens auf die Augen legen. Das macht die Haut um die Augen frisch und lindert Müdigkeit.

Augenschule

Um die Augen zu stärken, empfiehlt sich Folgendes: Bekleben Sie ein Fenster mit schwarzen Papierstreifen im Abstand von je sechs Zentimetern. Die Streifen selbst sollten ebenfalls sechs Zentimeter breit sein. Schauen Sie das Fenster immer wieder an.

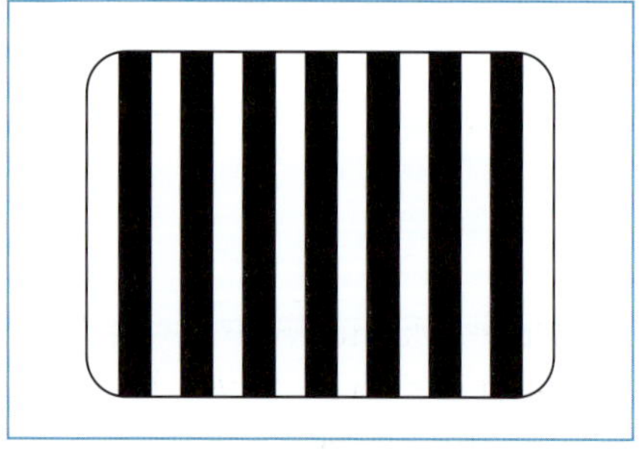

Fenster

Die Übung »Augen wie ein Kind« hilft bei schlechter Laune, negativen Gedanken, Stress, innerer Unruhe und Sorgen. Setzen Sie sich hin. Entspannen Sie Ihre Stirn und die Augenpartie. Die Augen öffnen Sie ein Stück weit. Öffnen Sie leicht den Mund, sodass die Zunge den Gaumen berührt und mit der Spitze sanft gegen die obere

Zahnreihe stößt. Schauen Sie sich um und genießen Sie die Entspannung.

Das 3. Auge aktivieren

Um das 3. Auge zu aktivieren und die Intuition zu stärken, gibt es eine sehr einfache Übung: Formen Sie einen Kussmund und atmen durch den Mund schnell, kurz und flach ein und aus. Nach ein paar Minuten atmen Sie wieder normal. Rollen Sie nun Ihre offenen Augen im Uhrzeigersinn. Die Energien werden auf das 3. Auge gelenkt. Wiederholen Sie diese Übung mehrmals am Tag.

Aura

Ein 20-minütiges Salzbad heilt Ihre Aura. Bereiten Sie ein Bad (volle Badewanne) und geben Sie 100 g Meersalz hinein. Sie können auch etwas Lavendel und 50 ml Olivenöl dazugeben. Steigen Sie ins Wasser und genießen die Wärme. Es empfiehlt sich, das Bad einmal wöchentlich zu machen.

B

Bauchspeicheldrüse

Ihre Bauchspeicheldrüse sollte stets entlastet werden. Sie liebt Buchweizen und Kefir! Daher ist es zu empfehlen, beide Produkte mindestens dreimal in der Woche zu sich zu nehmen. Ältere Menschen sollten sie sogar jeden Tag in kleinen Mengen verzehren. Nehmen Sie ein Glas Kefir und geben Sie drei Esslöffel Buchweizen hinein. Lassen Sie das Glas mehrere Stunden stehen und essen Sie den Inhalt danach.

Bechterew'sche Krankheit

Ohne schulmedizinische Hilfe kann eine Bechterew-Erkrankung kaum geheilt werden. Typisches Symptom der Krankheit ist die Einschränkung der Bewegung. Man kann mit den Händen den Boden nicht erreichen, ohne die Knie anzuwinkeln, und man kann mit dem Kinn nicht die Brust berühren. Zudem verändern die Gelenke sich. Vetucha-Heiler empfehlen ein Mittel aus der Natur als Unterstützung der schulmedizinischen Therapie: Man bereitet einen Tee aus Birke, Brennnessel, Mädesüß, Eukalyptus und Schafgarbe. Nehmen Sie alle Kräuter im Verhältnis eins zu eins. Für den Tee braucht man drei Esslöffel der Mischung und 500 ml heißes Wasser. Diese Menge wird an einem Tag schluckweise getrunken. Die Einnahme sollte nicht länger als sechs Wochen dauern. Nach zweiwöchiger Pause könnte die Kur wiederholt werden.

Beine

Eine meiner Bekannten hatte große Probleme mit ihren Beinen und große Schmerzen. Sie probierte mehrere Mittel, doch versagten sie. Vetucha half ihr dann wirklich. Sie läuft heute sogar Marathon! Seit Jahren isst sie täglich zweimal zwei Esslöffel Beeren des Schwarzen Nachtschattens.

Hier ist noch ein Rezept aus Vetucha gegen Schmerzen in den Beinen sowie bei Ödemen: Machen Sie über Nacht einen Wickel mit Wachs und Olivenöl für die Fußsohlen. Besorgen Sie sich Wollsocken und zwei längere Streifen Baumwollstoff. Wärmen Sie zuerst 30 ml Olivenöl an (nicht kochen) und geben Sie 20 g Bienenwachs dazu. Wenn das Wachs geschmolzen ist, tränken Sie die Baumwollstreifen mit der Flüssigkeit und binden sie um die Fußsohlen. Legen Sie ein Stück Backpapier oder Frischhaltefolie darauf und ziehen Sie die Socken an. Gehen Sie zu Bett. In der Früh sollen Sie die Füße waschen und abends die Prozedur wiederholen.

Bienenstiche

Hat Sie eine Biene gestochen? Bei Allergien gegen Bienengift sollte man sofort zum Arzt gehen! Wenn keine Allergie vorliegt, entfernen Sie zuerst den Bienenstachel und legen dann einen kalten Salzwasserumschlag auf die Stichstelle. Befeuchten Sie die Stelle danach mit Apfelessig oder Zitronensaft. Das mindert das Jucken.

Bioenergie

Bioenergie (biosensorische Energie) besitzen Sie von Geburt an. Es ist Ihre körpereigene Energie, die Ihr Dasein möglich macht. Man kann die Bioenergie mit einer Art Generator vergleichen. Sie wird ständig aus verschiedenen Quellen gewonnen: im Körper durch Verbrennung der Nahrung und durch chemische Vorgänge sowie von außen als Energie durch Licht. Vetucha-Heiler können beide Quellen für die Selbstheilung oder Heilung anderer nutzen. Eine sogenannte Biomeditation ist eine tägliche Entspannung für Ihren Körper, mit der Sie Energie von außen zuführen können: Legen Sie sich auf eine harte Unterlage, am besten auf den Boden. Ziehen Sie sich in die Länge, indem Sie alle Extremitäten dehnen, und legen Sie Ihre Arme danach neben Ihren Körper. Konzentrieren Sie sich auf Ihre Handflächen und stellen Sie sich vor, dass sich in der Mitte jeder Handinnenfläche ein kleines Loch bildet. Stellen Sie sich weiterhin vor, dass kleine Lichtteilchen in die Löcher einfliegen und in Ihren Körper gelangen. Sie bilden sich zu einer Kugel. Versuchen Sie, diese Energie in den Handflächen zu fühlen. Wenn Sie sie wahrnehmen, versuchen Sie, die Energie zum Herzchakra zu transportieren. Sie können dabei tief durch die Hände einatmen und durch den Luftstrom die Kügelchen zum Herzen befördern. Nach 15 Minuten können Sie wieder aufstehen. Wiederholen Sie diese Übung täglich, so werden Sie schnell feststellen, dass Sie mehr Kraft haben.

Birkensaft

Birkensaft ist ein Tonikum. Er wirkt laut Vetucha gegen Schmerzen und beinhaltet viele Vitalstoffe. In Russland wird der Saft täglich getrunken.

Vetucha-Heiler stellen auch Birkenschnaps her. Er hilft, die eigenen Körperkräfte zu aktivieren, und unterstützt die Genesung vieler

Erkrankungen. Nehmen Sie eine Flasche oder ein Einwegglas und füllen es mit Birkenblättern oder Knospen. Geben Sie so viel Schnaps dazu, dass die Blätter damit bedeckt werden. Lassen Sie die Mischung zehn Tage stehen. Seihen Sie die Blätter danach ab. Ein bis drei Teelöffel täglich werden davon eingenommen.

Blähungen

Gegen Blähungen hilft Kümmel.

Blase und Galle

Bei Blasen- und Nierenbeschwerden sollte man Birnen essen. Diese haben sehr viele Vitalstoffe, die die Blase schonen und den Gallenfluss aktivieren.

Zu hoher Blutdruck

Bei zu hohem Blutdruck empfiehlt es sich, täglich Orangen zu essen. Die ätherischen Öle der Orange bewirken eine Erweiterung der Arterien und damit eine Blutdrucksenkung.

Gegen dieses Leiden ist auch ein Kraut gewachsen – der Schneeball (Viburnum opulus). Man nimmt 250 g Kraut, 250 ml Rote-Bete-Saft und 100 g Honig und mischt alles zusammen. Nehmen Sie zwei Esslöffel dreimal täglich vor jedem Essen ein. Die Kur dauert zwölf Tage. Danach sollte man eine zehntägige Pause einlegen und die Kur wiederholen.

Auch Immergrün (Vinca minor) kann zu hohen Blutdruck senken.

Bei zu hohem Blutdruck und Herzleiden können auch Äpfel helfen. Man kann sie frisch verzehren oder Kompott mit etwas Honig daraus machen. Äpfel entgiften übrigens auch die Leber.

Fichtenöl normalisiert den Blutdruck ebenfalls. Man nimmt dazu etwas Zucker, tropft darauf sieben Tropfen Fichtenöl und nimmt diese Menge mit etwas Wasser ein. Empfohlen wird eine dreimalige Einnahme täglich vier Wochen lang. Während der Therapie sollte man auf Alkohol verzichten.

Blutreinigung

Ein altes Vetucha-Mittel für die Blut- und Nierenreinigung hat bis heute überlebt: Man nimmt nach dem Aufwachen eine Knoblauchzehe und schneidet sie auseinander. Nehmen Sie beide Teile in den Mund und lutschen Sie 20 Minuten lang daran. Danach spucken Sie sie aus. Die Prozedur wird auch abends wiederholt. Nach 20 Tagen verbessern sich die Blutwerte enorm.

Blutungen

Hier helfen Vetucha-Heiler mit Gurkenschalen. Sie nehmen 100 g davon und kochen sie in 600 ml Wasser auf. Dann stellen Sie den Topf für 20 Minuten auf die Seite und lassen den Sud ziehen. Nehmen Sie 200 ml von diesem Sud dreimal am Tag ein. Der Sud hilft auch gegen Hämorrhoiden, Darm- und Unterleibsbeschwerden. Der Tee kräftigt allgemein.

Bohnen

Vetucha-Heiler lieben Bohnen! Bohnen enthalten viel Eiweiß und helfen daher bei Gastritis, Nierenleiden und Blasenbeschwerden.

Bronchitis

Das Fichtenöl hilft in erster Linie bei chronischer Bronchitis. Mischen Sie das Öl im Verhältnis eins zu eins mit einem medizinischen Spiritus. Verteilen Sie einen Esslöffel der Mischung auf einen Baumwollstoff und legen diesen auf die Brust. Platzieren Sie darauf eine Frischhaltefolie und etwas Watte. Fixieren Sie alles mit einem Wolltuch und lassen es 15 Minuten wirken (nicht länger, es besteht sonst Verbrennungsgefahr). Auch bei Knieschmerzen und müden Füßen ist diese Mischung geeignet. Nach der Prozedur tragen Sie diese selbst gemachte Salbe auf: Erwärmen Sie 200 ml Schmalz oder Butter und zwei Esslöffel Fichtenöl. Reiben Sie die Salbe immer wieder ein. Die Kur dauert zehn Tage.

Als Alternative kann das Fichtenöl auch in einen Tee gegeben und so eingenommen werden. Pro Tasse braucht man drei Tropfen

Öl. Der Nachteil ist jedoch, dass man den Fichtengeschmack über Stunden im Mund hat. Unangenehm ist er jedoch nicht.

Es gibt auch etwas »komische« Mittel aus der Tradition. Früher wurde z.B. Folgendes bei Bronchitis empfohlen: Man nahm frischen Urin einer Kuh, erhitzte ihn und atmete die Dämpfe siebenmal ein und aus.

C

Cellulite

Efeuöl hilft gegen Cellulite wie ein Wunder. Man reibt es in die betroffenen Stellen und massiert damit täglich die Hüften.

Sie können auch zwei Handvoll Efeublätter nehmen und in 300 ml Spiritus legen. Lassen Sie sie 20 Tage ziehen. Man reibt diese Flüssigkeit auf die Problemzonen. Erfolge werden sehr schnell sichtbar!

Cholesterinwert senken

Das Thema Cholesterin wird immer wieder diskutiert. Zu viel Cholesterin im Blut ist gefährlich! Das Herz und die Blutgefäße leiden darunter. Durch gesunde und vor allem ausgewogene Ernährung kann man jedoch den Cholesterinwert senken. Auch Abnehmen und viel Bewegung helfen, den Cholesterinspiegel im Zaum zu halten. Essen Sie viel Obst und Gemüse, vor allem Artischocken, Spargel, Karotten, Blumenkohl, Sellerie, Kresse, Gurken, Salat, grüne Bohnen, Paprika, Pilze, Zucchini, Zwiebeln, Knoblauch, Kürbis, Tomaten, Radieschen, Spinat und frische Früchte. Achten Sie auch darauf, die »richtigen Fette« zu sich zu nehmen, also ungesättigte Fettsäuren, wie sie in pflanzlichen Ölen und Fischen vorkommen.

D

Darmprobleme

Haben Sie Probleme mit Ihrem Darm? Auch dafür gibt es Abhilfe aus der Vetucha-Lehre: Nehmen Sie drei Esslöffel Weizenkleie, einen Teelöffel Sesamsamen und zwei Teelöffel Leinsamen. Geben Sie 200 ml Wasser dazu. Stellen Sie die Mischung für mehrere Stunden (am besten abends aufsetzen und über Nacht ziehen lassen) in den Kühlschrank. Nehmen Sie 30 Minuten vor dem Frühstück ein Drittel davon zu sich. Das zweite Drittel nehmen Sie vor dem Mittagessen und den Rest vor dem Abendessen ein. Die Kur kann bis zu einem halben Jahr lang gemacht werden.

Gegen Darmprobleme können Sie auch Gastritisrezepte verwenden.

Demenz

Schungit ist ein spezieller Stein aus Russland, den man jedoch auch in Zentraleuropa bekommt. Man kann mit ihm Schungitwasser herstellen. Es entgiftet den Körper und hilft bei Demenz. Kaufen Sie 500 g Schungit-Split und geben Sie diesen in einen Liter Wasser. Lassen Sie den Stein zwölf Stunden darin. Trinken Sie diese Menge in zwei Tagen. Die darin enthaltenen Stoffe beleben den Geist.

Depression

Gegen Depressionen sind viele Kräuter gewachsen, deren Gebrauch Sie mit Ihrem Arzt besprechen sollten. Eines davon ist Johanniskraut. Empfohlen wird eine Teezubereitung. Dazu übergießt man einen Teelöffel getrocknetes Kraut mit 250 ml heißem Wasser und lässt den Tee 15 Minuten ziehen. Zweimal täglich wird ein Teelöffel davon eingenommen.

Als unterstützende Maßnahme dient ein altes Rezept aus Russland. Man bereitet ein spezielles Öl aus Kräutern und ölt damit die

Fersen über Nacht ein. Das Öl können Sie selbst zubereiten. Sie brauchen dazu:

150 ml Olivenöl
3 Knoblauchzehen
20 g Johanniskraut
20 g geschnittene Petersilienblätter
20 g geschnittene Minze
50 ml Honig
10 g Lavendelblüten

Die zerkleinerten Zutaten werden in ein Einwegglas gelegt und gut vermischt. Dazu gibt man erwärmtes Olivenöl. Das Glas wird offen sieben Tage lang stehen gelassen, danach wird es verwendet.

Manche Vetucha-Heiler empfehlen die einfachere Variante, abends die Fersen bloß mit Olivenöl einzuölen.

Depressionen oder Stress könnte man auch mit einer alten Weinrezeptur abbauen. Der Wein schmeckt lecker und verhilft zu Ruhe und Gelassenheit. Sie brauchen folgende Zutaten:

200 ml Weiß- oder Rotwein
20 ml Wasser
20 g Hagebutten
7 Gewürznelken
20 ml Honig

Kochen Sie den Wein eine Minute lang, dann geben Sie kaltes Wasser dazu. Wenn die Flüssigkeit wieder zu kochen anfängt, geben Sie Hagebutten und Nelken hinein. Lassen Sie den Wein noch eine Minute köcheln und dann zehn Minuten stehen. Seihen Sie die Hagebutten und Nelken ab. Geben Sie den Honig dazu. Trinken Sie den Wein in kleinen Schlückchen.

Desinfektion

Der Rundblättrige Sonnentau oder Drosera rotundifolia ernährt sich von Insekten. Die fleischfressende Pflanze ist giftig und in Europa heimisch. Sie gilt als schweißtreibend und bakterizid. Ihre Teile können zur Desinfektion verwendet werden. Man legt die Pflanze ins Wasser und wäscht mit diesem die Oberflächen der Arbeitsplatte in der Küche oder Toilette ab. In Sibirien wäscht man damit sogar Geschirr ab.

Diabetes

Was kann bei der Zuckerkrankheit helfen? Das ist vom Diabetes-Typ abhängig. Der Blutzuckerspiegel steigt, der Körper zeigt keine Insulinreaktion – das sind die Symptome. Mehr als 125 ml weisen auf Diabetes hin. Heute gibt es über sieben Millionen Diabetiker alleine in Deutschland. Diabetes ist die häufigste Ursache für eine Erblindung. Die meisten Amputationen haben mit Diabetes zu tun. Und viele weitere Erkrankungen hängen mit Diabetes zusammen. Patienten bekommen meistens Medikamente: Zuerst eines, dann zwei, drei oder vier – ein Teufelskreis beginnt.

Bei Diabetes Typ 1 ist der Insulinmangel von der nicht mehr richtig arbeitenden Bauchspeicheldrüse abhängig. Diabetes Typ 2 wird oft als Altersdiabetes bezeichnet und ist die weitaus häufigste Art der Zuckerkrankheit. Typ 3 ist die sogenannte Schwangerschaftsdiabetes und Typ 4 hat seltene genetische Ursachen. Für Diabetes Typ 1 und 4 gibt es Insulinspritzen. Da der Körper kein Hormon mehr produziert, ist das meistens die einzige Lösung. Bei Typ 2 und 3 gibt es mehrere Mittel.

Zur Unterstützung der schulmedizinischen Therapie empfiehlt sich z.B. ein Tee aus getrockneten Fliederblüten: Nehmen Sie einen Esslöffel Blüten und übergießen sie mit 800 ml heißem Wasser. Lassen Sie den Tee fünf Minuten ziehen und nehmen einen Esslöffel dreimal am Tag ein.

Eine Alternative: Nehmen Sie 300 g Petersilie, 300 g Knoblauch, ein Kilogramm Zitronen und drehen alles durch einen Fleischwolf.

Lassen Sie die Mischung zwei Wochen lang stehen und nehmen einen Teelöffel davon vor jedem Essen ein.

Man sollte bei Diabetes auch die Ernährung ändern! Weniger Fleisch, weniger Fett und viel Bewegung! Bewegung wirkt wie Insulin (der Zucker geht in die Zellen). Schon eine Stunde täglich gehen oder 35 Minuten lang joggen reduziert den Insulinbedarf deutlich. Besprechen Sie Ihr Programm aber immer mit Ihrem Arzt!

Sonnenlicht ist für Diabetiker ein Muss. Diabetiker sollten auch darauf achten, Kohlenhydrate mit niedrigem glykämischen Index und Ballaststoffe wie Vollkornprodukte, Gemüse und Nüsse zu essen.

Gegen Diabetes können Sie auch eine Handvoll weiße Bohnen nehmen und die mit 100 ml Wasser übergießen. Lassen Sie die Bohnen über Nacht stehen. Essen Sie in der Früh die Bohnen und trinken das Wasser.

Eine interessante Rezeptur aus Russland ist der Roggensud, von dem dreimal täglich je 200 ml eingenommen werden. Sie brauchen dazu zwei Esslöffel Roggen und 600 ml Wasser. Kochen Sie den Roggen 15 Minuten und lassen ihn eine halbe Stunde abkühlen. Trinken Sie den Sud schluckweise vor dem Essen.

Auch Calendula und Klettenwurzel sowie Espenrinde helfen als Tee bei Diabetes. Einige Heiler empfehlen auch Tee aus Walnussblättern.

Hier gebe ich Ihnen zwei Rezepte eines Diabetikers vom Typ 2, dem ein Tee aus der Rinde der Espe geholfen hat. Man nimmt dazu eine Handvoll der Rinde und kocht sie zehn Minuten lang in zwei Litern Wasser. Der Tee wurde über den Tag verteilt einen ganzen Monat lang getrunken. Auch Milch mit Knoblauch hat dem Patienten geholfen, sein Zuckerwert sank bis auf 5 Prozent. Man nimmt 500 ml Milch, kocht sie und gibt fünf ausgepresste Knoblauchzehen hinein. Wenn die Milch bis zur Hälfte eingekocht ist, lässt man sie abkühlen. Davon nimmt man zweimal am Tag einen Esslöffel ein.

Diät

Tabletten kann man kaufen, Gesundheit nicht. Krankheit hat immer viele Väter, die Mutter aber ist falsche Ernährung! Daher ist ab und zu eine Entgiftung oder eine Diät zu empfehlen. Hungern sollten Sie aber nicht! Eine Diät mit Brei macht satt und reinigt den Darm. Sie unterstützt schnell und zuverlässig beim Abnehmen. Essen Sie zehn Tage lang Brei aus Reis, Buchweizen oder Weizen, nur mit Wasser und ohne Öl oder Butter zubereitet. Der Brei reinigt den Darm wie eine Bürste. Tagsüber sollte man viel trinken, allerdings nicht zu den Mahlzeiten. Trinken Sie bis zu 30 Minuten vor oder erst wieder 30 Minuten nach dem Essen. Diese Diät verbessert außerdem das Aussehen der Haut und entschlackt den Körper.

Dioscorea

Dioscorea villosa ist eine sehr artenreiche Kletterpflanze von einem bis sieben Meter Höhe. Die nordamerikanischen Indianer verwendeten sie als Arzneimittel. Aber auch in Russland findet man diese Liane überall. Sie gilt als Wunderkraut und ist in der Lage, Bluthochdruck zu senken, die Leber und den Darmtrakt zu heilen und das Gedächtnis zu verbessern. Die Gefäße im Gehirn werden repariert. Sogar zu Sowjetzeiten wurde diese Pflanze pharmazeutisch verwendet. Besonders heilend ist die Wurzel dieser Liane. Auch bei Schlafstörungen wird sie eingesetzt. Die Therapie dauert meistens drei Monate. Nach jeder vierten Woche wird eine Pause von einer Woche gemacht. Das Rezept: Nehmen Sie zwei Gramm getrocknete Wurzel und kochen Sie sie in 300 ml Wasser auf. Lassen Sie den Sud 30 Minuten ziehen. Man nimmt je einen Teelöffel dreimal am Tag nach dem Essen ein.

Durchfall

Der Große Wiesenknopf oder lateinisch Sanguisorba officinalis hat sich bei Durchfällen bewährt und besitzt antibakterielle Wirkung. Verwendet wird die Wurzel. Sie hilft bei Darmbakterien- und Pilzbefall sowie bei Kolitis. Äußerlich wird die Wurzel bei Verbrennungen und Wunden verwendet. Die Wurzeln werden verbrannt und die Asche zu Pulver verarbeitet. Dieses gibt man auf die betroffene Hautstelle. Es gibt auch eine Vetucha-Teerezeptur: Nehmen Sie einen Esslöffel der Wurzel und gießen diese Menge mit 300 ml Wasser auf. Kochen Sie die Wurzel 15 Minuten und kühlen den Sud ab. Stellen Sie ihn in den Kühlschrank. Nehmen Sie zwei Esslöffel viermal am Tag ein. Für äußerliche Anwendung gegen Pilze können Sie folgende Rezeptur verwenden: Nehmen Sie zwei Esslöffel Wurzel und kochen diese Menge 15 Minuten lang in 200 ml Wasser. Dieser Sud kann einmassiert oder als Umschlag verwendet werden.

E

Eisenmangel

Gegen Eisenmangel empfiehlt es sich, Bohnen, Spinat und weitere Hülsenfrüchte sowie Innereien zu essen. Setzen Sie sie häufiger auf Ihren Speiseplan. Oft hängt Müdigkeit mit einem Eisenmangel zusammen.

Eiterungen

Nehmen Sie mehrere Kalanchoe-Blätter (der deutsche Name ist Brutblatt oder auch Goethepflanze), schneiden Sie sie klein und legen Sie sie als Kompresse über Nacht auf die betroffene Stelle. Wiederholen Sie den Vorgang über mehrere Tage.

Ekzeme

Vetucha-Heiler empfehlen Roggenwasser gegen Ekzeme: Nehmen Sie eine Handvoll Roggen und gießen Sie ihn mit 200 ml heißem Wasser auf. Lassen Sie die Brühe sechs Stunden stehen. Man kann das Wasser sowohl einnehmen als auch zum Abwaschen der betroffenen Stellen nutzen.

Energiekreise

Sie können die Energiekreise eines Patienten wiederherstellen, indem Sie folgenden Vorgang machen: Setzen Sie sich beide auf den Boden, sodass Ihre Füße sich gegenseitig berühren. Fassen Sie sich an den Händen und bleiben Sie so fünf Minuten sitzen.

Energie schnappen

Vetucha-Heiler können Energie mit bloßen Händen ansammeln. Reiben Sie beide Hände aneinander. Schnappen Sie in der Luft nach Energie. Nun setzen Sie sich auf einen Stuhl und lassen beide Arme hängen. Stellen Sie sich vor, dass eine Hand in warmem und die andere in kaltem Wasser liegt. Nach zwei Minuten schnappen Sie wieder in der Luft. Nun wird Energie angesammelt und bleibt an den Händen hängen. Diese Energie kann an jede Körperstelle abgegeben werden.

Noch eine Übung für mehr Energie: Reiben Sie beide Hände und legen Sie sie auf das Herz. Nach einer Minute, wenn die Hände nicht mehr warm sind, reiben Sie sie noch einmal und legen sie auf den Unterbauch. Geben Sie die Wärme ab und reiben Sie die Hände noch einmal. Legen Sie sie auf die Schläfen. Anschließend lassen Sie die Hände vor dem Unterbauch hängen und bewegen sie mehrere Male rasch hoch zum Kopf.

Entgiftung

Nehmen Sie zwei rohe Kartoffeln und reiben sie zu einer Püreemasse. Streichen Sie sie auf Ihre Füße. Nach zehn Minuten legen Sie Ihre Füße mit der aufgetragenen Masse in warmes Wasser und bleiben 20 Minuten sitzen. Trocknen Sie Ihre Füße anschließend ab.

Zum Entgiften eignen sich auch Kartoffelvollbäder: Nehmen Sie einen Liter Kartoffelsaft und geben ihn in die Wanne mit warmem Wasser. Genießen Sie das Bad 30 Minuten lang.

In Russland macht man zur Entgiftung auch Kräuterbäder für die Füße. Man verwendet dazu Kamille, Minze und Dill, eventuell auch einen Teil Petersilie. Verwendet werden 20 g jedes Krautes im Mischverhältnis eins zu eins.

Entzündungen

Aibika oder Abelmoschus manihot ist der asiatische Hibiskus. Die Pflanze ist essbar sowohl gekocht als auch roh. Sie hat entzündungshemmende Wirkung. Die Blätter sind reich an Eiweiß, daher sind sie für Vegetarier mehr als empfehlenswert. Man kann sie in Kokosmilch kochen, als Salat verzehren oder z.B. Fleisch oder Gemüse in sie einwickeln und dämpfen.

Erkältung

Ein einfaches Mittel gegen Erkältung aus dem Vetucha ist folgendes: Geben Sie den Saft einer halben Zitrone und einen Teelöffel Honig in 250 ml lauwarmes Wasser. Lassen Sie die Flüssigkeit abkühlen und nehmen innerhalb von zwei Stunden je ein Drittel davon ein.

Bei Angina hilft folgendes Rezept: Nehmen Sie 30 g frisch gehackte Schafgarbe und einen Liter Bier. Erwärmen Sie das Bier in einem Topf und geben die Schafgarbe dazu. Lassen Sie den Sud 30 Minuten bei geringer Hitze ziehen. Nehmen Sie dreimal täglich 200 ml ein.

Als schweißtreibendes Mittel bei Erkältungen empfehlen Vetucha-Heiler Folgendes: Lassen Sie einen halben Liter Weißwein, einen halben Liter Wasser und zwölf Nelken 20 Minuten lang kochen und trinken Sie es anschließend schluckweise über den Tag verteilt.

Egal, ob Bakterien oder Viren die Ursache Ihrer Erkältung sind, Vetucha-Heiler verwenden folgende Teerezeptur: Nehmen Sie zu gleichen Teilen Linde, Ginseng, Thymian und Holunderbeeren. Mischen Sie die Zutaten zusammen. Gießen Sie einen halben Teelöffel davon mit 250 ml heißem Wasser auf. Lassen Sie den Tee fünf Minuten ziehen und genießen Sie ihn warm.

Eine Alternative: Machen Sie ein Zwiebelpüree mit Honig aus drei Zwiebeln und 200 g Honig. Verzehren Sie die Menge löffelweise in fünf Tagen.

Bei Erkältungen kann auch ein Jodnetz helfen. Das Netz wird auf dem Rücken mit Jodtinktur aufgemalt. Schon als Kind habe ich solch ein Netz bekommen. Bei Schilddrüsenproblemen ist diese Methode nicht anzuwenden!

Vetucha-Heiler empfehlen sogar ein warmes Omelett aus Ei bei Erkältungen. Es wird über Nacht auf die Brust des Kranken gelegt.

Auch Pflanzenöle sind im Vetucha beliebt. Bei einer Erkältung werden sie direkt auf die Haut aufgetragen. Man kombiniert meistens mehrere Öle miteinander: Zedernnussöl wird auf das 3. Auge und hinter den Ohren, Eukalyptusöl unter die Nasenlöcher aufgetragen.

Sonne tanken mit dem offenen Mund bringt bei Erkältungen Erleichterung. Vetucha-Heiler empfehlen, sich auf eine Liege zu legen und den Mund zehn Minuten offen zu halten.

Die nächste Alternative ist Knoblauchhonig: Nehmen Sie zwei Knoblauchknollen und 500 g Honig, zerkleinern Sie den Knoblauch und mischen Sie alles zusammen. Nehmen Sie drei Teelöffel täglich ein.

Auch Ingwerhonig ist beliebt: Nehmen Sie 150 g Aloe, 300 g Honig, acht Knoblauchzehen, acht Teelöffel Ingwerpulver. Mischen Sie alles zusammen und lassen es zehn Tage stehen. Eingenommen wird je ein Teelöffel zweimal am Tag, einen Monat lang, 15 Minuten vor dem Essen.

Und noch zum Schluss: Gegen Erkältung hilft auch folgendes Mittel: Reiben Sie Ihre Fersen mit Honig und Knoblauch für die Nacht ein. Ziehen Sie Wollsocken an und gehen Sie zu Bett.

Prävention gegen Erkältungen und Grippe

Nehmen Sie zwei Kilogramm Erbsen und begießen Sie sie mit kaltem Wasser. Lassen Sie sie zehn Stunden keimen. Nun geben Sie drei Gläser Wasser dazu, 250 g Zucker, einen Esslöffel Schmand. Lassen Sie die Brühe 20 Tage gären, danach wird sie püriert. Eingenommen werden 100 g einmal täglich vor dem Frühstück. Nach einem Monat werden Sie sich wundern und Ihren Körper nicht mehr wiedererkennen!

F

Falten

Falten sind Zeichen des Charakters. Physiognomik ist die Lehre des Gesichtslesens. Falten werden in den Mittelpunkt gestellt, um mehr über den Charakter einer Person zu erfahren. Sie zeigen seelische Tiefen und Höhen des Individuums.

Bei Fröhlichen und Lustigen entstehen die Fältchen am Auge und am Mund. Bei Rauchern entstehen sie um den Mund herum. Wenn die Fältchen sich um das Auge herum bilden, deuten sie auf einen Menschen hin, der sehr neugierig ist und nicht allen vertraut. Er achtet auf Kleinigkeiten und ist oft pingelig.

Bei Menschen, die viel nachdenken, bilden sich die Falten auf der Stirn, besonders vertikal zwischen den Augenbrauen. Fältchen, die wie Sonnenstrahlen von den Mundwinkeln ausgehen, deuten auf einen vorsichtigen Menschen hin.

Kleine horizontale Fältchen oberhalb der Augenbrauen bedeuten wiederum, dass der Mensch sehr artig und gut erzogen ist. Sollten große Falten an der Stirn sichtbar sein, so deuten diese auf einen praktischen und klugen Menschen hin. Fältchen, die vom Mund zur Nasenspitze gehen, zeigen einen launischen Menschen und Falten unter der unteren Lippe können sogar auf Erkrankungen hindeuten.

Ein altes, jedoch bewährtes Mittel gegen Falten ist folgendes: Stellen Sie Eis aus Lindenblüten, Petersilie und Himbeerblättern her. Nehmen Sie einen Teelöffel jedes Krautes und kochen die Mischung in 300 ml Wasser kurz auf. Lassen Sie den Sud abkühlen und geben ihn danach in eine Eiswürfelform. Frieren Sie den Sud ein. Massieren Sie Ihr Gesicht täglich mit diesem Eis. Danach cremen Sie Ihre Haut ein.

Eine Alternative stellt folgendes Rezept dar: Nehmen Sie 30 g Wachs, einen Esslöffel Honig und den Saft von einer kleinen Zwiebel. Erwärmen Sie die Mischung und tragen Sie sie für 15 Minuten auf das Gesicht auf. Waschen Sie das Gesicht danach mit lauwarmem Wasser ab.

Fersensporn

Bei Fersensporn legte man früher über Nacht gefrorenen Fisch an die Ferse. Man fixierte ihn mit einer Binde. Nach drei Anwendungen verschwand der Fersensporn meistens komplett.

Eine angenehmere Alternative: Machen Sie ein warmes Fußbad mit Kochsalz. Drei Esslöffel Salz reichen aus. Halten Sie Ihre Füße 20 Minuten lang darin. Trocknen Sie Ihre Füße kurz ab und legen Sie mehrere Kohlblätter auf die Fersen. Damit die Blätter weicher werden, können Sie sie davor für fünf Minuten mit heißem Wasser übergießen. Umwickeln Sie damit die Fersen und ziehen danach Wollsocken an. Ziehen Sie eine Plastiktüte darüber und legen Sie sich ins Bett.

Ziehen Sie in der Früh die Socken aus, trocknen Ihre Füße und reiben sie mit einer Propolis-Tinktur ein. Wiederholen Sie den Vorgang mehrere Wochen lang jeden Abend.

Fersensprung

Aufgesprungene Fersen können zu einer Plage werden. Aber auch dagegen gibt es ein Mittel: Genießen Sie abends ein zehnminütiges Fußbad mit Salz.

Trocknen Sie die Füße ab und geben etwas Olivenöl auf die Fersen. Ziehen Sie danach Plastiktüten darüber und gehen Sie ins Bett. In der Früh waschen Sie Ihre Füße. Nehmen Sie am nächsten Tag vor dem Schlafengehen einen Wattebausch und befeuchten Ihre Füße mit Apfelessigwasser. Nehmen Sie dazu 200 ml warmes Wasser und einen Teelöffel fünfprozentigen Apfelessig. Fixieren Sie die Watte für die ganze Nacht an den Füßen. In der Früh waschen Sie die Füße.

Eine Alternative: Nehmen Sie Wachs, Honig und Schweinefett oder -schmalz. Mischen Sie alles im Verhältnis eins zu eins miteinander und machen einen Umschlag auf der betroffenen Stelle für mehrere Stunden. Waschen Sie Ihre Füße danach ab und wiederholen Sie die Prozedur am nächsten Tag. Diese Anwendung hilft auch bei Schmerzen in der Fußsohle.

Fit sein

Diese Rezeptur basiert auf der sogenannten Fermenttherapie und ist seit Jahrhunderten in Gebrauch. Heute wird die Wirkung der Fermente bei der Heilung vieler Erkrankungen auch von der Schulmedizin bestätigt. Fermente entstehen durch Gärung. Nehmen Sie drei Knollen Rote Bete und eine Karotte. Schneiden Sie beide Zutaten in Würfel und geben Sie sie in einen Emailtopf. Fügen Sie 100 g Zucker dazu und übergießen Sie die Mischung mit drei Litern heißem Wasser. Lassen Sie die Mischung bei Zimmertemperatur zehn Tage lang stehen. Der Gärprozess dauert zehn Tage, danach entsteht Alkohol. Seihen Sie den Sud ab und stellen ihn kalt. Nehmen Sie 100 ml davon einmal am Tag ein. Die Kur dauert zehn Tage und kann mehrere Male wiederholt werden.

Furunkel

Gegen eitrige Furunkel verwenden Vetucha-Heiler eine gewöhnliche Tomate. Sie zieht den Eiter heraus. Legen Sie eine Scheibe Tomate oder eine Tomatenhälfte auf den Furunkel und lassen Sie sie eine Stunde wirken. Wiederholen Sie den Vorgang mehrere Male. Diese Methode hilft auch bei Hautirritationen.

Ein altes Mittel aus dem Osten Russlands wird bis heute praktiziert: Nehmen Sie eine Scheibe Roggenbrot, salzen Sie sie und kauen Sie sie gut durch. Legen Sie diese Brotmasse auf den Furunkel und fixieren Sie sie mit einer Binde. Lassen Sie das gekaute Brot sechs Stunden wirken.

Und der letzte Tipp: Furunkel entstehen an den Haarwurzeln. Wenn man das betroffene Haar ausreißt, verschwindet der Furunkel schneller.

Fußmassage

Eine Massage mit Sand ist sehr gesund! Meine Schüler machen sie immer bei Seminaren in der Karibik. Doch können Sie diese Massage auch zu Hause machen: Setzen Sie sich bequem hin und stellen Ihre Füße in eine Schüssel mit warmem Wasser, in die Sie zehn Handvoll Sand gegeben haben. Bewegen Sie Ihre Füße in der Schüssel und reiben Sie sie aneinander.

Sie können auch selbst ein Öl für die Massage der Füße herstellen. Nehmen Sie Jojobaöl, einen Goldring, Blätter von zwei Rosen und zwei beliebige Edelsteine. Geben Sie alles zusammen und lassen das Öl zehn Tage lang ziehen. Benutzen Sie es bei einer Massage.

Fußpilz

Gegen Fußpilz gibt es folgende Rezeptur: Machen Sie ein warmes Fußbad mit zwei Esslöffeln Salz und geben dazu zwei Teebeutel Pfefferminze. Genießen Sie das Bad 15 Minuten lang. Trocknen Sie Ihre Füße ab, ohne sie vorher abzuwaschen. Ein Wickel für danach für die Nacht: Nehmen Sie ein Tuch, tränken es mit dem Saft einer ganzen Zitrone und wickeln es um den Fuß. Wiederholen Sie die Prozedur zehn Tage hintereinander.

Als Alternative können Sie eine Salbe herstellen: Nehmen Sie einen Esslöffel Butter, eine Knoblauchzehe sowie ein paar Tropfen frischen Zitronensaft. Zerkleinern Sie den Knoblauch. Geben Sie ihn zur Butter und zum Zitronensaft und mischen alles miteinander. Tragen Sie diese Salbe auf die betroffene Stelle auf und ziehen Sie dann Socken an. Lassen Sie die Salbe eine Stunde wirken, danach tragen Sie die Salbe noch einmal auf.

Waschungen mit frisch gebrühtem Kaffee helfen übrigens auch gegen Fußpilz.

Die letzte Rezeptur kommt aus Sibirien: Man nimmt Schöllkrautsaft oder Saft des Goldbartes und reibt die betroffenen Stellen immer wieder damit ein.

Fußschmerzen

Leiden Sie auch an dieser Erkrankung, die keinen Namen hat? Vetucha-Heiler empfehlen bei unerklärlichen Fußschmerzen Folgendes: Nehmen Sie ein Blatt Klette und klopfen es platt. Das Blatt wird dadurch weich. Wickeln Sie das Blatt um den Fuß und ziehen Sie danach Socken an. Tragen Sie den Wickel mehrere Stunden. Ihre Füße werden lockerer.

G

Gastritis

Dagegen empfiehlt sich eine Mischung aus Honig und Butter: Erwärmen Sie 100 g Honig und 100 g Butter zusammen in einem Topf, ohne sie kochen zu lassen. Geben Sie dazu 20 g Propolis (Bienenharz). Nehmen Sie einen Esslöffel der Mischung zweimal täglich vor dem Essen ein.

Geburtshilfe

Vetucha-Heiler empfehlen werdenden Müttern, zwei Wochen vor dem Geburtstermin täglich zwei Esslöffel Salatöl einzunehmen.

Gehirn

Das menschliche Gehirn ist eine Kopie des Universums. Das universelle Gehirn hängt mit dem menschlichen Gehirn zusammen. Das Sonnensystem ist eine Art Nervenzelle in diesem Gehirn. Aristoteles meinte, im menschlichen Gehirn seien sieben Herzen und im Herzen sieben Gehirne (Chakren) abgebildet. Beide Gehirnhälften sind in der Lage, die Informationen der Außenwelt zu verarbeiten. Doch wie viel Gehirn brauchen Menschen zum Leben? Darüber wird intensiv geforscht. Jeder kann jedoch seine Gehirnkapazität erweitern. Dies geschieht durch spirituelle Entwicklung und geistige Weiterbildung. Machen Sie folgende Übung, um die Aktivität beider

Gehirnhälften zu steigern: Sehen Sie den Himmel an und ziehen Sie Ihren Blick zurück, sodass Sie unscharf sehen. Sie werden merken, dass sich mehrere Lichtteilchen (Photonen) zeigen. Sie bewegen sich chaotisch. Versuchen Sie immer wieder, diese Übung zu machen. Sie können nach circa zehn Tagen die chaotischen Teilchen in ihrer Bewegung sogar lenken.

Noch eine Übung: Sie gleicht die Aktivität beider Gehirnhälften aus. Wenn Sie einen Fuß hochheben und wieder absetzen, merken Sie, dass Schwere entsteht. Steht der Fuß auf dem Boden, ist wieder Leichtigkeit zu spüren. Programmieren Sie dieses Gefühl nun um, dann werden Sie leichter laufen können. Versuchen Sie sich vorzustellen, dass die Beine im Sitzen, wenn sie auf dem Boden stehen, schwerer werden. Dazu machen Sie Ihre Augen zu und stellen sich vor, dass durch die auf Ihrem Schoß liegenden Hände (Handflächen zeigen nach oben) die Sonnenenergie in den Körper fließt und den Körper schwerer macht. Nach ein paar Minuten merken Sie, dass auch die Beine schwer werden. Man nimmt Energie von der Sonne durch die Hände auf, man atmet sie durch die Hände ein, man wird gefüllt wie ein Eimer mit dieser Energie – so wird der Körper schwer wie ein Denkmal. Nun geben Sie einen Befehl: »Die Schwere vergeht!« Jetzt nehmen Sie die Erdenergie durch die Fußsohlen auf. Diese macht die Füße leichter. Die Energie wird im Körper durch die Luft gefüllt. Sie fühlen sich dabei wie ein Luftballon. Geben Sie nun den Befehl: »Die Leichte vergeht!« Wiederholen Sie diese Übung fünfmal am Tag. Vergrößern Sie zusätzlich die Belastung Ihrer Füße, indem Sie mindestens zehn Minuten am Tag einen Spaziergang machen.

Eine Alternative: Zum Ausgleich der Gehirnhälften gibt es noch eine Übung – die Gehirnhälftenkorrektur. Reiben Sie Ihre Hände eine Minute lang aneinander. Dann legen Sie eine Hand auf die Stirn und die andere auf den Nacken. Halten Sie die Hände zwei Minuten in dieser Position. Wiederholen Sie die Übung siebenmal am Tag eine Woche lang.

Gehirndurchblutung

Viele Erkrankungen provozieren eine schlechte Durchblutung des Gehirns. Doch es gibt Abhilfe aus der Natur – einen Aufgesetzten aus Weißdorn. Nehmen Sie 100 g Weißdornbeeren und geben Sie sie in 700 ml Wodka. Lassen Sie den Aufgesetzten 20 Tage lang stehen. Nehmen Sie 15 Tropfen dreimal täglich ein. Außerdem ist es zu empfehlen, ein kleines Glas Rotwein täglich zu trinken. Der Wein erweitert die Kapillare und hilft dem Herzen, normal zu arbeiten.

Ohne Alkohol gibt es einen Tee mit Dillsamen als Alternative. Er hilft, den Kopf zu durchbluten. Nehmen Sie einen halben Teelöffel Dillsamen und gießen diese Menge mit 300 ml heißem Wasser auf. Lassen Sie den Tee 15 Minuten lang ziehen.

Auch Rotkleeblüten-Tee bewirkt oft Wunder. Nehmen Sie drei Esslöffel Blüten und gießen diese Menge mit 500 ml heißem Wasser auf. Man nimmt davon einen Esslöffel zweimal am Tag mehrere Monate lang ein. Dieser Tee hilft auch bei Tinnitus und Schwindel.

Übung für das Gehirn

Eine Reihe von Wissenschaftlern vermuten, dass vor allem die Menschen erfolgreich handeln und kreativ sind, bei denen die linke und die rechte Gehirnhälfte gut miteinander kommunizieren. Um die Vernetzung der Gehirnhälften zu stärken, gibt es mehrere Möglichkeiten: Die Hand auf der Stirn zu halten ist eine sehr wirkungsvolle Methode. Setzen Sie sich hin. Halten Sie Ihre linke Hand an der Stirn und Ihre rechte Hand am Herzen. Bleiben Sie in dieser Position drei Minuten lang sitzen.

Gelenke

Für Gelenke und die Wirbelsäule empfiehlt sich Schwarzer Rettich. Er ist besser als jede Salbe! Zur Heilung wird Schwarzer Rettich in Scheiben geschnitten und auf die Bandscheiben gelegt. Man kann jedoch den Saft auch auspressen, Watte damit tränken und als Umschlag auf die Gelenke legen.

Ebenso gilt Ahorn als Heilbaum für die Knochen. Sammeln Sie 270 Ahornblätter im Herbst und lassen Sie sie trocknen. Nehmen Sie täglich drei Blätter und bereiten einen Tee daraus. Dieser Tee wird dreimal täglich schluckweise getrunken.

Auch Meerrettich gilt als Knochen- und Gelenkmittel schlechthin. Legen Sie ein Blatt Meerrettich in warmes Wasser und trocknen es nach fünf Minuten mit einem Tuch ab. Befeuchten Sie eine Seite des Blattes mit etwas Olivenöl und wickeln es um das kranke Gelenk. Lassen Sie das Blatt 20 Minuten lang wirken.

Ebenso regeneriert die Vogelmiere, lat. Stellaria media, Ihre Gelenke. Man kann die Vogelmiere als Salat verzehren oder eine Salbe daraus machen: einfach etwas Butter schmelzen lassen und mehrere Blätter hineingeben, kurz aufkochen, fertig! Erkrankte Gelenke kann man mit Teekompressen wieder beleben. Es werden dazu 30-minütige warme Kompressen empfohlen. Man nimmt mehrere Blätter der Vogelmiere und kocht sie auf. Verteilen Sie die gekochten Blätter und die Flüssigkeit auf einem Tuch und legen diesen Umschlag auf die betroffene Stelle. Fixieren Sie den Umschlag mit einer Bandage.

Meine Oma verwendete folgende Gelenksalbe: Legen Sie zwei Eier in 150 ml Essigessenz und warten Sie, bis sich die Schale auflöst. Es vergehen meistens zwei Tage. Nehmen Sie die Eier heraus und zerreiben sie mit 30 g Butter. Geben Sie dazu 50 ml Weinessig. Diese riechende Salbe wird für die Gelenke verwendet.

Bei Schmerzen in den Gelenken, aber auch im Schulterbereich empfiehlt sich dieses Rezept für Umschläge: Nehmen Sie 50 ml fünfprozentigen Apfelessig und geben Sie eine Handvoll frischen Thymian dazu. Tränken Sie eine Binde mit dieser Flüssigkeit und umwickeln Sie die Gelenke für zehn Minuten. Wiederholen Sie die Prozedur mehrere Male am Tag.

Eine Alternative: Hacken Sie drei Fliegenpilze klein. Gießen Sie zwei Liter heißes Wasser dazu und massieren mit dieser Flüssigkeit die erkrankten Gelenke.

Auch ein Aufgesetzter mit Löwenzahnblüten ist gut gegen Gelenkschmerzen. Dazu nimmt man ein leeres Glas und füllt es mit Löwenzahnblüten. Gießen Sie nun so viel Wodka darauf, dass die Blüten bedeckt sind, und lassen alles zehn Tage lang ziehen. Mit diesem Aufgesetzten können Sie Ihre erkrankten Gelenke massieren.

Reinigung der Gelenke: Legen Sie in 500 ml Wodka eine Knoblauchknolle, 20 g Dill, 20 gemahlene Pfefferkörner und lassen alles zehn Tage ziehen. Man nimmt von der Flüssigkeit einen Teelöffel dreimal am Tag vor dem Essen ein.

Noch ein Rezept für die Reinigung der Gelenke: Nehmen Sie 150 ml Aloe-vera-Saft, 300 g Honig, acht Knoblauchzehen und acht Teelöffel Ingwerpulver. Schneiden Sie den Knoblauch klein und geben ihn in die Mischung aus Honig und Aloe-vera-Saft. Nehmen Sie einen Teelöffel 15 Minuten vor dem Essen zweimal am Tag einen Monat lang ein.

Gelenkauflagen mit Kartoffeln: In Russland gilt die Kartoffel als Heilmittel für die Gelenke. Dazu reibt man eine Kartoffel und gibt eine geriebene kleine Gurke dazu. Den Brei schmiert man sorgfältig auf eine Binde und fixiert sie am Gelenk.

Auch Folgendes kann schnell Abhilfe schaffen: Nehmen Sie fünfprozentigen Apfelessig und reiben Sie ihn auf die Gelenke, dann umwickeln Sie die Stelle mit einem Wolltuch.

Als letzte Alternative gilt Goldbart (Callisia fragrans). Nehmen Sie ein frisches Blatt der Pflanze und kneten es. Legen Sie die Masse mit einer Binde auf das betroffene Gelenk.

Fünf-Elemente-Gewürze

Vetucha-Heiler arbeiten nicht nur in Ritualen, sondern auch in der Küche mit den Elementen Holz, Feuer, Erde, Metall und Wasser. Man findet sie auch in Gewürzen, die deshalb beim Kochen anstelle jedes Elementes eingesetzt werden können. Das Kochen nach den Elementen wird so zum Kinderspiel!

Das Element *Holz* unterstützt Ihr Immunsystem. Holz-Speisen sind sauer und haben eine grüne Farbe. Sie nähren Ihre Leber, Galle, Muskeln und die Augen. Haben Sie nichts Grünes auf dem Teller? Dann nehmen Sie etwas Wasabi oder Limette.

Das Element *Feuer* unterstützt Ihr Hormonsystem. Feuer-Speisen sind bitter und haben eine rote Farbe. Sie stärken Ihren Darm, das Herz und die Zunge sowie Ihre Gefäße. Liegt nichts Rotes auf dem Teller, dann nehmen Sie etwas Chili oder süßen Paprika zum Würzen.

Das Element *Erde* unterstützt Ihre Verdauung. Erde-Speisen sind süß und gelb. Sie stärken den Magen, die Milz, und Ihre Mundschleimhäute. Ist nichts Gelbes auf dem Teller, dann nehmen Sie etwas Honigmelone, Kurkuma oder Mango dazu.

Das Element *Metall* unterstützt Ihre Atmung. Metall-Speisen sind weiß und scharf. Sie stärken Ihre Nase, Ihre Lunge, Ihren Dickdarm und Ihre Haut. Haben Sie nichts Weißes auf dem Teller, dann nehmen Sie etwas Knoblauch oder Pfeffer zum Würzen.

Das Element *Wasser* unterstützt Ihren Kreislauf. Wasser-Speisen sind schwarz und salzig. Sie nähren Ihre Nieren, die Blase, Ihre Ohren und Ihre Knochen sowie die Nerven. Nehmen Sie etwas Majoran oder Rosmarin zum Würzen.

Gicht

Gicht entsteht oft durch zu viel Fleischverzehr und falsche Ernährung. Aber auch gegen diese Erkrankung ist ein Kraut gewachsen. Die Herbstzeitlose oder lateinisch Colchicum autumnale ist eine Heilpflanze der Lilienfamilie. Sie ist sehr giftig, gehen Sie deshalb nicht leichtfertig mit der Pflanze um! Angewendet wird ihre Zwiebel. Sie hilft als Auszug (Einreibung) bei Gicht, neurologischem Schmerz und Rheuma, aber auch bei Hautkrebs. Die innere Einnahme ist mit einem Arzt zu besprechen! Hier ein Rezept aus Russland: Gießen Sie einen Teelöffel der klein gehackten Zwiebeln mit 500 ml heißem Wasser auf. Lassen Sie den Sud zehn Minuten ziehen. Eingenommen wird je ein Esslöffel dreimal am Tag 30 Minuten nach dem Aufstehen. Zur äußerlichen Anwendung gehen Sie folgendermaßen vor: Geben Sie 20 g klein gehackte Zwiebeln in 500 ml Schnaps. Lassen Sie den Aufgesetzten zwei Wochen lang ziehen. Reiben Sie die Flüssigkeit auf die betroffenen Stellen ein.

Auch Bachbunge, lateinisch Veronica beccabunga, ist schon von Hildegard von Bingen bei Gicht eigesetzt worden. Als Salat ist diese Pflanze sehr schmackhaft. Sie wirkt entzündungshemmend und hat eine blutreinigende Wirkung.

Übung für die goldene Mitte

Diese Wurzelchakra-Übung bringt Sie zur goldenen Mitte bei verschiedenen Problemen wie Müdigkeit, Schwäche im Unterleib, Rückenproblemen oder auch Kummer. Falten Sie Ihre Hände und halten Sie sie vor Ihren Unterleib. Versuchen Sie, die Wärme zu spüren. Wenn es so weit ist, machen Sie Ihre Augen zu und stellen Sie sich vor, dass Sie im Licht stehen. Das Licht bedeckt Ihre Knie. Beugen Sie sich vor und nehmen etwas von diesem Licht in Ihre Hände. Gehen Sie dann in die Ausgangsposition zurück und senden die Energie zum Herzchakra. Wiederholen Sie diese Übung zehnmal.

Grippe

Jedes Jahr gibt es eine neue Grippewelle. Schützen Sie sich vor diesen Viren! Geben Sie 200 g klein gehackten Knoblauch in 700 ml Wodka und lassen Sie die Mischung 14 Tage stehen. Nehmen Sie 15 Tropfen davon dreimal am Tag ein. Essen Sie zusätzlich täglich ein Stück Brot mit Butter und Knoblauch. Legen Sie eine Scheibe Käse darauf. Sie werden merken, dass Ihr Immunsystem stärker wird. Auch Bärlauch ist eine leckere Alternative.

H

Hämorrhoiden

Auch gegen dieses Leiden ist ein Kraut gewachsen, nämlich der Flohknöterich, ein Wunderkraut. Der lateinische Name lautet Polygonum persicaria. Das Kraut wirkt abschwellend, blutstillend und verengt die Blutgefäße. Es ist sogar schmerzlindernd und tonisiert den Darm. Verwendet wird der Flohknöterich sowohl innerlich als auch äußerlich. Zur inneren Einnahme bereitet man einen Tee: Nehmen Sie zwei Esslöffel Kraut und gießen diese Menge mit 500 ml heißem Wasser auf. Kochen Sie die Mischung auf und lassen Sie den Tee 15 Minuten lang kochen und danach 40 Minuten lang abkühlen. Eingenommen werden 50 ml dreimal täglich vor dem Essen.

Äußerlich wird der Tee als Einlauf oder als Tampon verwendet. In Russland macht man aus Flohknöterich auch Zäpfchen. Der Tee wird in die Konus-Papierformen gefüllt und eingefroren. Die Zäpfchen werden dreimal am Tag in den After eingeführt. Man kann solche Zäpfchen auch mit Schweinefett zubereiten. Vetucha-Heiler nehmen 100 ml Schweinefett oder -schmalz und geben zehn Gramm Kraut dazu. Diese Mischung wird zwei Stunden gekocht. Danach werden Zäpfchen daraus geformt. Diese werden täglich in den After eingeführt, zehn Tage nacheinander.

Eine andere Methode: Nehmen Sie Blätter von drei Karotten und gießen Sie sie mit einem Liter heißem Wasser auf. Lassen Sie den Sud über Nacht ziehen. Trinken Sie ein Glas dieses Tees in der Früh, ein zweites am Mittag und ein drittes Glas abends. Man sollte diese Prozedur zehn Tage am Stück durchführen. Zusätzlich werden Tampons mit Sanddornöl in den After eingeführt.

Bei Hämorrhoiden, Furunkeln und nach einem Schlaganfall empfiehlt man außerdem Rote Bete. Man sollte den Saft einnehmen oder Eiszäpfchen daraus fertigen und diese in den After einführen.

Halsschmerzen

Vetucha-Heiler haben einige goldene Tipps gegen Halsschmerzen. Gurgeln Sie Wasser mit Apfelessig. Sie brauchen zwei Teelöffel fünfprozentigen Apfelessig auf 300 ml Wasser. Bei wiederholter Anwendung werden Sie merken, dass Ihre Halsschmerzen schnell nachlassen.

Auch Wodka-Umschläge bzw. -Kompressen für Hals und Gelenke oder auch Kompressen mit Honig und Wodka sind beliebt. Mir haben solche Kompressen schon als Kind geholfen. Man nimmt dazu Watte und tränkt sie mit Wodka oder Wodka mit etwas Honig. Die Watte wird direkt auf die betroffene Stelle gelegt und mit einem dünnen Tuch umwickelt. Mit einem Stück Frischhaltefolie oder Cellophan und obendrauf einem Wolltuch fixiert man die Kompresse für eine halbe Stunde. Sie wärmt sehr angenehm.

Hautenergie stärken

Sie können die Energie Ihrer Haut stärken: Nehmen Sie verschiedene getrocknete Blätter, Kräuter usw. und geben Sie sie in einen Mörser. Zerstoßen Sie diese Zutaten zu einem Pulver. Lassen Sie Ihre Hände auf der Mischung ruhen. In der Regel reichen drei Minuten aus. Verbrennen Sie die Mischung dann im Feuer.

Heilerde

Heilerde ist seit Jahrtausenden als Heilmittel bekannt. Sie neutralisiert Toxine und Gifte. Innerlich angewendet reinigt sie den Körper, äußerlich versorgt sie die Haut mit kostbaren Naturelementen wie Silizium und Eisen. Die Anwendung ist empfohlen bei Schmerzen, Gelenkproblemen, Rheuma und Entzündungen der Haut. Heilerde entgiftet schnell. Formen der Anwendung sind Wickel, Kompressen für maximal drei Stunden, Massage und Bäder. Innerlich kann die Heilerde mit Wasser oder Säften eingenommen werden.

Es gibt verschiedene Arten der Heilerde:

- Rote Erde enthält Kalium und Eisen.
- Grüne Erde enthält Kupfer und Eisen.

- Blaue Erde enthält Kobalt und Kadmium.
- Braune Erde enthält viel Eisen.
- Hellblaue, rosa, weiße und schwarze Erden sind geeignet zur Hautreinigung und gelten als Sauerstoffträger.

Hellsichtigkeit

Am 21. Oktober 1966 passierte eine außergewöhnliche Katastrophe. Im walisischen Dorf Aberfan begrub ein Erdrutsch unter sich eine Schule. Es kamen 116 Kinder und 28 Erwachsene ums Leben. Einige Menschen hatten diese Tragödie vorausgesehen. Eine Frau, die sich 300 Kilometer entfernt befand, berichtete Tage davor in einer Kirche über ihre Eingebung. Eine andere Frau hatte eine Woche vorher einen Traum. Sie sah ein Dorf, in dem Kohle abgebaut wird, und ein Haus voller Kinder, das unter einer Kohlelawine verschwand. Bis heute können Wissenschaftler nicht erklären, wie Hellsichtigkeit funktioniert. Tatsache ist aber – es existieren Dinge, die wir nicht begreifen können.

1759 versammelte sich in Göteborg eine aristokratische Gesellschaft zu einem Abendessen. Ein Gast sprang auf und schrie: »Feuer in Stockholm! Mein Haus ist in der Nähe!« Der Gast war der schwedische Wissenschaftler Emanuel Swedenborg. Kurz danach beruhigte er sich und sagte, sein Haus sei verschont worden. Erst nach drei Tagen kam die Nachricht, dass genau zu dieser Zeit ein Feuer ausgebrochen war, das tatsächlich fast bis zu seinem Haus vorgedrungen war. Der Brand konnte jedoch vorher gelöscht werden.

Vetucha-Heiler arbeiten mit der Gabe der Hellsichtigkeit. Sie schulen diese Fähigkeit.

Herz

Ein krankes Herz muss unbedingt behandelt werden. Es gibt aber kaum Medikamente, die bei einer wirklichen Arrhythmie helfen. Unterstützend zur schulmedizinischen Therapie können Sie Folgendes probieren: Schneiden Sie 0,5 kg Zitronen und geben 500 g Honig und 20 klein gehackte Aprikosenkerne dazu. Nehmen Sie davon einen Esslöffel vor jedem Essen ein. Trinken Sie zusätzlich täglich 300 ml frisch gepressten Kürbissaft. Essen Sie Nüsse und Sultaninen. Auch sie unterstützen das Herz!

Eine andere Rezeptur: Nehmen Sie 30 Knoblauchzehen und fünf Zitronen. Zerkleinern Sie alles mit einem Messer und geben Sie die Zutaten in einen Liter Wasser. Kochen Sie die Mischung auf und lassen Sie sie eine Stunde abkühlen. Seihen Sie die Brühe ab und nehmen einmal täglich 20 ml davon ein. Eine dreiwöchige Therapie ist empfehlenswert. Danach machen Sie zwei Wochen Pause und wiederholen das Ganze.

Stärkung des Herzens

Meine Oma Walja arbeitete mit folgendem Rezept: Sie nahm einen Bund Petersilie, einen Liter Rotwein, zwei Esslöffel Essig und 100 g Honig. Sie kochte den Wein auf und gab Petersilie dazu. Die Mischung sollte zehn Minuten weiter gekocht und danach eine Stunde stehen gelassen werden. Dann gab sie Honig und Essig dazu und seihte die Flüssigkeit ab. Man nimmt davon einen Schluck dreimal täglich nach dem Essen ein. Man kann zusätzlich eine Petersilienwurzel und 20 Tropfen Weißdornöl dazugeben.

Nach einem Herzinfarkt

Ein Infarkt ist oft die Folge von Arteriosklerose. Durch die Ablagerungen von Fetten auf den Arterienwänden entstehen Thromben, die irgendwann eine Arterie schließen können. Wenn eine der Koronararterien, die das Herz mit Blut versorgen, verstopft ist, bleibt eine Region des Herzens ohne Blutversorgung und stirbt ab. Mediziner bezeichnen dies als Infarkt. Ein Infarkt ist also das Absterben des Gewebes. Sollte man bereits einen Infarkt überlebt haben, können weitere folgen. Damit dies nicht geschieht, sollte präventiv gedacht und gehandelt werden. Aspirin und Blutverdünner werden von Ärzten als Erstes verschrieben. Sie halten das Blut flüssig und geben der

Thrombose keine Möglichkeit, die Arterien zu verschließen. Auch Betablocker und Medikamente, die den Cholesterinspiegel senken, werden meistens mitverschrieben. Aus der Natur gibt es auch einige Empfehlungen. Herz und Arterien können durch folgendes Hausmittel unterstützt werden: Nehmen Sie fünf Esslöffel Kiefernnadeln, zwei Esslöffel Zwiebelschalen und zerkleinern alles mit einem Messer. Geben Sie dazu zwei Esslöffel Hagebutten und geben Sie alles in 500 ml heißes Wasser. Lassen Sie die Mischung sechs Stunden in einer Thermoskanne ziehen. Davon werden dreimal täglich je 80 ml mehrere Tage hintereinander eingenommen.

Herzprophylaxe

Statistisch gesehen kommen zwei Drittel der Notrufanrufe von Patienten mit Herzstörungen. Häufig werden keine Ursachen gefunden. Eine hypertonische Krise zeichnet sich durch Erhöhung des Blutdruckes aus sowie durch Atembeschwerden und Herzschmerzen. Patienten mit solchen Beschwerden sollten mindestens dreimal am Tag den Blutdruck messen. Was kann man dagegen tun? Zunächst ist es empfehlenswert, Kochsalz zu vermeiden. Auch auf koffeinhaltige Produkte wie Kaffee oder schwarzen Tee und scharfe und fette Speisen sollte man verzichten. Dazu gehören Schinken, Schmand, Butter und Margarine. Essen Sie fettarmes Fleisch, am besten gekocht anstatt gebraten. Milchprodukte sind immer zu empfehlen, ebenso Gemüse und Obst sowie Buchweizen und diverse Suppen. Hier ist ein Naturrezept meiner Oma Walja: Nehmen Sie Adonis, Birkenblätter und verschiedene Beeren wie Johannisbeeren und Sanddornbeeren als Tee zu sich. Alle Kräuter und Beeren werden im Verhältnis eins zu eins gemischt. Nehmen Sie einen Teelöffel der Mischung für 200 ml heißes Wasser.

Als Alternative können Sie 100 g Sultaninen zehn Minuten in 500 ml Wasser kochen. Lassen Sie den Tee abkühlen und genießen Sie zwei Esslöffel davon dreimal am Tag.

Auch Vitamine dürfen nicht fehlen! Dieses Rezept ist sehr vitaminreich: Nehmen Sie 300 g Vogelbeeren und legen Sie sie in einen ausgehöhlten Kürbis. Geben Sie dazu ein paar Apfel- und Zitronenscheiben und stellen den Kürbis für 40 Minuten bei 180 Grad in den Ofen. Diese Speise ist lecker und gesund!

Auch Wassermelonenschalen helfen dem Herzen und den Nieren. Sie senken zu hohen Blutdruck. Man kocht 100 g Wassermelonenschale fünf Minuten in Wasser und nimmt dreimal am Tag einen Esslöffel von dieser Flüssigkeit ein. Eine einmonatige Kur zeigt Erfolge, die auch in medizinischen Studien bestätigt werden konnten.

Hexenschuss

Hatten Sie schon einmal einen Hexenschuss? Dann wissen Sie, wie schlimm diese Schmerzen sind. Schnelle Abhilfe ist durch die Klette möglich: Nehmen Sie ein Blatt Klette und fixieren es mit einer Binde oder einem Pflaster direkt auf die Schmerzstelle. Sie können ein frisches oder ein getrocknetes Blatt verwenden. Wenn Sie ein getrocknetes Blatt nehmen, legen Sie es davor fünf Minuten lang in heißes Wasser, und erst wenn es weich ist, auf die Haut. Dieser Vorgang kann auch bei Knieschmerzen Anwendung finden.

Eine Alternative: Ein Stück Baumwollstoff mit dem Saft von Rettich oder Meerrettich tränken und für 15 Minuten auf die Schmerzstelle legen.

Auch frische Birkenblätter helfen als Umschlag schnell.

Hier ist auch ein Mittel meiner Oma: Das »Locker-Brot«. Nehmen Sie einen Esslöffel Honig, einen Esslöffel Senfpulver und etwas Mehl. Mischen Sie alles zusammen. Formen Sie den Teig zu einem Fladen und legen ihn auf die Schmerzstelle.

Hexenschusswickel können auch helfen: Nehmen Sie 30 g Heilerde, 30 g Weihrauch, zwei Eiweiße und 20 g Weinessig. Mischen Sie alles zusammen und verwenden es als Kompresse.

Außerdem hilft die Honigmassage bei diesem Leiden. Sie finden sie in meinem kleinen Buch namens »Russisch-tibetische Honigmassage« beschrieben.

Himmelschlüssel (Primula veris)
Dieses Kraut ist eines der ersten, das im Frühling blüht. Die Blätter haben sehr viel Vitamin C in sich, aber auch die Blumen sind vitaminreich. Ebenso sind seine Wurzeln heilkräftig. Tee aus der Pflanze wird als schleimlösend, harntreibend und stärkend beschrieben. Er hilft bei Bronchitis und Erkältungen und wirkt schweißtreibend. Er wird auch bei Kopfschmerzen, Migräne und Krebs empfohlen.

Schwarzer Holunder (Sambucus nigra)
Wer kennt ihn nicht? Seine Blüten kann man in Teig tauchen und backen. Auch die Beeren gelten als heilend. Im russischen Raum verwendet man die Beeren gegen Blutarmut und bei Krebs. Holunder wird als Ewigleben-Kraut bezeichnet. Er reinigt das Blut, regelt die Verdauung und ist sehr gesund. In Deutschland kann man den Saft von Holunder sogar fertig erwerben. In Frankreich wird daraus Marmelade gemacht, die als »Gesundheitsmarmelade« bezeichnet wird. Sie wird aus Holunderbeeren mit Himbeeren und Heidelbeeren gekocht. Man sollte nie mehr als 20 frische Beeren auf einmal verzehren, da zu viele Beeren Brechreiz hervorrufen können.

Es gibt Fälle, in denen man Augenleiden mit Holunder erfolgreich behandelt hat.

Bei Migräne empfiehlt sich Tee aus getrockneten Beeren: Gießen Sie zwei Esslöffel Beeren mit 400 ml heißem Wasser auf und lassen ihn zwei Stunden lang ziehen.

Auch bei Tuberkulose, Prostatitis, Glaukom, Bechterew-Krankheit, Nierenerkrankungen, Gehirnanomalien und Schilddrüsenerkrankungen punktet Holunder. Zudem wird Ihr Gedächtnis besser, wenn Sie Holunder nehmen. Er ist reich an Vitamin C, Carotin, Rutin und Cholin. Auch Holunderblätter haben diese Stoffe in sich.

Die Blüten werden außerdem als Tee bei Fieber empfohlen.

Auch bei Entzündungen und als Abführmittel hat sich Holunder bewährt. Er reinigt das Blut, ist harntreibend und wird auch bei Husten, Rheuma und Arthritis empfohlen.

Auszüge aus den Blüten helfen zudem bei Ekzemen, Furunkeln, aber auch innerlich bei Verstopfung. Hier ist ein interessantes Rezept aus der Vetucha-Schatztruhe: Nehmen Sie 20 frische Holunderblätter und legen Sie sie in 200 g Honig ein. Lassen Sie sie zehn Tage darin liegen. Bei Bedarf essen Sie ein Blatt.

Bei Rheuma macht man sogar Vollbäder mit Holunderblättern und -zweigen.

Bei Halsschmerzen gurgelt man mit Holundertee. Hier ist das Rezept: Nehmen Sie einen Esslöffel Blüten und vermischen diese mit einem halben Esslöffel Salbeiblätter. Übergießen Sie die Mischung mit heißem Wasser und kochen sie kurz auf. Lassen Sie sie danach eine Stunde stehen. Danach gurgeln Sie immer wieder damit.

Der Duft der Blüten schreckt außerdem viele Insekten ab und hält Mäuse fern.

Homöopathie

Gleiches hilft gegen Gleiches – das ist das Prinzip der Homöopathie. Sie gilt in Europa als beliebteste alternative Therapieform. Sie wirkt nicht durch die Stoffe (in vielen Globuli sind keine mehr enthalten), sondern durch Information der Pflanzen und der Stoffe. Hier sind ein paar Mittel, die man kennen sollte:

- *Gelsemium* hilft bei Grippe und Kopfschmerzen, nimmt Angst vor Prüfungen und gleicht die Psyche aus.
- *Graphites* hilft gegen Hauterkrankungen und gegen Fettsucht. Auch wenn man Ekzeme am oder im Ohr hat, hilft das Mittel zuverlässig.
- *Hepar sulfuris* hilft bei Erkältungen, Husten und Halsschmerzen.
- *Hypericum* hilft bei Nervenleiden, nach Stürzen und bei Gehirnerschütterung. Es wird auch nach Operationen oder zur Wundheilung empfohlen.
- *Ignatia* hilft bei Trauer und wirkt gegen Sorgen und Lustlosigkeit.
- *Ipecacuanha* hilft bei Übelkeit und Husten und wird auch gegen Atemnot empfohlen.

- *Kalium bichromicum* hilft bei Nasennebenhöhlenentzündungen.
- *Kalium phosphoricum* stärkt die Nerven und hilft bei Schlafproblemen. Dieses Mittel ist auch ein Rednermittel und wird bei Problemen mit der Stimme empfohlen.
- *Lachesis* wird aus Schlangengift gewonnen und wirkt gegen Entzündungen. Auch bei Hitzschlag, Eifersucht und wenn man das Gefühl hat, etwas stecke im Hals, hilft Lachesis schnell.
- *Ledum* hilft bei Verletzungen der Haut, Schwellungen, Schnittwunden und Insektenstichen.
- *Luffa* hilft der Nasenschleimhaut, sich zu regenerieren. Das Mittel wird auch bei Kopfschmerzen und Mundtrockenheit empfohlen.
- *Lycopodium* hilft bei Blähungen, Verstopfung, Übergewicht und bei Ängsten.
- *Magnesium phosphoricum* hilft bei Muskelkrämpfen.
- *Mercurius solubilis* hilft bei Wunden im Mund, bei Ohren- oder auch Mandelentzündungen.
- *Natrium chloratum* hilft bei Nasenproblemen, Verschleimung, Kopfschmerzen und Herpes.
- *Nux vomica* hilft bei Verdauungsbeschwerden, Blasenentzündung, Kopfweh, Schlafstörungen und Übelkeit.
- *Okoubaka* wirkt gegen Brechreiz, Durchfall und hilft der Verdauung auch bei ungewohnten Speisen auf Reisen.

Honigrezepte

Vetucha-Heiler nutzen gerne Honig- und Bienenprodukte. Die Biene ist für sie heilig und gehört zur Venus. So werden Honig, Propolis sowie Gelée Royale und Bienenbrot verwendet. Um täglich Stärke zu tanken, können Sie dieses einfache Rezept nutzen:

Nehmen Sie 500 g Honig und geben Sie dazu 100 g Dillsamen. Lassen Sie den Honig zehn Tage lang stehen und nehmen Sie immer einen Esslöffel vor dem Essen ein.

Rezepte gegen Husten finden Sie unter dem Stichwort »Husten«.

Arteriosklerose
Vermischen Sie 200 g Honig und 200 ml Zwiebelsaft. Eingenommen wird je ein Esslöffel dreimal täglich vor dem Essen. Machen Sie nach 30 Tagen eine siebentägige Pause und wiederholen Sie die Kur noch einmal.

Zu hoher Blutdruck
Sie brauchen 200 g Honig, 200 ml Karottensaft, 200 g Meerrettichsaft und den Saft einer Zitrone. Vermischen Sie alle Zutaten und nehmen einen Esslöffel davon dreimal täglich ein.

Bei Gastritis und Magengeschwüren
Hier empfiehlt sich folgende Rezeptur: Ein Esslöffel Honig wird in 300 ml warmer Milch aufgelöst, dazu wird ein Esslöffel gehackte Hagebutten gegeben. Man nimmt die Milch dreimal täglich vor dem Essen ein.

Prostatabeschwerden
Hier empfiehlt sich die Einnahme von Blütenpollen und Propolis.

Honigkur für mehr Vitalität
Nehmen Sie ein Kilogramm Honig, fünf Zimtstangen oder drei Esslöffel Zimtpulver sowie zwei Knoblauchzehen und mischen die Zutaten miteinander. Lassen Sie alles zehn Tage ziehen. Danach machen Sie folgende Kur: Nehmen Sie 22 Tage lang je einen Teelöffel dreimal täglich vor dem Essen ein. Die Kur fördert die Vitalität und stärkt das Immunsystem.

Wunden
Für bessere Wundheilung empfiehlt sich ein Umschlag aus Honig und Fischfett. Man nimmt 60 g Honig und 15 g Fischfett, mischt sie zusammen und verteilt die Masse auf eine Binde. Diese wird dann auf die Wunde gelegt und fixiert.

Hornhaut

Ein Kartoffelsaft-Zitronen-Fußbad hilft gegen Hornhaut und wirkt entgiftend durch die Fußsohlen. Nehmen Sie eine Kartoffel und reiben Sie sie klein. Geben Sie dazu den Saft einer Zitrone und fünf Liter warmes Wasser. Stellen Sie Ihre Füße 20 Minuten in das Fußbad. Trocknen Sie Ihre Füße anschließend ab.

Husten

Meine Oma empfahl bei Husten, ein Glas warme Milch mit zwei Teelöffeln Honig und einem halben Teelöffel Butter zu trinken.

Sie bereitete für die ganze Familie auch Honig mit Ingwer, Zitrone und Knoblauch zu. Dazu nimmt man 500 g Honig, eine zerkleinerte Ingwerknolle, eine Zehe Knoblauch und eine durch den Fleischwolf gedrehte Zitrone mit der Schale. Mischen Sie alles zusammen und stellen es in den Kühlschrank. Eingenommen wird je ein Teelöffel dreimal am Tag.

Für den sogenannten Hustenhonig brauchen Sie 500 g Honig, in den Sie einen Zweig Thymian, 20 Gewürznelken, eine Stange Zimt sowie etwas frisches Basilikum oder Petersilie geben.

Sie können auch folgendes Rezept nutzen: Nehmen Sie je 20 g Thymian, Salbei, Beifuß, Lindenblüten und Kamillenblüten. Geben Sie dazu 500 g Honig und lassen alles einen Monat ziehen.

Noch eine Alternative: Geben Sie schichtweise in ein dunkles Gefäß je circa einen Zentimeter Kräuter (Schlüsselblumenblüten, Lungenkrautblätter, Veilchenblüten, Thymian, Spitzwegerich, Fliederblüten, Thymian, Petersilie, Rosmarin) und jeweils einen Zentimeter Honig, sodass die Kräuter immer bedeckt sind. Das Gefäß sollte komplett gefüllt werden. Verschließen Sie das Gefäß und vergraben es an einem sonnigen Standort etwa einen halben Meter tief in der Erde. Im Herbst können Sie das Gefäß ausgraben, abseihen und den Hustensaft in Flaschen füllen.

Eine leckere Hustensaft-Rezeptur kommt aus Sibirien: Nehmen Sie eine Handvoll Eukalyptusbonbons und zerkleinern diese in einem Mörser. Füllen Sie das Pulver in ein Halbliterfläschchen. Geben Sie nun 400 ml Wodka dazu. Schließen Sie die Flasche und legen Sie sie auf einen warmen Heizkörper. Schütteln Sie die Flasche hin und wieder und warten Sie, bis die Bonbons sich ganz aufgelöst haben. Eingenommen wird je ein Schnapsglas dreimal am Tag. Spätestens nach drei Tagen ist der schlimme Husten meist weg. Natürlich ist dieses Rezept nur für Erwachsene gedacht. Vorsicht ist geboten, wenn man Alkohol nicht gut verträgt!

Zu den interessanten Entdeckungen der Vetucha-Heiler gehört das Damiankraut. Seit Jahrhunderten wird es als Tee gegen Hustenanfälle verwendet. Doch Schamanen machen etwas anderes: Sie rauchen Tabak und mischen dazu etwas Damiankraut! Das soll die Atemwege entschleimen.

I

Kleines Immergrün (Vinca minor)

Das Kraut enthält mehr als 40 Alkaloide und ist daher sehr heilend. Immergrün ist jedoch giftig, sprechen Sie daher mit Ihrem Arzt. Vetucha-Heiler empfehlen das Kraut bei Herzgefäßerkrankungen, weil es die Gefäße erweitert. Es lockert die Muskeln, sogar den Dünndarm und hilft bei Migräne sowie Bluthochdruck. Auch bei Hauterkrankungen hilft es schnell. Hier gebe ich Ihnen ein russisches Rezept: Übergießen Sie einen Teelöffel getrocknetes Kraut mit 300 ml heißem Wasser und lassen den Sud 15 Minuten ziehen. Es wird empfohlen, einen Esslöffel dreimal täglich vor dem Essen einzunehmen. Zur äußerlichen Anwendung ist dieser Sud bei Wunden und vereiterter Haut empfehlenswert. Eine andere Rezeptur zum Einnehmen ist ein Aufgesetzter mit Wodka. Sie brauchen dafür 20 g getrocknetes Kraut und 300 ml Wodka. Mischen Sie beide Zutaten zusammen und lassen Sie sie 20 Tage stehen. Danach wird abgeseiht. Die Dosis liegt bei acht Tropfen dreimal täglich. Nach sieben Tagen sollte man eine siebentägige Pause einlegen. Danach kann die Prozedur wiederholt werden.

Immunsystem

Durch Stress und Sorgen wird Ihr Immunsystem angegriffen. Aber auch der Lebensstil und die Essgewohnheiten haben Einfluss auf Ihren Körper. Mit Kräutern kann das Immunsystem gestärkt werden. Es empfehlen sich Räucherungen der Räume mit Salbei und Thymian. Der Rauch des Wermutkrauts beseitigt sogar über 90 Prozent der Bakterien in der Luft. In der Naturmedizin verwendet man Mischungen von zwei bis drei Kräutern zur Teezubereitung. So werden Schneeball- und Vogelbeerblüten in Kombination mit Holunder empfohlen.

Um das eigene Immunsystem zu stärken, stellte meine Oma einen Aloe-Wein her. Sie brauchen dazu folgende Zutaten: ein Blatt Aloe, 100 g Honig, einen Liter Wein und zwei Blätter Goldbart. Mischen Sie alles zusammen und lassen es sieben Tage stehen. Danach seihen Sie den Wein ab und stellen ihn in den Kühlschrank. Eingenommen werden je zwei Esslöffel dreimal täglich.

Grapefruitsaft ist ebenfalls ein gutes Immunmittel. Man empfiehlt, täglich ein Glas davon zu trinken.

Impotenz

Bei Impotenz machen russische Heiler Folgendes: Sie schneiden 40 Karottenenden und dünsten sie kurz. Wenn der Betroffene sie isst, verspricht das neue Manneskraft.

Innenkopfdruck

Eine alte Vetucha-Rezeptur gegen Innenkopfdruck ist folgende: Nehmen Sie vier Zitronen und schneiden Sie sie klein. Geben Sie dazu drei klein geschnittene Knoblauchknollen und eineinhalb Liter Wasser. Lassen Sie alles 24 Stunden ziehen. Seihen Sie die Mischung ab und stellen Sie sie in den Kühlschrank. Nehmen Sie davon 50 ml dreimal am Tag ein.

Insektenstiche

Olivenöl kann bei Insektenstichen helfen. Wenn man von einem Insekt gestochen wird, sollte man zwei Tropfen Öl auf die Stichstelle auftragen.

Ingwer

Ingwer ist gut für Ihre Bronchien, aber auch für Ihr Gedächtnis. Man empfiehlt, 20 Tage lang Ingwertee aus frischer Wurzel mit Zitronensaft zu trinken. Anstatt Zitrone kann man auch Honig verwenden. Nehmen Sie 500 g Honig und geben eine geschnittene Ingwerknolle hinein. Nehmen Sie vor jedem Essen einen Teelöffel davon ein. Das ist eine süße Medizin!

J

Jod

An dieser Stelle möchte ich Sie erneut darum bitten, bei Krankheiten oder Beschwerden ungewisser Herkunft jegliche Selbstmedikation zu unterlassen und unbedingt einen Arzt aufzusuchen, damit dieser eine Diagnose stellen kann!

Heilung mit Jod hat eine lange Geschichte. Vetucha-Heiler empfehlen das folgende russische Rezept bei Magen-Darm-Erkrankungen, Durchfall, Verbrennungen und Zahnbeschwerden. Nicht angewendet werden sollte die Rezeptur bei Thrombosen.

Vermischen Sie diese Zutaten:

- einen Teelöffel Kartoffelstärke
- 50 ml warmes Wasser
- einen Teelöffel Zucker
- ein paar Tropfen Zitronensäure

Geben Sie die Mischung in 150 ml warmes Wasser. Lassen Sie die Flüssigkeit abkühlen und geben einen Teelöffel fünfprozentiger Jodtinktur dazu. Als Prophylaxe gegen die oben genannten Beschwerden nimmt man zweimal in der Woche einen Teelöffel der Tinktur ein. Bei Magen-Darm-Beschwerden und Magengeschwüren nimmt man vor dem Essen zweimal am Tag zwei Teelöffel ein. Äußerlich kann die Tinktur täglich verwendet werden. Sie wird immer wieder auf die betroffene Hautstelle aufgetragen. Bei Zahnbeschwerden wird sie zum Spülen verwendet.

Machen Sie einen Test: Tragen Sie mit einem Ohrstäbchen fünfprozentige Jodtinktur auf die Haut auf. Sollte sie nach 24 Stunden immer noch sichtbar bleiben, haben Sie genug Jod im Körper und dürfen kein Jod zuführen.

Juckreiz

Auch gegen Juckreiz gibt es ein alternatives Mittel: Nehmen Sie zehn Tropfen Rosenöl und vermischen es mit 50 ml Olivenöl. Tragen Sie die Ölmischung auf die betroffenen Stellen auf.

K

Kaffee

An Kaffee scheiden sich die Geister:

- Ist Kaffee gesund?
- Ist Kaffee gut für die Leber?
- Entwässert Kaffee den Körper?
- Kann Kaffee zu hohen Blutdruck hervorrufen und das Herz belasten?
- Schützt Kaffee vor der Zuckerkrankheit?
- Ist Kaffee koffeinhaltiger als Tee?
- Macht der Kaffeefilter den Kaffee gesünder?
- Kann Kaffee Krebs hervorrufen?

Vetucha arbeitet schon lange mit Kaffee. Auch Wissenschaftler bestätigen seine Wirkung: Er schützt sogar vor Zirrhose. Schon drei Tassen Kaffee am Tag reichen aus. Entwässert der Kaffee den Körper? Nein, obwohl man viel mehr Wasser lassen muss. Die Diurese beginnt erst ab 300 mg Koffein. Kaffee ruft keinen zu hohen Blutdruck hervor und belastet auch nicht das Herz. Erst ab der 7. Tasse Kaffee am Tag kann das Herz überlastet werden. Schützt Kaffee vor der Zuckerkrankheit? Ja, Koffein verarbeitet Glucose. Es ist zweimal weniger Koffein im Kaffee vorhanden als in Schwarztee. Dafür wirkt Kaffee schneller als Tee. Macht der Kaffeefilter den Kaffee gesünder? Ja, da der Magen dadurch geschont wird. Der Filter filtriert die sogenannten schlechten Fette heraus. Kaffee kann keinen Krebs hervorrufen. Er wirkt sogar dagegen. Kaffeefermente gelten als krebshemmend. Kaffeesatz wird zudem für die Schönheit eingesetzt.

Kaffeesatz nicht nur zum Kaffeesatzlesen

Man kann Kaffeesatz immer brauchen! Er ist der beste Dünger für Pflanzen. Auch Schuhe aus Leder kann man mit Kaffeesatz pflegen. Kaum jemand weiß, dass man mit Kaffeesatz auch Geschirr abwaschen kann. Der Kaffeesatz wirkt wie Seife und entfernt Fett! Wenn Sie kein Spülmittel mehr zu Hause haben, nehmen Sie einfach den Kaffeesatz!

Kandidose – Pilz im Mund

Es kommt manchmal vor, dass der Mund infolge eines schwachen Immunsystems von einem Pilz befallen wird. Man nennt diese Erkrankung Kandidose. Alleine durch Naturmittel ist dieses Leiden nicht in den Griff zu bekommen. Unterstützend könnte man jedoch die Natur um Hilfe bitten. Machen Sie eine Gurgellösung: Nehmen Sie 100 ml warmes Wasser, einen Teelöffel Knoblauchsaft, einen Teelöffel Zwiebelsaft, einen Teelöffel Zitronensaft und einen Teelöffel Honig. Gurgeln Sie damit mehrmals am Tag.

Schmerzlindernd wirken auch frisch gepresste Säfte. Besonders bewährt ist die Mischung aus Karotten- und Zitronensaft. Sie wird zum Gurgeln, aber auch zum Trinken empfohlen.

Kiew-Kotelett

Diese Speise ist nicht nur lecker, sondern auch gesund. Sie kommt aus der Ukraine. Sie brauchen zwei Hühnerbrüste, 100 g Butter, 30 g Dill, ein Bund Petersilie, eine halbe Zitrone, ein Ei, etwas Salz und Pfeffer, vier Toastbrotscheiben ohne Kruste und Salatöl.

Mischen Sie die Butter und Kräuter zusammen und geben Sie Zitronensaft dazu. Legen Sie diese Masse kurz in die Gefriertruhe. Klopfen Sie nun die Hühnerbrüste platt. Legen Sie in die Mitte der Brüste etwas von der Kräuterbutter und rollen die Hühnerbrüste zu einer Roulade zusammen. Für die Panade mischen Sie das Ei und die Toastkrümel miteinander. Wenden Sie das Fleisch darin und frittieren Sie die Koteletts fünf Minuten in Öl.

Kindheitserinnerungen auflösen

Es gibt Erinnerungen aus der Kindheit, die Ihre Entwicklung als Erwachsener stören können. Gegen solche gespeicherten Störungen gibt es eine einfache Übung. Setzen Sie sich und nehmen Sie einen Malachit in die Hand. Versuchen Sie, kurz in sich zu gehen und auf Ihre Empfindungen zu achten. Legen Sie den Stein auf Ihre Knie und beobachten Ihre Empfindungen. Bitten Sie den Stein, alle Kindheitserinnerungen, die an dieser Stelle gespeichert sind, aufzulösen. Anschließend legen Sie den Stein weg. Wiederholen Sie diese Übung mehrmals.

Knieschmerzen

Knieschmerzen sind unangenehm und sehr schmerzhaft. Das Knie ist sehr empfindlich, und jeder Zweite hat diese Schmerzen schon selbst erlebt. Was hilft? Reiben Sie das Knie mit Wodka und gleich danach mit Honig ein. Legen Sie eine Frischhaltefolie darauf und umwickeln die Kompresse mit einem Wolltuch. Tragen Sie den Umschlag mehrere Stunden. Wiederholen Sie dies zehn Tage lang.

Knoblauchöl

Knoblauchöl ist für seine gefäßreinigende Wirkung bekannt. Es gibt ein Rezept, das sehr einfach ist. Sie brauchen dazu eine Knolle Knoblauch. Schneiden Sie sie klein und geben Sie 300 ml Salatöl dazu. Lassen Sie das Öl zwei Wochen lang ziehen. Das Glas bitte nicht zumachen. Danach stellen Sie es in den Kühlschrank. Das Öl kann in Salaten verwendet werden. Sie können davon auch einen Teelöffel dreimal täglich mit etwas Zitronensaft pur einnehmen.

Das Öl empfiehlt sich auch bei Migräne, Arteriosklerose, Altersschwäche und Asthma.

Milch für die Knochen

Milch wird in Russland seit Jahrtausenden zur Heilung eingesetzt. Es gibt das Rezept der sogenannten Rjazenka. Man nimmt zwei Liter Milch und gibt etwas Sauerrahm dazu. Nach einigen Stunden ist die Milch sauer. Sie wird in den Ofen gestellt und zwei Stunden bei 70 Grad ziehen gelassen, bis die Masse eine braune Farbe bekommt. Man trinkt die abgekühlte Flüssigkeit schluckweise über drei Tage verteilt.

Knochenbrüche

Wussten Sie schon: Fichtenöl-Einreibungen lassen die Knochen schneller zusammenwachsen. Nehmen Sie Fichtenöl oder ein anderes Nadelbaumöl und führen Sie eine sanfte Massage, ohne Druck, der Gelenke oder des Knochens nach dem Abnehmen des Verbandes durch.

Knochenleiden

Arthritis ist eine Entzündung der Gelenke und Arthrose ist ein Abbauprozess des Knochens. Oft treten diese beiden Leiden zusammen auf. Bei Arthritis empfinden Sie Schmerzen meistens in der Nacht, mal in einem Gelenk und mal in einem anderen. Bei Arthrose kommt der Schmerz durch Bewegung. Dieser Schmerz hält lange an, und die Gelenke knacken sogar.

Arthritis kommt schon in jüngeren Jahren vor. Es gibt einige Arten davon. Arthrose ist dagegen mit zunehmendem Alter zu erwarten. Jeder Dritte zwischen 50 und 70 Jahren leidet darunter. Der Schulmediziner verschreibt Tabletten und Salben, die meistens zwar die Symptome lindern, aber kaum eine Heilung bringen. Naturmediziner empfehlen Kräutertees und Auflagen mit Blättern vieler Bäume oder Kräuter. Meine Oma machte Folgendes: Sie nahm zwei Handvoll Birkenblätter, kochte sie kurz ab und legte sie auf das Gelenk, fixierte die Masse mit einem Tuch und ließ den Umschlag vier Stunden lang wirken. Nach zehn bis 20 Anwendungen ist die Selbstheilungskraft des Körpers aktiviert, und der Schmerz vergeht. Man kann dazu auch Eichenblätter und Knospen der Schwarzpappel geben.

Sie sollten Ihre Gelenke immer schonen. Egal, wie alt Sie sind. Bewegung ist jedoch immer wichtig. Ob Schmerzen in der Hüfte, in der Wirbelsäule oder in anderen Gelenken – das Beste dagegen sind mehrere Kniebeugen am Tag! Sie nutzen dem Kreislauf und sind gut für die Gelenke.

Kopfschmerzen

Vetucha-Heiler empfehlen neben Ritualen Fußbäder gegen Kopfschmerzen. Nehmen Sie dazu eine Schüssel, füllen sie mit warmem Wasser und geben einen Teelöffel Senfpulver und etwas Dill dazu. Bleiben Sie zehn Minuten sitzen und genießen die Wärme.

Meine Oma verwendete auch folgende Methode gegen Kopfschmerzen: Sie nahm ein Kopftuch oder eine dünne Mütze und legte Sauerkrautblätter, Fenchelstücke und Karottenscheiben hinein. Diese Kopfbedeckung behielt sie circa 30 Minuten auf.

Der nächste Tipp aus der Natur ist ein Kartoffel-Radieschen-Umschlag. Dieses alte, bewährte Verfahren greift auf jahrhundertealtes

Wissen zurück. Der Umschlag entspannt die Muskulatur des Kopfes und bewirkt oft Wunder bei Kopfrauschen und Migräne. Sie brauchen Folgendes:

ein Kopftuch
300 g geriebene Kartoffeln
50 g geriebene Radieschen

Reiben Sie die Kartoffeln und Radieschen mit einer Reibe und lassen die Masse 20 Minuten stehen. Drücken Sie sie dann aus und schütten Sie den Saft weg. Geben Sie die Masse nun auf das Kopftuch und verteilen Sie sie zu einer dünnen Schicht. Wickeln Sie das Tuch nun um den Kopf und bedecken Sie es mit einer Plastiktüte. Lassen Sie den Umschlag eine Stunde lang auf dem Kopf wirken. Danach nehmen Sie ihn ab und waschen die Haare mit warmem Wasser und Shampoo.

Eine Alternative: Sie können auch sieben Turmalin-Steine nehmen und sie auf ein Tuch legen. Legen Sie das Tuch an eine sonnige Stelle. Verbinden Sie dann den Kopf damit. Sie werden merken, dass die Schmerzen nachlassen und Sie einen kühlen Kopf bekommen.

Körperteile wahrnehmen

Nehmen Sie Ihren Körper wahr? Setzen Sie sich hin und konzentrieren sich auf Ihre Beine. Versuchen Sie nun, sich auf das rechte Bein zu konzentrieren, danach auf das linke Bein. Gehen Sie weiter zum Bauch und danach zu den Armen. Nehmen Sie zuerst Ihre beiden Seiten wahr, danach versuchen Sie, die einzelnen Seiten wahrzunehmen. Diese Übung ermöglicht einen energetischen Ausgleich Ihres Körpers.

Kosmetik astrologisch

Jeder Planet, der über die Sternzeichen herrscht, hat seine Schönheitszuordnung. So können verschiedene Kräuter entweder als Tee oder für Gesichtsumschläge oder eine Waschung eingesetzt werden.

- Mars: Widder 21.3.–20.4.
- Venus: Stier 21.4.–20.5. und Waage 24.9.–23.10.
- Merkur: Zwillinge 21.5.–21.6. und Jungfrau 24.8.–23.9.
- Mond: Krebs 22.6.–22.7.
- Sonne: Löwe 23.7.–23.8.
- Pluto: Skorpion 24.10.–22.11.
- Jupiter: Schütze 23.11.–21.12.
- Saturn: Steinbock 22.12.–20.1.
- Uranus: Wassermann 21.1.–19.2.
- Neptun: Fische 20.2.–20.3.

Sternzeichen	**Pflanzen, die Sie schön machen**
Widder	Rhabarber, Distel, Spinat
Stier	Dattelpalme, Myrte, Karotten
Zwillinge	Kaffee, Minze, Petersilie
Krebs	Klee, Kürbis, Wasserpflanzen
Löwe	Apfelsinen, Palme, Kartoffeln
Jungfrau	Haselnuss, Rhabarber, Weizen
Waage	Kresse, Melisse, Weinrebe
Skorpion	Myrrhe, Zypresse, Vogelbeere
Schütze	Eukalyptus, Lorbeer, Majoran
Steinbock	Hagebutte, Mohn, Meerrettich
Wassermann	Thymian, Rosmarin, Holunder
Fische	Farnkraut, Zimt, Löwenzahn

Kratzdistel

Bei schwarzen Nägeln (z.B. bei Diabetes) macht man in Russland ein Fußbad mit Kratzdistelblüten und -blättern. Man nimmt eine komplette Pflanze und schneidet sie klein. Diese Mischung wird in eine große Schüssel gegeben und mit drei Litern heißem Wasser übergossen. Man lässt sie etwas ziehen und genießt sie danach 20 Minuten als Fußbad.

Die Kratzdistel hat außerdem eine antibakterielle Wirkung und reinigt das Blut. Die Pflanze stärkt das Herz und erhöht den Blutdruck. Sie wird oft bei Hautkrebs eingesetzt, sowohl innerlich als auch äußerlich. Hier ist ein Rezept für eine Essenz zur inneren Einnahme: Nehmen Sie einen Esslöffel Blätter und lassen Sie sie in 300 ml heißem Wasser ziehen. Nach drei Stunden ist die Essenz fertig. Eingenommen werden 100 ml zweimal am Tag.

Für Umschläge nehmen Sie drei Esslöffel Blätter und lassen diese in 200 ml heißem Wasser 30 Minuten lang kochen. Lassen Sie den Tee abkühlen und verwenden ihn danach als Umschlag. Man kann damit auch Kompressen für die Augen machen.

Zur Blutreinigung gibt es dieses Rezept: Nehmen Sie sechs Blüten des Krautes und übergießen diese mit 500 ml heißem Wasser. Lassen Sie die Flüssigkeit sechs Stunden lang ziehen.

Die Kräuterstempel-Massage

Massagen waren bereits vor 3000 Jahren in, und auch heute genießen wir sie. Es gibt unzählige Massagetechniken. Eine davon ist die Kräuterstempel-Massage. Man verbindet dabei Kräuter, ätherische Öle und warmes Wasser miteinander. Durch diese Massage werden Kräuterenergien an den Körper geleitet. So wird die Pflanzenseele an Sie weitergegeben. Die Kräuter, die für solche Massagen verwendet werden, wachsen in Ihrer Umgebung: Melisse, Salbei, Petersilie, Lavendel oder auch Birkenblätter. Man kann alle hautverträglichen Kräuter dafür benutzen. Zur Herstellung der Stempel wird Baumwollstoff mit ausgewählten Kräutern gefüllt und zu einer Kugel gebunden. Die

Stempel werden in heißes Wasser gelegt. Dazu fügen Sie ein paar Tropfen beliebiges ätherisches Öl. Für die Stempel werden sowohl frische als auch getrocknete Kräuter genommen. Das warme Wasser lässt die Kräuter aufgehen und sorgt für ein behagliches Wohlgefühl.

Eingenommen werden 100 ml fünfmal am Tag zwischen den Mahlzeiten.

Bei Hämorrhoiden empfiehlt sich der Saft der Pflanze. Man nimmt einen Teelöffel frisch gepressten Saft dreimal am Tag ein. Zusätzlich platziert man einen Tampon mit diesem Saft im After.

Krebs

Krebs ist eine sehr schlimme Krankheit, die immer ärztlich betreut werden muss. Krebs ist gut erforscht, doch nicht immer heilbar. Blutanalysen zeigen nicht immer, dass Krebs ausgebrochen ist. Der Tumormarker kann sogar bei sichtbaren Krebsleiden im Normalbereich liegen. Metastasen können oft operativ entfernt werden. Heutige Chemotherapien werden so durchgeführt, dass man nicht jeden Tag in die Klinik muss. Die Ärzte sagen jedoch, dass eine Chemotherapie das Krebswachstum nur bremst und ihn nicht wirklich heilt. Einige Krebsarten sind genetisch vererbbar: Dickdarm-, Schilddrüsen- und Bauchspeicheldrüsenkrebs.

Vetucha-Heiler kennen einige Mittel, die bei einer Krebserkrankung eingesetzt werden können; zum Beispiel bittere Aprikosenkerne. Sie enthalten Blausäure und können das Wachstum der Krebszellen hemmen. Zusätzlich empfiehlt sich die tägliche Einnahme von angewärmtem Tomatensaft. Auch Klette-Tee verspricht in vielen Fällen eine echte Hilfe.

Hautkrebs wird von russischen Heilern mit Hundemilch behandelt. Man nimmt etwas Hundemilch und wäscht damit die befallenen Stellen.

Außerdem wird bei Krebs, Bronchitis und Arterienproblemen folgende alte Rezeptur empfohlen: Die Mixtur wird aus den Larven der Wachsmotte und Wodka gemacht. Ein Glas Motten (250 ml) und ein Liter Wodka werden vermischt und zehn Tage stehen gelassen. Man seiht danach die Brühe ab und gibt 500 ml Wasser dazu. Eingenommen wird ein halber Teelöffel zweimal am Tag fünf Tage lang. Ab dem sechsten Tag nimmt man einen Teelöffel dreimal am Tag weitere fünf Tage lang ein. Danach wird die Mixtur dreimal täglich zu je einem Esslöffel weitere fünf Tage eingenommen. Man nimmt die Mixtur immer vor dem Essen ein.

Kreuzkraut

Kreuzkraut (Senecio vulgaris) wächst überall. Es ist giftig, wird jedoch in der Pharmazie eingesetzt. Es gilt als Antidepressivum und lindert Schmerzen, wirkt gegen Krämpfe, Entzündungen und bei Menstruationsbeschwerden. Auch bei Koliken im Darmtrakt hat sich das Kraut bewährt. Bei Hämorrhoiden, Wunden und Blasenentzündungen wird ein Tee empfohlen. Doch ist von einer Selbstmedikation abzuraten.

Kümmel

Im russischen Raum kultiviert man Kümmel seit Langem. Gegessen wird er frisch oder getrocknet als Gewürz. Als solches hilft es gegen Blähungen. Die Pflanze tut zudem gut bei Lungenerkrankungen.

Kürbis

Seit Jahrtausenden isst der Mensch Kürbis. Kürbis hat sehr wenig Kalorien und ist daher zum Abnehmen gut geeignet. Kürbis ist reich an Vitamin A und damit gut für Ihre Augen. Auch für Raucher ist Kürbis ein unersetzliches Gemüse! Außerdem ist er reich an Vitamin C und wichtigen Mineralstoffen wie Kalium und Zink. Kürbis senkt den Blutzucker, reguliert den Cholesterinspiegel und wirkt positiv auf die Prostata.

L

Lärche

Die Lärche ist eine alte Heilpflanze. Heute empfehlen Homöopathen sie gegen Borrelien. Dazu wird ein Tee zubereitet: Man nimmt zehn Kurztriebe einer Lärche und gießt sie mit 500 ml heißem Wasser auf. Danach lässt man den Tee eine Stunde lang ziehen. Eingenommen wird je ein Schluck achtmal täglich.

Die Lebensuhr

Jedes Leben verläuft nach diesem Prinzip: Geburt – Kontakte – Tod. Jeder Mensch entwickelt sich auf der Erde. Auch Sie entwickeln sich nach demselben Prinzip. Sie kommen auf die Welt, gehen einen leidenden Weg, indem Sie lernen, Schwierigkeiten zu meistern. Dann kommen Sie auf den sogenannten liebenden Weg und tauschen sich mit Ihren Mitmenschen aus. Ihre Seele wächst an Erfahrungen, sie reift. Später gehen Sie den Weg der eigenen Entwicklung und reifen weiter. Im 84. Lebensjahr erleben Sie Ihren 1000sten Vollmond. Jeder Mensch hat jedoch eine eigene Geschwindigkeit und die sogenannte Batterie. Die Lebenszeit ist, anders gesagt, vorgegeben. Gehen Sie sparsam mit Ihrer Energie um und laden Sie diese Batterie immer wieder auf, dann können Sie Ihre Lebensuhr länger nutzen und länger leben. Meine Vorschläge in diesem Buch werden Ihnen dabei helfen.

Leber

Haben Sie Leberprobleme? Wissen Sie, dass Pflanzensäfte Ihre Leber unterstützen? Trinken Sie den Saft von Karotte, Sellerie und Petersilie.

Bei einer Zirrhose empfehlen auch die Schulmediziner, ein Glas Sauerkrautsaft und ein Glas Rote-Bete-Saft täglich zu sich zu nehmen.

Tonikum gegen Lendenschmerzen
Nehmen Sie zwei Esslöffel Johanniskraut und fünf Esslöffel Olivenöl. Mischen Sie beides zusammen und braten es kurz an. Geben Sie eine Prise Salz dazu. Nehmen Sie einen Esslöffel davon mit einem Schluck Bier ein.

Lunge
Bei Lungenproblemen empfehlen Vetucha-Heiler, schwarze Oliven zu essen.

Gegen eine verschleimte Lunge hilft ein Dampfbad mit Kartoffelsaft. Der Saft kann auch getrunken werden und hilft dann zusätzlich bei Migräne.

Bei Lungenerkrankungen und Erkältungen hilft auch folgendes Rezept: Nehmen Sie die Schalen von zehn Zwiebeln und kochen sie in einem Liter Wasser ab. Lassen Sie die Brühe abkühlen. Nehmen Sie zwei Esslöffel davon viermal am Tag ein.

Bei Bronchitis könnte folgendes Mittel helfen: Massieren Sie abends Ihre Füße mit gemahlenem Pfeffer und Honig und ziehen Sie Wollsocken an. Lassen Sie die Socken die ganze Nacht über an.

M

Magengeschwür
Ein altes russisches Mittel ist die tägliche Einnahme eines geschlagenen Eiweißes. Es hilft aber auch eine Mischung aus Oliven- und Sanddornöl. Man nimmt einen Teelöffel dreimal am Tag ein.

Magenschmerzen
Gegen Magenschmerzen hilft Bernsteinwasser. Nehmen Sie einen Bernstein und legen ihn für zwei Stunden in Weißwein, Bier oder Wasser. Nehmen Sie den Stein danach heraus und trinken nach dem Essen ein Schnapsglas davon. Tun Sie dies 14 Tage lang täglich.

Medizin zum Aufmalen

Symbole können heilen! Sie bringen neue Frequenzen in Ihr Dasein. Der Wiener Erich Körbler entdeckte bei seinen Forschungen, dass die Verwendung von verschiedenen geometrischen Zeichen die energetische Schwingung des Körpers verändert. Die Verwendung von Zeichen ist jedoch keine Erfindung der heutigen Zeit! Die Blume des Lebens wurde als Abschirmsymbol schon vor Tausenden von Jahren verwendet, und man fand sogar Symbole an der Mumie von Ötzi. Der Gletschermann Ötzi hatte über 60 Tattoos, die meistens bei den Akupunkturpunkten liegen. Lassen Sie sich von diesen Symbolen inspirieren!

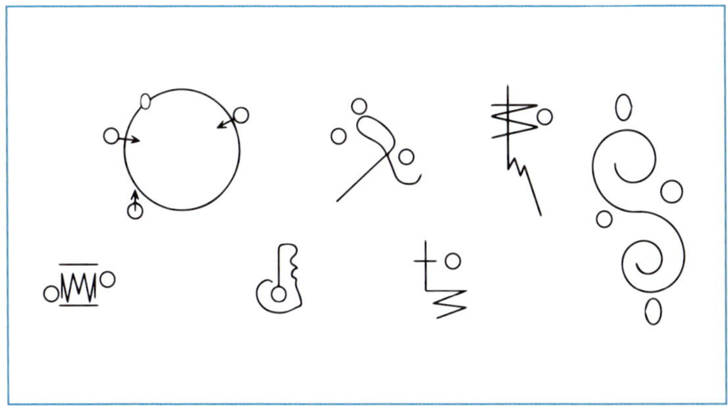

Symbole

Migräne

Gegen Migräne hilft folgendes Rezept: Nehmen Sie 20 g Nelkengewürz und geben es in einen Liter Wodka oder Wein. Nehmen Sie ein- bis dreimal täglich 2 cl davon ein.

Tragen Sie ein Duftamulett am Körper, d.h. ein Säckchen, gefüllt mit Lavendel, Dill und Johanniskraut sowie etwas Eukalyptusöl.

Mittelohrentzündung
Vetucha-Heiler empfehlen, Kräuterkissen mit Salbei auf das betroffene Ohr zu halten und Olivenöl in das Ohr zu träufeln. Zudem empfiehlt es sich, einen Luftballon immer wieder aufzublasen. Der im Ohr entstehende Druck befördert die Flüssigkeit nach außen, und der Schmerz wird gelindert.

Müdigkeit
Birkenwasser mit Zitronensaft tut der Seele gut und befreit von Müdigkeit. Zudem empfehlen Vetucha-Heiler, Zitrone mit Zwiebel zu essen. Auch ein Salzbad für die Füße bringt neue Kräfte.

Lassen Sie bei Müdigkeit den Eisenwert Ihres Blutes überprüfen. Eisenmangel ist sehr häufig die Ursache.

Multiple Sklerose
Nehmen Sie 350 g zerkleinerten Knoblauch und geben dazu 200 ml Wodka. Geben Sie alles in ein Glas und decken es zu. Lassen Sie die Mischung zehn Tage stehen. Eingenommen werden drei Tropfen mit Milch dreimal täglich. Erhöhen Sie die Dosis jeden Tag um einen Tropfen, bis Sie 20 Tropfen erreicht haben.

Muskatnuss
Muskat ist sehr aromatisch und ein beliebtes Gewürz. Er gilt als eines der Heilmittel Asiens und hilft sogar bei Tumoren. So werden in Kombination mit Wachs Umschläge auf Tumorstellen gemacht. Er hilft innerlich verzehrt bei Migräne, verbessert die Verdauung und unterstützt Ihre Leber und den Magen. Außerdem hilft er bei Geschwüren und verbessert den Atem.

Muskelschmerzen
Gegen Muskelschmerzen hilft ein warmes Olivenölbad. Geben Sie 150 ml Olivenöl in die Wanne und genießen Sie das Vollbad 30 Minuten lang. Versuchen Sie, basischer zu essen. Verzichten Sie auf Fleisch.

Myome

Vetucha-Heiler empfehlen Kartoffelblüten-Tee gegen Myome. Nehmen Sie eine Handvoll Kartoffelblüten und übergießen sie mit 500 ml Wasser. Lassen Sie den Tee 30 Minuten ziehen und trinken ihn schluckweise über den Tag verteilt. Eine einmonatige Kur hilft zuverlässig.

Auch eine Essenz aus Walnussschalen bewirkt oft Wunder. Diese wird folgendermaßen hergestellt: Nehmen Sie ein Ein-Liter-Glas und füllen es zu drei Vierteln mit den kleinen Zwischenwänden von Walnüssen. Gießen Sie 700 ml Wodka dazu und lassen alles 20 Tage ziehen, danach wird der Aufgesetzte abgeseiht. Eingenommen werden zwei Esslöffel am Tag.

Zur inneren Anwendung empfiehlt sich Bienenbrot. Es ist bei Imkern zu bekommen.

Auch Leinsamenextrakt hat sich bewährt. Vetucha-Heiler empfehlen, diesen 30 Tage lang einzunehmen. Die Dosis liegt bei zweimal 100 ml täglich. Um den Extrakt herzustellen, benötigen Sie einen Liter Wasser und 30 g Leinsamen. Kochen Sie alles zehn Minuten lang auf und lassen es abkühlen.

N

Nägel

Für besseres Wachstum der Nägel sorgen Biotin und Propolis.

Zur äußerlichen Anwendung empfiehlt sich Jojobaöl. Massieren Sie es täglich in Ihre Nägel ein.

Nasenbluten

Bei häufigem Nasenbluten empfehlen Vetucha-Heiler den sogenannten Karneol-Wein. Nehmen Sie 200 ml Rotwein und geben einen großen Karneol-Stein dazu. Kochen Sie den Wein kurz auf und lassen ihn etwas abkühlen. Trinken Sie den Wein lauwarm.

Ansonsten empfiehlt es sich, in die Nase zwei Tropfen Sonnenblumenöl zu träufeln.

Nervenleiden

Die Massage der Füße und des Halses mit Fichtenöl empfiehlt sich bei Nervenleiden, Grippe und Schmerzen.

Ihre Nerven lieben zudem Wärme. Daher ist es wichtig, im Winter den Kopf durch eine Mütze zu schützen und sich warm zu halten. Ist der Kopf nicht geschützt, verengen sich die Arterien und Kapillaren, was auf Dauer schaden kann. Sogar Haare können ausfallen!

Neuralgie

Bei dieser Erkrankung verwenden Vetucha-Heiler ein gekochtes warmes Ei. Sie halbieren es und legen es warm auf die Schmerzstelle. Danach wird das Ei weggeworfen.

Sie können zudem Ihren Körper für eine Nacht mit in Wasser abgekochten Birkenblättern umwickeln. Fixieren Sie die Blätter mit einem Verband.

Nierengrieß

Die Reinigung der Nieren mit Rettichsaft ist ein bewährtes Mittel. Vetucha empfiehlt, den frisch gepressten Saft 25 Tage lang einzunehmen. Die empfohlene Dosis liegt bei zwei Zentiliter täglich. Meistens wird Rettich eins zu eins mit Meerrettichsaft gemischt. Auch der Galle bietet dieses Rezept viel Entlastung. Man kann die Mischung mit etwas Honig süßen.

Bei Lungen- und Magenerkrankungen werden beide Gemüse roh verzehrt.

Nierenleiden

Wir wissen alle, dass Wasser- und Honigmelonen nicht nur gut schmecken, sondern auch entwässern. Dies unterstützt die Nieren in ihrer Arbeit. Aber auch Honigmelonenkerne sind heilend! Nehmen

Sie 100 g getrocknete Honigmelonenkerne und drehen Sie sie zwei Mal durch einen Fleischwolf. Geben Sie dieses Pulver in einen Liter warme Milch und lassen es 24 Stunden (außerhalb des Kühlschranks) gären. Man verzehrt das Ganze an einem Tag. Die Masse ist ziemlich dickflüssig.

Niere reinigen

Um die Nieren zu reinigen, empfehlen Vetucha-Heiler die Wassermelone. Man isst davon sieben Tage lang so viel, wie man kann. Aus der Schale der Wassermelone kann ein Tee zubereitet werden. Nehmen Sie ein Stück Schale und kochen es fünf Minuten in 500 ml Wasser. Trinken Sie diesen Tee dreimal am Tag.

Auch Sonnenblumenwurzel wirkt heilend auf die Nieren. Man empfiehlt sie als Tee, der einen Monat lang getrunken wird. Um den Tee zuzubereiten, brauchen Sie täglich eine Sonnenblumenwurzel. Diese wird in einem Liter Wasser 15 Minuten lang gekocht. Der Tee wird über den Tag verteilt getrunken.

Nierensteine

Nierensteine können lebensgefährlich werden. Vetucha empfiehlt folgende Rezeptur: Nehmen Sie 200 g Honigmelonenkerne und braten Sie sie an. Passieren Sie sie durch einen Fleischwolf. Geben Sie sie in zwei Liter heißes Wasser und lassen die Brühe 24 Stunden lang ziehen. Trinken Sie davon drei Gläser täglich zehn Tage lang. Machen Sie danach zehn Tage Pause und wiederholen die Kur.

Nierenzysten

Hier hilft der Saft der Klette. Nehmen Sie einen Esslöffel Saft 20 Minuten vor jedem Essen ein. Die Kur dauert drei Monate. Man kann anstatt Saft auch einen Tee aus getrockneten Blättern verwenden. Sie brauchen dafür einen Teelöffel zerkleinerter Blätter pro Tasse heißem Wasser.

O

Ohr

Das Ohr hat die Form eines Fötus. Also es ist die Abbildung des Lebens. Doch haben Menschen oft Ohrenschmerzen, weil sie das Leben nicht immer so leben, wie sie es gerne hätten. Gegen Ohrenschmerzen empfiehlt sich eine warme Zwiebel. Kochen Sie die Zwiebel und lassen Sie sie zehn Minuten abkühlen. Fixieren Sie die Zwiebel für eine halbe Stunde am Ohr.

Hinter dem Ohr sammeln sich täglich Bakterien an. Waschen Sie daher in der Früh Ihre Ohren.

Eine Ohrenmassage ist eine Wohltat für den ganzen Tag.

Öle

Vetucha-Heiler arbeiten oft mit Ölen. Eine Spezialität ist die sogenannte Öl-Diagnose. Dazu reiben sie Olivenöl in die Haut des Klienten ein und trocknen es mit einem rauen Tuch ab. Die kranken Stellen zeigen sofort eine starke Rötung. Zum Beispiel sieht man durch das Olivenöl auf der Brust die Ausdehnung einer Lungenentzündung oder einer Bronchitis. Kranke Nieren sieht man durch rote Flecken. Nicht selten zeigt sich die ganze Niere in ihrer Bohnenform. Bei Leiden der Wirbelsäule zeigt das Olivenöl die erkrankten Stellen an. Knochenrisse oder Brüche werden als rote Striche genau sichtbar.

Olivenöl wird auch bei Ohrproblemen empfohlen: Einfach einen Tropfen Öl in das Ohr träufeln, dann wird das Ohr wieder frei. Auch wenn ein Insekt in ein Ohr gekrabbelt ist, tropft man Olivenöl hinein.

Olivenöl regeneriert außerdem das Zahnfleisch. Spülen Sie den Mund täglich mit einem Schluck Öl zehn Minuten lang und spucken es anschließend aus.

Gegen Kopf- und Halsschmerzen wirkt Fichtenöl. Nehmen Sie zwei Wattebausche und geben etwas Fichtenöl darauf. Legen Sie die Wattepads auf Ihre Ohren und bewegen Sie sie zehn Minuten.

Beliebt ist auch das Ölsaugen (Ölziehen). Das ist eine alte Methode. Sie unterstützt die Entgiftung und hilft der Schleimhaut, sich zu regenerieren. Man nimmt mehrmals täglich einen Schluck Öl in den Mund und gurgelt damit zehn Minuten. Danach wird das Öl ausgespuckt.

Osteomyelitis

Bei Osteomyelitis (Entzündung des Knochenmarks) empfehlen Vetucha-Heiler Propolis. Nehmen Sie 60 g Propolis und teilen es in kleine erbsengroße Kügelchen. Nehmen Sie zwei solcher Kügelchen zweimal täglich ein. Man kann die Kügelchen auch in Butter anbraten.

Äußerlich wird eine Binde mit der sogenannten Wunderschmiere empfohlen. Man stellt sie aus 50 ml Aloesaft, einem halben Liter Wodka, einem Kilogramm Honig und 200 g Speck (Schmalz) her. Mischen Sie alles zusammen und stellen es in einen Ofen. Lassen Sie die Mischung vier Stunden bei 80 °C ziehen und eine Stunde danach abkühlen. Die Schmiere ist fertig. Man massiert diese Salbe mehrere Male am Tag ein und nimmt sie zudem innerlich ein – ein Esslöffel dreimal täglich. Diese Salbe hilft übrigens auch bei Lungenentzündung, Bronchitis, Husten und Angina.

P

Palmkätzchenwasser (Weidenwasser)

Die Weide gilt als Heilpflanze und wird in Russland oft für rituelles Heilen eingesetzt. Sie verleiht neue Kräfte, frischt die Liebe auf und wirkt gegen Streit. Empfohlen werden Waschungen mit dem sogenannten Palmkätzchenwasser. Dieses wird aus drei frischen Weidenzweigen hergestellt. Bringen Sie einen Liter Wasser zum Kochen und geben drei Zweige einer Weide, die noch Knospen hat (Palmkätzchen) hinein. Kochen Sie das Ganze 15 Minuten lang und lassen den Sud abkühlen. Waschen Sie Ihr Gesicht mit dem Wasser. Nehmen Sie danach drei Knospen der Weide für fünf Minuten in den Mund und spucken Sie sie anschließend wieder aus.

Parkinson und Angina Pectoris

Hier ist ein altes Vetucha-Rezept: Nehmen Sie eine Zitrone sowie eine Knoblauchknolle und schneiden Sie sie klein. Vermischen Sie beide Zutaten und geben sie in ein Glas. Gießen Sie 500 ml abgekochtes lauwarmes Wasser dazu und lassen die Mischung zwei Tage lang stehen. Danach stellen Sie sie in den Kühlschrank. Eingenommen wird ein Esslöffel vor jedem Essen.

Eine Alternative bietet der Wodkaauszug. Sie brauchen eine Zitrone, eine Knoblauchknolle und fünf Esslöffel Honig. Schneiden Sie die Zitrone und den Knoblauch klein und geben die Mischung in ein Einwegglas. Vermischen Sie beide Zutaten mit Honig und geben 400 ml Wodka dazu. Lassen Sie die Mischung drei Wochen an einem dunklen Ort ziehen. Seihen Sie sie danach ab und nehmen Sie zwei Esslöffel vor dem Schlafengehen ein.

Was Pflanzen guttut

Die These, dass es auch unter Pflanzen Säufer gibt, stellte Professor Miller aus New York auf, der Pflanzen untersuchte. Er beschrieb seine Experimente mit Pflanzen 2006 in »HortTechnology«. Er hat herausgefunden, dass hochprozentiger Alkohol, verdünnt bis 5 Prozent, für Narzissen gut ist. Auch Tulpen haben davon profitiert. Die Wachstumsrate war bis zu 50 Prozent höher. Die Pflanzen leben länger und werden größer. Man verdünnt Wodka im Verhältnis eins zu zehn mit Wasser und gießt die Pflanzen damit. So ein Cocktail verlängert ihr Leben. Warum das so ist, darauf gibt es noch keine Antwort von Seiten der Wissenschaft. Vetucha-Heiler wissen es aber seit Jahrhunderten und nutzen dieses Wissen bis heute. Meine Oma hatte prachtvolle Pflanzen. Als Dünger benutzte Sie Kaffee- oder Teesatz, getrocknete Kräuterreste, das benutzte Wasser nach dem Fleischwaschen und Alkohol. Ihre Tomaten »fütterte« sie mit Wasser mit Eierschalenpulver. Zusätzlich schnitt sie die Wurzeln unten ab, damit die Pflanzen später kräftiger wurden.

Getrocknete Pflaumen

Wer täglich ein paar getrocknete Pflaumen isst, kann seinen Cholesterinspiegel senken! Der Zellulosegehalt der Pflaume im getrockneten Zustand ist höher als der in der frischen Pflaume. Diese Eigenschaft stärkt Ihr Herz, macht Ihre Gefäße elastischer und senkt laut Studien das Risiko eines Herzinfarktes um zwölf Prozent. Außerdem wirkt die getrocknete Pflaume als Anti-Aging-Frucht.

Pigmentstörungen

Geben Sie 50 g Sauerkirschkerne in 300 ml Olivenöl und lassen diese Mischung zehn Tage lang stehen. Reiben Sie das Öl auf die betroffenen Stellen.

Polypen in der Nase

Polypen bringen einige Probleme mit sich. Nasenduschen mit Urin sind für ihre kortisonartige Wirkung bekannt. Man macht sie zweimal täglich mit Eigenurin.

Potenz und Prostata

Vetucha-Heiler sagen, dass Melone potent macht. Sie empfehlen, mindestens eine Viertel Melone täglich zu essen. Auch Kürbiskerne können helfen. Man empfiehlt, 20 Körner vor jedem Essen zu verzehren.

Petersilien- und ein Weidenröschentee regulieren die Prostata. Nehmen Sie einen Teelöffel jedes Krautes und übergießen diese Menge mit 300 ml heißem Wasser. Lassen Sie den Tee zehn Minuten ziehen und trinken ihn schluckweise.

Gut wirkt auch diese Übung: Pressen Sie im Liegen täglich Ihre Pobacken 300-mal zusammen. Dies entlastet die Prostata. Es gibt sogar Presseberichte, die diese Übung loben. Auch ein Po-Lauf ist sehr zu empfehlen: Setzen Sie sich auf den Boden und »laufen« Sie auf den Pobacken fünf Minuten ohne Pause. Wiederholen Sie diese Übung mehrmals täglich.

R

Rauchen abgewöhnen

Wollen Sie mit dem Rauchen aufhören? Immer, wenn Sie rauchen wollen, legen Sie eine Prise Steinsalz unter Ihre Zunge und lutschen es. So vergeht die Lust auf eine Zigarette schnell.

Rhabarber

Rhabarber gilt als Stärkungsmittel. Vetucha-Heiler machen einen sogenannten Kwas daraus: Nehmen Sie ein Rhabarberblatt, zwei Esslöffel Zucker und 20 g Hefe. Schneiden Sie das Blatt klein und vermischen Sie alle Zutaten. Geben Sie sie in drei Liter abgekochtes Wasser und lassen den Kwas drei Tage gären. Seihen Sie danach alles ab und kühlen das Getränk. Empfohlen wird die Einnahme von 100 ml zweimal am Tag.

Reis

Reis ist eine der ältesten Pflanzen der Welt, die kultiviert wurde. Jedes Körnchen ist ein Kraftpaket! Reis kann sogar schlank machen! In Verbindung mit Ingwer sorgt Reis für Entgiftung und den Abtransport von Schlacke. Kochen Sie 100 g Reis und geben einige Scheiben Ingwer dazu. Genießen Sie den Reis mit etwas Butter.

Rettich

Rettichsaft reinigt das Blut und die Gelenke von Ablagerungen. Bei neurologischen Leiden, Rheuma und Ischias-Beschwerden werden Massagen mit Rettichsaft gemacht.

Der Saft mit Honig gemischt ist ein gutes Mittel bei Erkältungen aller Art. Diese Mischung wird löffelweise vor jeder Mahlzeit eingenommen. Mit Meerrettich zusammen wirkt Rettich sehr antibakteriell. Es empfiehlt sich ein Salat aus beiden Zutaten.

Rheuma

Rheumasalbe aus Butter und Lorbeerblättern zum Einmassieren ist schon lange bekannt. Man nimmt 50 Lorbeerblätter und 200 g Butter. Schmelzen Sie die Butter, entfernen den Schaum und geben die Lorbeerblätter dazu. Lassen Sie die Mischung eine Stunde lang ziehen. Ohne sie abzuseihen, kommt sie dann für zehn Tage in den Kühlschrank.

Anti-Schmerz-Umschläge sind eine gute Alternative. Nehmen Sie 500 g Weizenkörner und kochen Sie sie in einem Liter Wasser zehn Minuten lang. Geben Sie die warmen Körner auf ein Tuch und legen Sie sie für 30 Minuten auf die schmerzende Stelle.

Eine weitere Alternative ist folgende: Nehmen Sie einen großen Salzkristall und legen ihn für circa 30 Minuten bei 80 Grad in einen Backofen. Legen Sie ihn dann auf ein Tuch und halten ihn auf die schmerzende Stelle.

Auch eine Einreibung mit Essig und Öl hat sich bei Rheuma bewährt: Nehmen Sie einen Esslöffel fünfprozentigen Weinessig und einen Esslöffel Olivenöl. Vermischen Sie sie und reiben Sie die Schmerzstellen mit der Essenz ein.

Rippenneuralgie

Ein Aufgesetzter mit Wodka und Zweigen der Brombeere kann bei Neuralgien helfen. Nehmen Sie 500 ml Wodka und geben Sie zwei Handvoll Brombeerblätter dazu. Lassen Sie den Aufgesetzten zehn Tage lang stehen. Einreibungen mit der Tinktur werden mehrmals am Tag empfohlen.

Gegen Rückenschmerzen

Setzen Sie sich so auf einen Stuhl, dass Ihre Pobacken an der Stuhlkante sind. Gehen Sie nun mit Ihren Füßen abwechselnd auf die Fußspitzen und dann auf die Fersen. Sie heben dabei die Ferse und danach die Zehen. Das stärkt Ihren Rücken. Diese Übung habe ich von einer litauischen Therapeutin erlernt, die es bis ins hohe Alter geschafft hat, keine Rückenschmerzen zu bekommen.

Bei Rückenschmerzen empfehle ich oft auch folgende Übung: Setzen Sie sich an die Stuhlkante und heben Sie Ihre Hände Richtung Decke. Ziehen Sie sich mehrmals nach oben. Bleiben Sie danach sitzen und stellen Ihre Füße auf die Zehen, wiederholen Sie den Vorgang mehrmals am Tag.

Galgantwein hilft ebenfalls gegen Rückenschmerzen: Nehmen Sie einen Teelöffel Galgantwurzel, 250 ml Weißwein und kochen beides fünf Minuten. Seihen Sie den Wein ab. Trinken Sie ihn in kleinen Schlucken.

S

Salz

Salz hilft gegen Angina: Nehmen Sie 50 ml Olivenöl und einen Esslöffel Salz. Geben Sie einen Esslöffel Honig und einen Teelöffel Weinessig dazu. Man benutzt die Mischung äußerlich als Salbe. Zur inneren Anwendung nimmt man eine Messerspitze der Salbe dreimal am Tag ein.

Salz mit Honig hilft auch gegen Juckreiz und Insektenstiche, besonders gegen Stiche von Wespen und Bienen.

Bei schlechten Zähnen empfiehlt sich eine Spülung mit Salz und Honig.

Salzbad für Entspannung (»Fünf-mal-fünf-Rezept«)
Sie brauchen 500 g Meersalz, 50 g Steinsalz, 50 g warmes Olivenöl, 5 ml Lavendelöl oder etwas frischen Lavendel und 5 ml Jojobaöl. Mischen Sie die Zutaten und geben Sie sie in die Wanne. Genießen Sie das Bad eine halbe Stunde.

Sauerampfer
Sauerampfer, lateinisch Rumex acetosella, hilft gegen Fieber, starke Monatsblutungen und Entzündungen. Er wird in Irland auch bei Krebskranken eingesetzt. Rumex crispus, der Krause Ampfer, wird als Bestandteil von Salben gegen Akne empfohlen. Man kocht zehn Blätter erst in 50 ml Essig ab und verarbeitet sie zu einem Brei. Diese Masse wird in 100 ml Creme gemengt, und fertig ist Ihre Salbe.

Schamanisches Öl
Nehmen Sie etwas Öl und legen Sie einen Turmalin und eine edle rote Blume hinein. Lassen Sie das Öl drei Nächte bei Mondlicht reifen. Danach können Sie es für eine Weihung von Gegenständen verwenden.

Schilddrüsenüberfunktion
Die Vogelmiere regelt den Hormonhaushalt im Körper und hilft bei Schilddrüsenerkrankungen. Gegen Überfunktion der Schilddrüse hat sich dieses Rezept bewährt: Übergießen Sie einen Esslöffel geschnittenen Krauts mit 300 ml heißem Wasser und lassen den Sud drei Stunden lang ziehen. Dann ist der Tee fertig zur Einnahme. Empfohlen werden 50 ml Tee dreimal täglich vor jedem Essen. Vom Saft kann ebenfalls dreimal täglich je ein Teelöffel eingenommen werden.

Schisandra chinensis (Spaltkörbchen)
Diese Kletterpflanze riecht nach Zitrone und wird in China wegen ihrer Heilkraft verehrt. Die Beeren sind reich an Vitaminen, besonders an Vitamin C, P, E und Karotin. Schisandra verbessert die phy-

sische und geistige Kraft, stimuliert das Herz und gilt als Tonikum. Es gibt im Vetucha eine interessante Rezeptur mit Schisandra. Nehmen Sie 700 ml Apfelessig, geben drei gehackte Knoblauchzehen, zwei gehackte Zwiebeln und eine frische klein geschnittene Peperoni dazu. Geben Sie die Mischung in eine Schüssel. Fügen Sie noch eine geriebene Knolle Ingwer, 30 Schisandrabeeren, einen Esslöffel geriebenen Meerrettich und zwei Esslöffel Kurkumapulver hinzu. Mischen Sie alles zusammen und füllen es in ein Glas, das Sie für zwei Wochen in einen Kühlschrank stellen. Seihen Sie die Flüssigkeit danach ab. Dieses Tonikum zur inneren Einnahme – ein Teelöffel täglich – gibt Ihnen mehr Energie.

Schlaflosigkeit

Legen Sie sich bei Schlaflosigkeit einige Birkenzweige unter Ihre Kissen im Bett. Der Erfolg lässt nicht lange auf sich warten. Bald werden Sie wie ein Baby schlafen können. Trinken Sie zudem etwas Honigwasser vor dem Schlafengehen.

Schluckauf

Lutschen Sie an einem Zuckerwürfel. Das befreit schnell von Schluckauf.

Schnupfen

Bei Schnupfen empfehlen Vetucha-Heiler Folgendes: Nehmen Sie zehn Gramm getrockneten Fenchel und 40 g Dill. Legen Sie beide Zutaten auf ein Stück heißer Kohle (Kohletablette) und atmen den Rauch kurz ein.

Reiben Sie Ihre Fersen mit Senfpulver oder Knoblauchsaft ein und ziehen Socken an.

Auch Inhalieren von »Kartoffeldampf« ist zu empfehlen. Dazu nehmen Sie einen Topf mit 300 ml Wasser und kochen darin eine Karotte und eine Kartoffel. Atmen Sie den Dampf ein.

Schuppenflechte

Schuppenflechte kann laut Vetucha durch eine Essensumstellung positiv beeinflusst werden. Verzichten sollte man auf Alkohol, fettes Fleisch, Geräuchertes, Torten, Scharfes, Zucker, Kaffee, Tee und Schokolade. Mehr essen sollte man dagegen Meeresfrüchte, Obst, Gemüse, Salat, Milchprodukte, gekochten Fisch und gekochtes Fleisch, Reis, Buchweizen und Kartoffeln.

Vollbäder mit Fichte oder Tanne haben sich bei Schuppenflechte bewährt. Man gibt für ein Vollbad mehrere Zweige ins Wasser.

Außerdem helfen selbst gemachte Salben: Nehmen Sie 20 g Handcreme und geben dazu 15 g Honig, 30 g Schöllkraut und ein Eiweiß. Mischen Sie alle Zutaten zusammen und bewahren Sie die Salbe im Kühlschrank auf.

Vetucha empfiehlt auch einen Tee aus je zehn Gramm Kalmuswurzel, Birkenknospen, Blättern des Preiselbeerstrauchs und Ackerschachtelhalm, 15 g Wachholderbeeren und 20 g Salbei. Übergießen Sie alles mit 300 ml heißem Wasser und lassen den Tee 30 Minuten lang ziehen. Eingenommen werden je 100 ml dreimal am Tag nach jeder Mahlzeit.

Heilerde kann Schuppenflechte ebenfalls heilen. Man nimmt täglich einen Teelöffel ein. Auch eine Massage mit Lehm ist heilend. Bei Knochenbrüchen legen Vetucha-Heiler Umschläge mit Lehm über Nacht auf die betroffene Stelle.

Schwanger werden

Frauen, die mit dem Schwangerwerden Probleme haben, sollten folgendes Rezept probieren: Nehmen Sie zwei Esslöffel Alantwurzel und geben Sie sie in einen Liter Wasser. Kochen Sie sie kurz auf. Lassen Sie die Brühe dann 50 Minuten ziehen. Nun können Sie den Tee trinken. Werfen Sie die Wurzel nicht weg. Am nächsten Tag bereiten Sie den Tee noch einmal mit derselben Wurzel zu. Trinken Sie jeweils 200 ml dreimal am Tag vor dem Essen.

Schwarzer Nachtschatten (Solanum nigrum)
Neben Schmerzen in den Beinen haben die Beeren vom Schwarzen Nachtschatten bei einer Bekannten von mir noch weitere Beschwerden beseitigt. So ist ihre Bronchitis verschwunden. Auch Kopfschmerzen, an denen sie jahrelang litt, sind weg. Ihr Rheuma ist ebenfalls verschwunden. Ich habe recherchiert und einiges zu der Pflanze, die leider auch giftig wirken kann, herausgefunden: Sie reduziert Unruhe und gilt als beruhigendes Mittel. Sie hilft bei Epilepsie, Krämpfen in den Beinen und im Magen und auch in der Blase. Sie reguliert die Monatsblutung. Auch bei zu hohem Blutdruck kann die Pflanze helfen. Ihr Saft wird als Tropfen bei chronischer Nasenverstopfung verwendet, die Blätter werden als Tee bei Dysenterie, Hepatitis, Gallenbeschwerden, Kopfschmerzen, Rheuma und Migräne genutzt. Ich habe sogar ein Rezept, das gegen Ekzeme und Asthma, Neurose, Gicht und inoperablen Krebs helfen kann. Man nimmt die getrocknete Pflanze und verarbeitet alle Pflanzenteile zu Pulver. Ein Teelöffel davon wird mit 300 ml heißem Wasser übergossen und 15 Minuten gekocht. Danach lässt man den Sud zwei Stunden stehen und seiht ihn anschließend ab. Man nimmt einen Esslöffel dreimal täglich ein.

Schwarzer Tee
Schottische Wissenschaftler haben bewiesen, dass die im schwarzen Tee vorhandenen Theaflavine und Thearubigene dem Insulin helfen, Zucker aus dem Blut zu entfernen. Nach wissenschaftlicher Meinung können diese beiden Stoffe bald für die Behandlung von Diabetes Typ 2 eingesetzt werden. Teetrinken ist also gesund!

Schweißfüße
Eichenrinde und Honig helfen gegen Schweißfüße. Nehmen Sie ein Fußbad mit Eichenrindenextrakt und Honig. Geben Sie in warmes Wasser 20 ml Eichenrindenextrakt und 50 ml Honig und genießen Sie das Bad.

In Russland werden zudem Kohlesocken getragen, die gegen Schweiß wirken. Dazu wird Kohlepulver mit etwas Mehl in die Socken gegeben.

Senf

Sinapis alba oder zu Deutsch Senf ist eine beliebte Heilpflanze. Beim Verzehr von Senf verbessern sich die Verdauung und die Gehirntätigkeit. Ein Schluck Wasser mit etwas Senf hilft bei Schluckauf. Senfblätter haben viele Vitamine und können in Salate gegeben werden.

Jeder in Russland hat schon mindestens ein Mal ein Senfpflaster benutzt. Es ist ein ökologisches Mittel, das die Widerstandsfähigkeit Ihres Körpers erhöht. Ein Senfpflaster wird in der Reflextherapie als Reizmittel bei rheumatischen Schmerzen, Neuralgien und auch als entzündungshemmendes Mittel angewendet. Man führt eine solche Therapie auch bei Erkältung, Bronchitis, Husten und Lungenentzündung durch. Nicht empfohlen wird das Pflaster bei Eiterblasen, Hautkrankheiten und Fieber ab 38 °C. Solche Pflaster können Sie in einer Apotheke erwerben oder selbst herstellen. Nehmen Sie dazu einen Esslöffel Senfpulver und fügen einen Teelöffel Salatöl und einen Teelöffel Mehl sowie zwei Teelöffel Wasser hinzu. Mischen Sie alles zusammen und verteilen Sie den Brei auf Papier. Lassen Sie das Pflaster trocknen. Bei Bedarf nehmen Sie ein Pflaster, tauchen es kurz in heißes Wasser und legen es für 15 Minuten auf die betroffene Stelle. Die Haut kann davor mit Honig eingeschmiert werden. Um die Wirkung zu erhöhen, kann man das Pflaster mit einer Frischhaltefolie bedecken und mit einer elastischen Binde oder einem anderen Verband am Körper fixieren.

Sodbrennen

Sodbrennen ist sehr unangenehm und deutet auf eine Übersäuerung des Körpers hin. Vetucha hat auch hier eine Abhilfe: Es wird empfohlen, einen kleinen Löffel Backpulver mit Wasser einzunehmen.

Ein Glas Bier mit Sauerrahm hilft ebenso schnell gegen Sodbrennen. Auch Pfefferminz-, Johannisbeer- oder Kamillentee sind echte Helfer gegen dieses Leiden.

Wegerich wirkt bei Sodbrennen ebenfalls: Nehmen Sie ein Blatt Wegerich und übergießen es mit 250 ml heißem Wasser. Nehmen Sie den Tee schluckweise über den Tag verteilt zu sich.

Speichel

Körperflüssigkeiten wie der Speichel gelten Vetucha-Heilern als heilende Flüssigkeiten. Speichel wirkt antibakteriell. Am besten wirken der Morgenspeichel (Speichel nach dem Aufwachen) und der Kinderspeichel gegen Hautausschläge, Herpes, Warzen, Gelenkbeschwerden und Venenleiden. Auch Augenleiden werden damit behandelt. Russische Vetucha-Heiler empfehlen Speichel auch bei Kopfschmerzen, Schlaflosigkeit und Hexenschuss. Dieser wird immer wieder in die betroffenen Stellen einmassiert.

Stiefmütterchen

Diese Pflanze ist weit verbreitet und sehr bekannt. Verwendet werden die Blüten, Blätter und der Stängel der Pflanze. Stiefmütterchentee befreit von Schleim in der Lunge, Blasenbeschwerden, Bronchitis, und als äußerliches Mittel hilft er bei Ekzemen. Die Teezubereitung ist ganz einfach: Nehmen Sie einen Teelöffel Kraut und gießen es mit 250 ml heißem Wasser auf. Lassen Sie den Tee fünf Minuten ziehen und trinken ihn mit Genuss.

Stimmbänder

Bei Husten und Stimmbandproblemen helfen Zwiebeln. Nehmen Sie drei Zwiebeln und drehen sie durch einen Fleischwolf. Geben Sie dazu 50 g getrocknete Rosinen. Mischen Sie alles zusammen und nehmen dreimal täglich einen Teelöffel davon ein. Außerdem empfiehlt sich geschlagenes Eiweiß mit Zucker.

Gegen Strahlung

Wenn man oft mit Röntgenstrahlen zu tun hat oder bestrahlt wurde, empfehlen sich Gurkenblätter als Entgiftungsmittel. Auch bei Krebs dienen sie der Genesung. Nehmen Sie einen Esslöffel geschnittener Blätter und geben Sie sie in 600 ml heißes Wasser. Kochen Sie den Sud fünf Minuten und lassen Sie ihn danach zwei Stunden abkühlen. Eingenommen werden 200 ml pro Tag in kleinen Schlucken. Bewahren Sie den Rest im Kühlschrank auf. Legen Sie nach drei Tagen 30 Tage Pause ein und wiederholen Sie danach die dreitägige Kur.

Stress

Nehmen Sie 200 ml Weiß- oder Rotwein und geben 20 ml Wasser dazu. Kochen Sie die Mischung eine Minute lang. Fügen Sie 100 ml kaltes Wasser und etwas Zimtpulver dazu und trinken die Mischung in kleinen Mengen.

Bei starker Depression oder Stress können Sie folgendes Rezept nutzen: Nehmen Sie einen halben Liter Rotwein, kochen Sie ihn auf und füllen ihn in eine Thermoskanne. Trinken Sie den Wein schluckweise über den ganzen Tag verteilt.

Außerdem sollte man die Füße über Nacht mit Olivenöl einreiben.

Das folgende alte Suppenrezept kommt aus Litauen. Die Suppe wirkt beruhigend auf die Psyche. Sie heißt Schalti Barschtschiai – kalte Suppe. Um diese Suppe zuzubereiten, brauchen Sie:

- eine frische Gurke
- eine gekochte Rote Bete
- einen Liter Buttermilch
- einen Becher Joghurt
- je einen Bund Schnittlauch und Dill
- etwas Meerrettich, klein gehackt
- Salz, Pfeffer

Schneiden Sie Gurke und Rote Bete in Streifen. Geben Sie dazu die gehackten Kräuter, Buttermilch und Joghurt sowie Salz und Pfeffer. Lassen Sie die Suppe eine Stunde im Kühlschrank ziehen. Als Beilage können Sie gekochte Kartoffeln servieren.

T

Thymusdrüse

Die Thymusdrüse ist die Steuerungszentrale für den Energiefluss im Körper. Um diese Zentrale zu aktivieren, setzen Vetucha-Heiler folgende Übung ein: Schließen Sie Ihre rechte Hand locker zur Faust. Klopfen Sie auf Ihr Brustbein, circa fünf Zentimeter unterhalb des Schlüsselbeins. Beklopfen Sie die Thymusdrüse zehnmal ganz leicht. Wiederholen Sie diese Übung mehrere Male am Tag.

Gut für Tiere

Kartoffelsaft tut Ihren Haustieren gut. Auch ein Kartoffelschalengetränk kann bei Tieren verwendet werden. Es hat wichtige Vitamine, die ein Tier braucht. Nehmen Sie dazu die Schalen von drei Kartoffeln und kochen Sie sie 20 Minuten lang in einem Liter Wasser. Lassen Sie die Flüssigkeit abkühlen und geben sie Ihrem Tier zu trinken.

Tomaten

Damit Ihre Tomaten gut wachsen, bespritzen Sie sie mit Ackerschachtelhalmtee. Um sie zu düngen, verwenden Sie den sogenannten Brottrunk: Nehmen Sie fünf Scheiben Brot und legen Sie sie in einen Liter Wasser. Geben Sie dazu 20 g Hefe und lassen die Flüssigkeit drei Tage gären. Nehmen Sie 300 ml davon und geben fünf Liter Wasser dazu. Damit gießen Sie Ihre Tomaten. Der Brottrunk ist sehr gesund und gut im Geschmack und wird in Russland auch bei Krebs empfohlen.

Tomaten sind nicht nur schmackhaft, sondern auch dekorativ und gut in Töpfen zu ziehen.

Tränensäcke
Bei Tränensäcken empfiehlt sich Folgendes: Nehmen Sie einen Schluck Sonnenblumenöl in den Mund und gurgeln Sie damit 15 Minuten, dann spucken Sie das Öl aus.

U

Übelkeit
Leiden Sie an Übelkeit? Nehmen Sie eine Prise Salz und legen Sie sie unter Ihre Zunge. Lutschen Sie daran und schlucken Ihren Speichel nach einer Minute hinunter.

Urin
Urinfußbäder und Eigenurinmassage sind zwei in Vergessenheit geratene Methoden. Das Bad für die Füße mit Eigenurin entgiftet durch die Fußsohlen. Es hilft bei Fußpilz und reinigt die Haut.

Eigenurinmassagen am Körper wirken durch ihr Eigenkortison und pflegen die Haut besser als Creme.

V

Venenleiden
Hier helfen Gerichte mit Brennnessel. Ein Salat mit drei Blättern am Tag wirkt oft Wunder.

Verbrennungen
Geben Sie zwei Esslöffel Leinsamen in einen halben Liter Wasser und kochen Sie ihn fünf Minuten lang. Breiten Sie die Masse auf ein Tuch und verwenden Sie sie als Kompresse.

Diese kann bis zu einer Stunde auf die betroffene Stelle fixiert werden.

Was hilft noch bei Verbrennungen? Etwas Salz darüberzustreuen ist sehr hilfreich. Es hilft auch klein geriebene Karotte oder Kartoffel als Auflage.

Aus dem Vetucha kommt auch folgender Tipp: Lassen Sie in einer heißen Pfanne ein Eigelb verbrennen. Sie sehen etwas Öl, das übrig bleibt. Nehmen Sie dieses und verwenden es als Salbe.

Außerdem hilft ein frisches Eigelb mit Butter gemischt als Salbe gegen Verbrennungen.

Meine Oma hatte ihr eigenes Rezept: Sie nahm ein Rhabarberblatt und benetzte es mit Honig. Das Blatt wurde auf die verbrannte Stelle gelegt und fixiert.

Verdauung

Etwas sehr Wichtiges für den Menschen ist seine Verdauung. Medien berichten, dass Magen-Darm-Erkrankungen mittlerweile sogar öfter als Herzerkrankungen vorkommen. Die menschliche Lebenseinstellung macht das Leben oft zu einem Teufelskreis. Alle Organe sind miteinander verbunden, und alle Systeme in Ihrem Körper kommunizieren miteinander. Der Lebensstil, unregelmäßiges Essen, zu wenig Bewegung und viel Stress machen oft krank. Wenn etwas nicht verdaut wird, reagiert das Magen-Darm-System als Erstes. Der Magen vergrößert sich, verschiebt dadurch den Darm und die Nieren. Diese Verschiebung drückt irgendwann auf das Herz. Die Darmflora wird dadurch durcheinandergebracht. Diese Kettenreaktion setzt sich fort: Durch die geschädigte Darmflora bekommen auch die Knochen weniger Stoffe, die sie benötigen. Knochenabbau, Arthritis und Allergien sind die Folge. Was Ihre Verdauung jedoch braucht, sind Bewegung, gute Ernährung und seelische Ruhe.

Massieren Sie selbst Ihre Bauchdecke und Ihre Ohren. Das verbessert die Durchblutung. Gehen Sie täglich in der Natur spazieren und lachen Sie mehr. Legen Sie nach jedem Essen eine kleine Prise Salz unter Ihre Zunge. Führen Sie auch ab und zu eine Tiefenmassage des Bauches durch: Legen Sie sich hin und winkeln Sie Ihre Knie an.

Reiben Sie Ihre Hände und legen Sie sie dann auf die Bauchdecke. Gehen Sie im Uhrzeigersinn vom Nabel kreisförmig nach außen. Machen Sie mehrere Kreise, die aus der Mitte des Bauches immer weiter nach außen gehen. Die Kreise nehmen im Radius zu. Genau diesen Weg gehen die Speisen im Darm. Anfangen sollten Sie rechts am Bauch unten. Diese Massage befreit Sie auch von Verstopfungen. Vetucha-Heiler massieren auch mit frisch gepresstem Saft von Karotte oder Gurke.

Ein Teelöffel Leinsamen täglich desinfiziert den Darm. Die Samen beinhalten eine Säure, die Mikroben abtötet. Daher empfehlen Vetucha-Heiler den täglichen Verzehr.

Lorbeerwein reguliert Ihre Verdauung. Nehmen Sie 500 ml Rotwein und drei Teelöffel gehackte Lorbeerblätter. Kochen Sie den Wein drei Minuten auf. Nehmen Sie ihn als Verdauungshilfe entweder nach dem Essen oder vor dem Schlafengehen ein.

Ein weiterer Tipp aus dem Vetucha für alle, die Verdauungsprobleme haben: Nehmen Sie 200 ml Kefir mit einem Esslöffel Olivenöl vor dem Schlafengehen ein. Das hilft Ihrer Verdauung.

Zusätzlich kann ein altes russisches Rezept ausprobiert werden. Das ist der sogenannte Zwiebellikör aus Zwiebeln und Wodka: Man nimmt ein Kilogramm Zwiebeln, schneidet sie klein und übergießt diese Menge mit 700 ml Wodka. Lassen Sie das Ganze zehn Tage ziehen. Vor jedem Essen werden zehn Tropfen eingenommen.

Und hier noch eine Rezeptur mit Leinsamen und Dill: Nehmen Sie einen Esslöffel Leinsamen und einen Teelöffel geschnittene Dillblätter. Geben Sie die Mischung in 200 ml heißes Wasser und kochen sie zehn Minuten. Trinken Sie diesen Tee vor dem Schlafengehen.

Bei Krankheiten des Verdauungstraktes (Magenbeschwerden, Sodbrennen, Pankreasbeschwerden, Krebs, Gastritis) verwenden Vetucha-Heiler einen sogenannten Kwas:

Schöllkraut-Kwas: Nehmen Sie einen Teelöffel Schöllkraut (Vorsicht: giftig!) und legen es in ein Baumwollbeutelchen. Binden Sie an den

Beutel einen rostfreien Löffel, damit der Beutel im Topf unten liegen bleibt. Geben Sie danach 100 g Zucker, einen Teelöffel Sauerrahm und zwei Liter heißes Wasser dazu. Lassen Sie die Mischung bei Zimmertemperatur zwölf Tage stehen. Seihen Sie danach den Kwas ab und stellen ihn kalt. Der Gärprozess dauert zwölf Tage, dann entsteht Alkohol. Nehmen Sie von der Flüssigkeit einen Esslöffel täglich vor dem Essen ein. Die Menge wird für drei Wochen ausreichen.

Rote-Bete-Kwas: Nehmen Sie drei frische Rote Bete und schneiden Sie sie in Würfel. Geben Sie 100 g Zucker und einen Teelöffel Schmand oder Sauerrahm dazu und begießen alles mit drei Litern heißem Wasser. Lassen Sie die Mischung bei Zimmertemperatur zehn Tage stehen. Seihen Sie sie danach ab und stellen sie kalt. Nehmen Sie von der Flüssigkeit 100 ml täglich vor dem Essen ein.

Verstopfung

Verstopfung deutet immer auf einen verschlackten und von Giften vollen Körper hin. Hier ist eine Reinigung nötig. Eine Safttherapie kann helfen. Trinken Sie einfach täglich 600 ml frisch gepressten Saft verschiedener Gemüse- und Obstsorten.

Preiselbeeren helfen schnell gegen Verstopfung und reinigen den Darm. Man kann frische sowie getrocknete Preiselbeeren als Tee zu sich nehmen. Kochen Sie einen Esslöffel Beeren in 300 ml Wasser kurz auf. Lassen Sie den Tee 20 Minuten lang ziehen. Trinken Sie zwei Tassen davon täglich, zehn Tage nacheinander.

Auch Ackerwindetee ist zu empfehlen. Nehmen Sie einen Esslöffel Kraut und geben 300 ml heißes Wasser dazu. Genießen Sie den Tee schluckweise.

Holundertee ist die nächste Alternative. Nehmen Sie einen Esslöffel frischer Holunderblätter und gießen Sie sie mit 150 ml heißem Wasser auf.

Lassen Sie den Tee zwei Stunden lang ziehen. Nehmen Sie 50 ml davon vor jedem Essen ein.

Noch ein Rezept: Nehmen Sie zwei Teelöffel Dost (Origanum) und kochen ihn in 300 ml Wasser. Lassen Sie den Tee eine Stunde ziehen und trinken 100 ml davon dreimal am Tag.

Kennen Sie Brombeerblättertee? Sie benötigen Brombeer- oder Kreuzdornblätter und Faulbaumrinde. Geben Sie jeweils einen Esslöffel von jedem Kraut in einen Liter heißes Wasser und lassen den Tee 20 Minuten lang ziehen. Trinken Sie ihn schluckweise.

Gegen Verstopfungen hilft auch folgende Rezeptur: Mischen Sie am Abend drei Teelöffel Leinsamen und drei Esslöffel Weizenkleie und geben die Mischung in ein Glas Wasser. Lassen Sie sie im Kühlschrank über Nacht ziehen. Nehmen Sie vor jeder Mahlzeit einen Schluck davon ein.

Vogelmiere (Stellaria media)

Die Vogelmiere enthält Vitamine und Mineralstoffe. Das Kraut entlastet Ihr Herz, gilt als schmerzlindernd und stärkt die Nerven. Es unterstützt die Wundheilung und wirkt bei Tumoren. Den Saft kann man bei Leberfunktionsstörungen, Lungenerkrankungen und Bronchitis einsetzen. Auch bei Hämorrhoiden hat sich das Kraut bewährt. Bei unreiner Haut setzt man das Kraut als Teezubereitung zum Waschen ein. Erkrankte Gelenke kann man mit einer Salbe aus Vogelmiere oder mit Teekompressen behandeln. Auch bei Altersschwäche ist die Vogelmiere im Mischungsverhältnis eins zu eins mit Roggenblättern als Tee einsetzbar. Dieses Kraut regelt außerdem den Hormonhaushalt im Körper und hilft bei Schilddrüsenerkrankungen.

W

Walenki

Das sind die aus Filz hergestellten Schuhe bzw. Winterstiefel der Russen. In Russland sagt man: »Wer bis zu seinem zwölften Lebensjahr Walenki im Winter trägt, bekommt keine Grippe und bleibt potent!« Die Wolle symbolisiert Lebenskraft und männliche Energie. Walenki helfen bei Rheuma. Zar Peter I. hat nach einer Party mit Alkohol immer Walenki getragen. Auch Katharina II. schätzte sie.

Walnuss

Dass sie gut schmeckt und viele Vitamine hat, weiß jeder. Aber in Russland wird die Walnuss auch im nicht gereiften Zustand als Medikament verwendet, besonders bei onkologischen Erkrankungen! Man legt 70 geschnittene grüne Nüsse mit der Haut in ein Glas und gießt sie mit 700 ml Wodka auf. Das Glas wird verschlossen und unter der Erde für drei Monate vergraben. Eingenommen wird je ein Teelöffel dreimal am Tag. Mit derselben Flüssigkeit betupft man auch die Haut hinter den Ohren. Kompressen mit dieser Flüssigkeit gelten als schmerzlindernd. Die grüne Walnuss hat so viel Vitamin C, dass sie auch im Vergleich mit der Zitrone als Vitaminbombe gilt!

Warzen

Bananenschale hilft gegen Warzen. Legen Sie eine Kompresse mit einer Bananenschale über Nacht darauf.

Nehmen Sie so viele Stückchen Fleisch (je zehn Gramm), wie Sie Warzen haben. Reiben Sie die Warzen damit ein und vergraben Sie das Fleisch dann im Garten.

Wasserstoffperoxid

Diese Flüssigkeit wird in Russland als Heilmittel angesehen. Man verwendet sie äußerlich bei Schnittwunden und Hauterkrankungen. Aber auch innerlich hat sie sich bewährt. Sie wird verwendet:

- als Stimulator
- gegen Viren und Bakterien
- gegen Esssucht
- gegen schleichende Erkrankungen
- bei Alzheimer

- bei Kreislaufbeschwerden
- bei Diabetes
- bei Asthma
- bei Arthritis
- bei Parkinson
- bei Migräne
- bei Rheuma

Man verwendet dreiprozentige Wasserstoffperoxidlösung. Eingenommen wird diese mit Wasser oder mit einem Saft. Fangen Sie mit drei Tropfen dreimal täglich an. Jeden weiteren Tag nehmen Sie einen Tropfen mehr. Am achten Tag nehmen Sie also zehn Tropfen dreimal täglich ein. Wiederholen Sie die Einnahme an weiteren zehn Tagen immer vor dem Essen. Danach legen Sie drei Tage eine Pause ein und wiederholen die Kur, angefangen mit drei Tropfen. Die Wirkung der Therapie basiert auf der chemischen Reaktion von Wasserstoffperoxid im Körper. Es entsteht Sauerstoff, der von den Zellen aufgenommen wird.

Wechseljahre
Nehmen Sie einen Liter Wasser und die Schalen von sieben Orangen, kochen Sie alles eine halbe Stunde und geben 30 g Zucker dazu. Nehmen Sie von dieser Flüssigkeit fünfmal täglich 20 ml ein.

Wein
Früher verdünnten die Griechen Weißwein mit Wasser. Heute ist es wissenschaftlich bewiesen, dass Weißwein Salmonellen töten kann und antiseptisch wirkt, wenn das Wasser mit Wein in Verbindung mit Magensäure kommt. Chinesische Winzer haben einen neuen Wein kreiert. Dieser wird aus Fisch gemacht! Es wurde bereits eine kleine Weinfabrik eröffnet. Dieser Wein soll wenig Alkohol, aber sehr viele Vitamine haben.

Weintrauben

Weintrauben sind aus chemischer Sicht der Muttermilch sehr ähnlich. Das haben Wissenschaftler herausgefunden. Der Saft der Traube wird bei Tbc, Bronchitis und Blutarmut empfohlen, ebenso bei Entzündungen, Hämorrhoiden, Herzerkrankungen und Gicht.

Weißdorn

Weißdorn (Crataegus) wächst fast überall in Europa. Seine Beeren riechen etwas nach Fisch, da sie Trimethylamin erhalten. Diese Beeren werden als beruhigendes Mittel und Mittel fürs Herz verwendet. Aber auch bei schlechtem Einschlafen hilft der Tee daraus schnell. Tee aus Blättern ist empfehlenswert bei Wechseljahresbeschwerden und Arteriosklerose sowie nach Infarkten und bei Schilddrüsenbeschwerden. Die Teezubereitung ist leicht: Nehmen Sie einen Teelöffel zerkleinerter Blätter und geben Sie 250 ml heißes Wasser dazu. Lassen Sie den Tee fünf Minuten ziehen und genießen ihn anschließend.

»Weizenwunder«

Hier ist ein Bericht meiner Klientin Vera: »Ich habe selbst eine ganze Menge an Erkrankungen (Herz, Allergie, Magengeschwür und andere Kleinigkeiten). Eine Bekannte verriet mir eine Rezeptur mit Weizenkeimlingen. Schon nach einem Monat ging es mir besser, und heute kann ich behaupten, dass ich fit bin.« Sie brauchen dazu nicht viel. Kaufen Sie zehn Kilogramm Weizen. Waschen Sie 500 g und geben diese auf mehrere Teller. Geben Sie etwas Wasser dazu, sodass es die Körner bedeckt. Dann legen Sie ein Blatt Papier drüber. Nach 20 Stunden geben Sie wieder etwas Wasser dazu, aber nur so viel, dass die Körner halb bedeckt bleiben. Lassen Sie das Ganze zehn Stunden stehen. Nach dieser kurzen Zeit sehen Sie, dass die Körner zu keimen beginnen. Sie können nun daraus einen Brei machen. Alles durch den Fleischwolf drehen und eine Prise Salz dazugeben, etwas heißes Wasser hinzufügen und 30 Minuten stehen lassen. Nehmen Sie 150 g vor jeder Mahlzeit ein. Der Körper erholt sich und befreit sich von Schlacken. In zwei Monaten sind Sie wieder fit wie in der Jugend. Den Brei bitte im Kühlschrank aufbewahren.

Wolfskraut

Wolfskraut oder Gewöhnliche Osterluzei (Aristolochia clematitis) ist ein giftiges Gewächs, das sogar krebserregend sein kann. Es wird in der Homöopathie verwendet. Die giftigen Stoffe des Krauts werden bis heute im Osten gegen Schlangenbisse und Vergiftungen sowie bei einigen Unterleibsbeschwerden eingesetzt. Zur Selbstmedikation ist das Kraut ungeeignet! Osterluzei, im Volksmund auch Biberkraut genannt, wächst überall in Europa. Das Kraut ist in der Lage, sehr schnell den Blutdruck zu senken. Seine Stoffe erweitern Arterien und Kapillaren und wirken wassertreibend. Deshalb wird das Kraut bei Ödemen, die mit der Niere zu tun haben, eingesetzt. Es wirkt zudem schmerzlindernd und wird daher auch bei Gicht und Rheuma verwendet. Man darf es nur in sehr kleinen Dosen einnehmen. Als Kompresse bei Hautleiden hat sich das Kraut ebenso bewährt. Hier ist das Rezept: Nehmen Sie einen Teelöffel Kraut und geben es in 300 ml heißes Wasser. Lassen Sie den Sud 20 Minuten ziehen.

Wunden

Ich heile meine Wunden mit Quarkauflagen. Diese werden jede Stunde gewechselt. Es helfen auch Auflagen mit geriebenen Karotten. Wenn ich mich stoße oder mein Zahnfleisch blutet, dann verwende ich einen Aufgesetzten. Die Zubereitung ist sehr einfach: Man nimmt ein Glas Walnussschalen, 50 g Propolis und 400 ml Wodka. Geben Sie alles in eine Flasche und lassen es 20 Tage ziehen. Bei Zahnfleischproblemen befeuchten Sie einen Tampon damit und legen Ihn auf die betroffene Stelle. Auch bei Ohrenschmerzen hilft der Aufgesetzte schnell. Reinigen Sie mit der Flüssigkeit die Haut um das Ohr und legen einen Tampon ins Ohr.

Würmer
Gegen Würmer nehmen Sie zwei Knoblauchzehen, 50 g Kürbiskerne, 250 ml Milch und kochen alles auf. Anstatt Milch können Sie auch Weißkrautsaft verwenden. Man nimmt ein Glas davon täglich ein.

Z

Zahnschmerzen
Man kann bei Zahnschmerzen die Handgelenke mit Knoblauch kurz einreiben. Das wirkt auf die Zähne schmerzlindernd. Vetucha-Heiler empfehlen zudem, an Wodka fünf Minuten lang zu riechen. Eine Paste aus einem halben Teelöffel Backpulver und sieben Tropfen Wasserstoffperoxid kann ebenfalls schnell wirken. Reiben Sie die Salbe dreimal am Tag ins Zahnfleisch.

Die Asche von Auberginen macht die Zähne weiß. Man verbrennt dazu Auberginenschalen und putzt damit die Zähne.

Wundersalbe aus Zedernharz
Diese Salbe verbessert die Körperkraft und verjüngt die Gelenke, reinigt die Arterien und Venen, macht sie elastisch und hilft bei Anämie, Herzerkrankungen, Hämorrhoiden, Magengeschwüren, Arthrose und Arthritis sowie Potenzproblemen. Nehmen Sie 200 g Butter und schmelzen Sie sie in einem Topf. Geben Sie dazu drei Esslöffel Bienenwachs, drei Esslöffel Zedernharz und lassen alles 20 Minuten auf dem Herd ziehen. Fügen Sie noch einen Esslöffel Honig dazu. Seihen Sie die Salbe ab und lassen Sie sie abkühlen. Bewahren Sie sie in einem Kühlschrank auf. Die Anwendung ist äußerlich und innerlich möglich. Nehmen Sie zur inneren Anwendung täglich einen Viertel Teelöffel ein.

Zimthonig

Zimthonig ist besonders für Lungenkranke und Nervenleidende wichtig. Man nimmt 500 g Honig und gibt fünf Esslöffel Zimtpulver hinein. Mischen Sie den Honig gut durch. Eingenommen wird je ein Teelöffel dreimal am Tag vor dem Essen.

Kapitel 3

Heilung durch Ikonen

Ikonen – Fenster zur Ewigkeit und Verbindung zwischen den Welten

Das Wort Ikone kommt aus dem Griechischen und bedeutet »Bild« bzw. »Abbild«. Jahrhundertelang gingen Menschen viele Kilometer weit, um Ikonen zu sehen und um deren starke Heilkraft zu spüren. In Russland wurden Ikonen besonders verehrt und wurden oft zum Symbol von Städten. Ikonen findet man bis heute in jedem russischen Haus. Sie werden als Familienmitglieder angesehen. Der Sage nach hat Gott sein Abbild auf die Erde geschickt, das war die erste Ikone.

Hausikonen sind 20 bis 25 cm groß. In den Kirchen findet man größere Formate. Hausikonen wurden früher auf Bestellung hergestellt. Sie schützten das Haus und die Menschen darin. Gewöhnlich sollte jeder Mensch seine eigene Ikone bekommen. Diese Ikonen erhielten einen schönen Rahmen mit Silber- oder Goldelementen. Gäste, die kamen, sollten zuerst die Ikonen begrüßen.

Der Ikonenmaler ist ein Vermittler zwischen Himmel und Erde und wird durch den Willen Gottes geführt. In den russischen Kirchen werden die Ikonenmaler wie Priester oder Diakone verehrt. Schließlich erschaffen sie etwas, das über der Materie steht und eine besondere Kraft und Macht über Menschen hat. Ikonen sind somit lebendige Energiequellen.

Wenn Sie mit einer Ikone arbeiten, können Sie ihr Ihre Leiden erzählen, sie um etwas bitten, etwa um Heilung oder Manifestation (Wünsche materialisieren). Es gibt Tausende verschiedene Geschichten und Wunder, die Ikonen zugeschrieben werden.

Meistens ist das Datum der Entstehung einer Ikone unbekannt. Erst wenn eine Ikone ein Wunder vollbracht hat, wird diese mit einem »Erstehungsdatum« signiert. Ikonenwunder wurden in vielen Büchern beschrieben. Früher wurden Ikonen in Kirchen immer wieder lackiert, so oft, bis man nicht mehr erkennen konnte, wer überhaupt auf der Ikone abgebildet war. Oft erschien ein neuer Blick auf der Ikone, was als Wunder galt. Weinende Ikonen und Ikonen, die Blut absondern, gibt es heute noch.

Man schenkte Ikonen zur Hochzeit und zu Weihnachten, für das Haus und für Reisen. Früher gab man Soldaten Ikonen mit, wenn sie in den Krieg zogen. Auch bei Krankheiten bat man Ikonen um Hilfe. Priester trugen bei Epidemien Ikonen durch die ganze Stadt. Menschen platzierten Ikonen in Stadtmauern, und sie gaben ihnen Hoffnung.

Im russischen Raum betete man früher nicht direkt zu Maria oder Jesus, sondern zu einer bestimmten Ikone. Wollte man Schutz für die Reise, betete man zur Ikone Maria-Wegweiserin, bat man um Genesung, zur Ikone Maria-Kasanskaja.

Der Legende nach stammt eine der ersten Ikonen vom Ikonenmaler Apostel Lukas. Er malte Maria mit Unterstützung seines Engels. Später wurden Ikonen von Mönchen und Nonnen gemalt.

Man platziert Ikonen im Wohnzimmer, in der Küche oder im Eingangsbereich. In Russland stellt man Ikonen in eine Ecke auf ein rotes Tuch dem Eingang gegenüber. Vor der Ikone sollte eine Kerze aufgestellt werden. Ikonen werden meistens untereinander platziert. In einer russisch-orthodoxen Kirche sehen Sie den sogenannten Ikonostas. Dies ist ein zusammengestelltes Bild aus mehreren Ikonen, das aus mehreren Reihen besteht. Die Ikonostas-Reihen können eine unterschiedliche Anzahl an Ikonen enthalten. Es gibt insgesamt zwischen zwei und acht Reihen. Die oberste Reihe symbolisiert den Himmel. Im Zentrum jeder Reihe werden die wichtigsten Ikonen platziert. In die Mitte gehört eine Christusikone. Rechts und links von ihr hängt man Ikonen der Heiligen und der Erzengel. Russische Kirchen besitzen meistens einen Ikonostas, der aus fünf Reihen besteht. Dort findet man Ikonen zu allen christlichen Feiertagen.

Einige Ikonen unterstützen Kranke und Bedürftige. Auch bei Wünschen stellt eine Ikone die beste Unterstützung dar und übermittelt Ihre Wünsche direkt nach oben. Sie schützt auch vor Unfällen, gleicht Karmabelastungen aus und ist für alle Reisenden und Kinder ein treuer Begleiter.

Wirkung der Ikonen auf Ihre Seele

Heilen mit Ikonen ist eine alte russische Vetucha-Methode. Haben Sie schon einmal Ikonen gesehen? Ich meine, ob Sie den Heiligen, die auf den Ikonen abgebildet sind, in die Augen geschaut haben? Haben Sie gesehen, welche Augen sie haben, und haben Sie gespürt, wie diese Augen auf Sie wirken?

Ich nehme Ikonen zum Geistheilen seit meiner Kindheit. Auch in meinen Seminaren verwende ich verschiedene Ikonen mit meinen Schülern zum Kanalisieren der Kräfte, denn mit einer Ikone gelingt es sehr leicht, neue Energien aufzutanken.

Um mit Ikonen zu arbeiten, sollte man eine oder mehrere Ikonen besitzen und wissen, wie die Vorgänge der Kanalisierung genau funktionieren. Der Hauptvorgang gelingt, indem Sie einer Ikone direkt in die Augen sehen, so sind Sie mit der geistigen Welt automatisch in Kontakt. Durch diesen Blickkontakt können Sie heilen oder manifestieren, Ihre Wünsche absenden oder sich und andere schützen.

Es muss jedoch nicht immer eine gekaufte oder geerbte Ikone sein. Sie können Ikonen auch selbst gestalten. So fließen zusätzlich Ihre seelischen Energien und Ihre Kraft in die gemalten Ikonen ein. Das verbindet Sie sehr stark mit der geistigen Welt auf der Seelenebene.

In diesem Buch finden Sie einige Bildvorlagen zum Bemalen, Anleitungen und Erklärungen. So werden Sie womöglich ein neues Hobby und Spaß an der Ikonenherstellung finden. Zusätzlich erfahren Sie die Kraft der Ikonen am eigenen Leibe.

Ikonen haben eine unheimliche Kraft durch:

- das sogenannte »Egregor«, eine Energieansammlung, die durch den Glauben vieler Menschen entstanden ist. Das ist eine Art »Energiewolke« im Universum, die man zum Heilen benutzt.
- ihre heiligen Elemente wie Maria, Jesus, Heilige oder Engel.
- den Maler, der sie erschaffen hat. Die Malerenergie – oder Ihre Seelenenergie, wenn Sie Ikonen selbst gestalten – verankert sich im Bild.
- die Weihung. Diese kann kirchlich, schamanisch oder durch ein Gebet passieren.

Diese Kräfte sind allen Menschen zugänglich. Durch Ikonen können Sie sich an die kosmische Energie anschließen und dadurch zu neuen Erkenntnisse kommen. Ikonen bringen viele Informationen und bilden sozusagen eine eigenständige Welt. Jede Farbe und jede Linie hat etwas zu sagen. Ikonen bewirken etwas Besonderes in der Seele. Um zu lernen, Ikonen lesen zu können, braucht man Jahre. Um zu lernen, Ikonen zu gestalten, brauchen Sie nur dieses Buch.

Wie entsteht die Wirkkraft einer Ikone? Eine Ikone ist zunächst für mich eine neutrale Abbildung. Sie ist wie ein leeres Gefäß. Belebt und gefüllt wird es in erster Linie durch die Menschen, die diese Ikone erschufen, und die, die der Ikone begegnen. Sie zusammen bilden einen gemeinsamen Schwingkreis. Durch die Arbeit mit einer Ikone wird ihr morphogenetisches Feld festgelegt. Eine Ikone wird somit als Kanal zur göttlichen Quelle angesehen. Durch eine Weihung wird sie zusätzlich aktiviert und mit Lichtenergien der Weihung oder der heilenden Schwingung eines Schamanen unterstützt. Die Addition der Energien, die sich aus der Anzahl dieser Energien ergibt, kann zu einem energetischen Heilimpuls führen.

Sie können Ihre selbst gestalteten Ikonen durch ein Gebet weihen und sofort verwenden. Zur Weihung werden spezielle Gebete gesprochen. Diese empfehle ich Ihnen von Herzen:

Für Engelikonen:

Mein Engel, komm und helfe mir.
Du bist mein Schutzschild, befreie mich.
Früh und abends, Tag und Nacht
halte helfend bei mir Wacht.
Lieber Engel, lass deine Liebe und dein Licht
hell durch mein Leben scheinen.
Ich ehre dich mit dieser Ikone.
Amen.

Für Marienikonen:

Liebe Mutter Maria,
weiße Lilie, leuchtende Rose,
Perle der Reinheit,
Licht des Himmels und der Erde.
Mache mein Herz rein und brennend.
Denn in der Glut der Liebe
ist keine neue Sünde mehr möglich.
Ich ehre dich mit dieser Ikone.
Amen.

Für Jesusikonen und Ikonen der Heiligen:

Vater unser im Himmel und der Sohn,
Perlen der Weisheit und der Gnade,
Licht des Himmels und der Erde.
Unterstützt mich bei der Heilung
und macht mein Herz rein.
Ich ehre euch mit dieser Ikone.
Amen.

Heilkraft von Ikonen

Eine Ikone vereint sehr viele therapeutische Elemente in sich:

- Farben (Farbtherapie)
- Formen (Lichtsprache oder kosmische Geometrie)
- Symbole (Symbolsprache)
- Energiearbeit (Weihung)
- Lichtenergien (den Kanal)
- Ikonen sind gemalte Gebete (verankerte Informationen)

Die feinstoffliche Bioenergetik der Ikonen verschafft den Zugang zu den höheren Energiefrequenzen. Wer einmal russische Kirchen oder Klöster besucht hat, der versteht, wie bedeutungsvoll die Ikonen sind. Sie haben es hier mit einem Mysterium zu tun. Die Kraft der Ikonen ist nicht zu messen. Interessant ist, dass auf einigen Ikonen Objekte zu finden sind, die nicht zum Gesamtbild passen. Zum Beispiel Ufos, fliegende Objekte oder Menschen in einem Raumanzug ...

Ikonen haben eine besondere Wirkkraft. Das Phänomen einer Ikone beschränkt sich nicht auf den religiösen Bereich, sondern in erster Linie auf die Geistheilung. Eine Ikone heilt mit Lichtenergien, mit energetischen Feldern und mit dem Glauben. Als Heiler habe ich meine Beobachtungen im Umgang mit Ikonen beim Heilen gesammelt. Nehmen Sie eine Ikone in die Hand und halten Sie sie vor das Herzchakra. Sprechen Sie ein Gebet und küssen Sie die Ikone. Bitten Sie die Ikone, Ihnen zu helfen. Sie werden staunen, was dieser Vorgang bewirkt. Bei einigen Menschen lösen sich die Blockaden, andere Menschen verlieren Schmerzen und werden ruhiger. Die nächsten können auf einmal wieder klar denken und handeln. Ikonen sind deshalb wunderschöne liebevolle Geschenke für Menschen, die einem nahestehen.

Östliche Ikonen haben ihre eigene Symbolsprache, bei der Farben eine enorme Rolle spielen:

- *Gold* weist auf den Himmel hin, dessen Herrlichkeit und Kostbarkeit alle Vorstellungen übersteigt. Gold ist unvergänglich. Das Element Gold gilt als Schatz, nicht nur als finanzielles Zahlungsmittel. Es kommt aus dem All, was die heutige Wissenschaft bereits bestätigte, und gehört zu den besten Energietransformatoren der Welt. Die chemische Bezeichnung von Gold ist »Aurum«. Nicht umsonst wurde Gold auf Ikonen im Kopf-Aurabereich der Heiligen platziert. Es durfte nur bei Ikonen mit Maria, Jesus und Gott sowie Engeln verwendet werden. Es symbolisiert Licht und Gnade.
- *Blau* steht für den demütigen Glauben. Diese Farbe symbolisiert den Aufstieg und den Himmel. Blau galt schon immer als heilige, beruhigende Farbe. Man findet sie auf vielen Ikonen.
- *Rot* steht für die Liebe und für Opferungen. Diese Farbe wird oft in der Ikonenmalerei verwendet. Rot bietet Ihnen Energie und Erdung, Sicherheit und Schutz.
- *Grün* steht für »unergründlich und endlos« wie das tiefgrüne Meer. Diese Farbe ist außerdem das Symbol der Heilung und des Herzchakras.

Alle anderen Farben spielen eher eine untergeordnete Rolle.

Bei einer Ikone können mehrere Farben miteinander kombiniert werden. Wenn Sie selbst eine Ikone gestalten, müssen Sie sich nicht an die Farbangaben halten. Sie sollten die Farben intuitiv wählen. Lassen Sie Ihre Seele entscheiden, welche Farben sie mag. Ihr inneres Kind weiß, welche Farben genommen werden sollten. Auf alten Ikonen wurden die obersten Farbschichten zudem mit Edelsteinpulver verfeinert. So glänzen die Ikonen besonders und wirken sehr mystisch. Das können Sie nachmachen: Besorgen Sie sich einfach einen kleinen Malachit und zerkleinern den Stein in einem Mörser. Das Pulver geben Sie in die Farben.

Ikonen sind gemalte lebendige Gebete für Trost und Hilfe. In Russland gehören sie in jedes Haus. Es gibt dort kaum Heiler, die keine Ikonen zur Geistheilung einsetzen. Genauso ist es auch in Griechenland. In Tibet verwendet man als Ikonen Bilder und Skulpturen von Buddha, andere Völker ritzten ihre Ikonen auf die Felsen in den Höhlen. Auch bei meinen Reisen in die Karibik habe ich festgestellt, dass sogar Voodoo-Priester mit Ikonen arbeiten. Jede Reise, die ich bisher mit meinen Schülern unternommen habe, war nicht nur lehrreich, sondern auch eng mit Selbsterkenntnis und Ikonen verbunden. Besonders faszinierend war eine Reise in die Dominikanische Republik, bei der wir nach fast einer Woche täglichen Unterrichts einen Ausflug ins Landesinnere machten. Diese Voodoo-Reise führte uns auch nach Higüey zu einer Kirche der neuen Zeit – eine Basilika, die sogar von Papst Johannes Paul II. einmal besucht wurde. Dort steht eine Ikone der heiligen Madonna von Altagracia. Der Sage nach erfüllt sie alle Wünsche. Die Einheimlichen gehen zu ihr, um Schmuck zu weihen. Sie halten die Schmuckstücke vor die Ikone und beten. Andere erbitten eine Heilung oder beten um Frieden. Der Höhepunkt der Reise war jedoch der Besuch bei einer echten Voodoo-Priesterin. Wir durften sie fast zwei Stunden konsultieren. Vor ihrer bescheidenden Hütte fanden wir eine Art Pentagramm, von einem Kreis umschlossen. Dieses Heilzeichen, in dessen Mitte eine Kerze brannte, diente der Reinigung der Besucher. Anschließend empfing sie jeden Einzelnen in ihrer Hütte. In dem Raum standen mehrere Ikonen der Heiligen, brannten Kerzen und standen Abbildungen der Voodoo-Götter. Ein toller Anblick!

Seit Urzeiten vereinen Ikonen an großen und kleinen Festtagen Familien und Menschen. Darum werden bei Hauseinweihungen, Namenstagen, Geburtstagen, Weihnachten, Ostern, Geschäftseröffnungen und vielen weiteren Gelegenheiten Ikonen auch heutzutage verschenkt. Nun können auch Sie solche Geschenke selbst machen – selbst gemalte Ikonen. Die Beschenkten werden begeistert sein!

Die Marienenergie

Marienenergie ist ein Begriff für eine alte Energiequelle. Die Muttergottes ist sehr oft auf Ikonen zu finden. 1917 erschien die Muttergottes in Fatima drei Hirtenkindern. Das ist von der Kirche anerkannt und für wahr befunden. Maria erbat die Verehrung ihres unbefleckten Herzens und die Sühnekommunion an den ersten Samstagen des Monats.

Haben Sie sich schon einmal gefragt, was Ihr Herz darstellt? Ist es unbefleckt von allen Irrungen? Ich denke, Menschen irren sich sehr oft in diesem Leben. Energetisch gesehen lagern sich diese Irrungen und schlechten Gedanken als Energie in der Aura ab. Dies kann Kummer und Schmerz bringen. Verbinden Sie sich mit den Marienenergien, können Sie die Vergebung für Ihre Irrungen erbitten und Ihr Herz reinigen. Arbeiten Sie mit Ikonen, so werden Sie gereinigt und erlangen durch Verehrung das unbefleckte Herz Marias:

- Vergebung in der unglücklichen und schuldbeladenen Welt
- Vertrauen in die Güte des Herzens
- Verzeihung aller Irrungen

Maria ist das heilige, unbefleckte und lebensnotwendige Herz des Glaubens. Jeder Mensch braucht einen Glauben, dabei spielt es keine Rolle, an was genau Sie glauben mögen. Glauben hält jung und fit. Ich muss immer an meine Taufpatin denken, die fast 80 Jahre alt war. Sie lebte mit ihrem Glauben und heilte Menschen mit Wort und Klang. »Ohne den Glauben wäre ich schon längst nicht mehr da«, sagte sie mir einmal. »Der Glaube hält mich jung und dynamisch«, waren ihre Worte. Tatsächlich sah sie damals wie eine 60-Jährige aus. Sie war fröhlich und half Menschen. Sie liebte Maria und arbeitete mit der kosmischen Kraft ihres Herzens und wurde 100 Jahre alt.

Weihen Sie sich dem makellosen Herzen der Gottesmutter, so werden Sie beschenkt. Ohne oder getrennt von Maria gleichen Sie einem Auto ohne Motor, der Luft ohne Sauerstoff oder der menschlichen Geistseele ohne Unsterblichkeit. Deshalb ist Maria das unermüdliche fleißige Herz der Menschheit. Es versorgt Sie mit dem kostbaren Blut des göttlichen Erlösers. Maria ist das Herz des Glaubens, ohne das keine Heilung möglich ist. Es ist Ihre geistige Lebensquelle und übernatürliche Kraftpumpe. Darauf darf kein Mensch verzichten, unabhängig von der Religion oder Konfession. Denn Maria ist überall, sie darf auch nicht in Ihrem Herzen fehlen.

Das Leben in der Natur und in der Übernatur ist auch für die heutige Wissenschaft ein großes Wunder. Das größte Wunder des Lebens ist das Leben selbst. Anna, Marias Mutter, hatte ihr Herz und ihre Seele an ihr Kind Maria verloren, lange bevor sie es zur Welt brachte. Aber bei der Geburt der Gottesmutter war Anna nicht die Einzige, deren Herz an ihr hing. Gott selbst hatte sein Herz an dieses Geschöpf gehängt, denn Gott hatte Maria auserwählt, die Mutter seines Sohnes zu sein. So hängt Gott sein Herzblut an Maria, denn nicht nur für Menschen gilt das bekannte Wort Jesu: »Wo dein Schatz ist, da ist auch dein Herz!«

Der heilige Paulus bezeichnet die Kirche als den Leib Christi. In diesem mystischen Leib ist Maria das Herz. In Ihrem Körper sind der

Kopf und das Herz lebensnotwendig. Wäre Ihr Körper kopflos oder herzlos, dann könnte er nicht leben. Ohne Magen und ohne Füße oder Hände kann der Mensch – rein medizinisch gesehen – überleben. Aber ohne Kopf und ohne Herz stirbt er. Sollten Sie bezweifeln, dass Ihr Herz noch herzlich genug ist (sich selbst können Sie die Wahrheit offenbaren), beten Sie zur Marienenergie:

> Gott grüße dich, Maria!
> Ich grüße 33 000-mal,
> wie dich der heilige Erzengel Gabriel gegrüßt hat.
> Es erfreut dich in Deinem Herzen
> und mich in meinem Herzen,
> dass der heilige Erzengel zu dir
> den himmlischen Gruß gebracht hat.
> Ave Maria!

Sich dem unbefleckten Herzen der lieben Gottesmutter zu weihen, bedeutet:

- sich hingeben,
- Liebe zu Gott und zu sich selbst finden,
- kindliche Liebe erwecken,
- mütterliche Liebe erwecken,
- bräutliche Liebe erwecken,
- mitleidende Liebe erwecken,
- die Liebe absichern,
- vollständige Umwandlung des Individuums,
- Veränderung der ganzen menschlichen Gesellschaf,
- keine Angst mehr haben.

Das Herz der Gottesmutter ist ein geordnetes Herz. Ist Ihr Herz geordnet? Die Marienenergie schenkt Ihnen diese Ordnung. So kommt durch Ihr geordnetes Herz auch Ihre Umgebung in Ordnung.

Maria gilt als spirituellste Frau schlechthin. Das um 1700 geschriebene »Goldene Buch« des heiligen Ludwig Maria Grignion von Montfort ist ganz der Spiritualität Marias gewidmet. Es ist eine Abhandlung »über die wahre Andacht zu Maria«, in der der Heilige schreibt: »Durch Maria ist Christus in die Welt gekommen, durch Maria will er auch in der Welt herrschen!« Wenn Sie über die Spiritualität nachdenken, werden Sie wissen, dass die Hingabe mit der bedingungslosen Liebe assoziiert wird. Diese Kraft kann Sie reinigen, schützen und heilen. Ludwig von Montfort hat seine Schriften selbst nicht herausgegeben. Die Manuskripte wurden während der Französischen Revolution vergraben und erst 1842 in einer Klosterbibliothek wiedergefunden. Ludwig selbst hat dieses Schicksal vorausgesehen und im Manuskript festgehalten: »Ich sehe voraus, dass Bestien voll Wut daherrasen werden, um diese kleine Schrift zu zerreißen. Zumindest werden sie dieses Büchlein im Dunkel und im Schweigen vergraben, damit es nicht ans Licht komme.« Papst Johannes Paul II. hielt »Das goldene Buch« für einen »klassischen Text der marianischen Spiritualität«. Die Marienenergie ist höchst spirituell und hilft Ihnen, Ihre eigene Spiritualität und verborgenen Gaben und Talente zu entdecken. Nutzen Sie dies und schließen Sie sich der Energie an!

Der Bibel zufolge haben mit Ausnahme von Jesus alle gesündigt. Maria selbst erkannte an, dass sie des Erlösers bedurfte. Da es keinen Menschen ohne Sünden gibt, wird eine Ikone Sie befreien und vor Sünden behüten können. Sie bekommen den Beistand Marias jeden Tag. Sie wehrt schlechte Gedanken ab und sichert Ihr Leben ab. Sie verteidigt Ihre Reinheit und steht Ihnen bei. So können Sie Ihre reine Seele bewahren und gegenüber den Verlockungen dieser Welt resistent bleiben. Fürsorge und Festigung sowie der Beistand durch Maria wird Ihnen ein Gefühl der Freiheit verleihen.

Russische Ikonenheilung

In Russland arbeiten fast alle Heiler und Schamanen mit Ikonen. Ikonen und heilige Bilder werden seit Jahrhunderten zur Reinigung sowie Heilung eingesetzt. Folgende Vorgänge offenbare ich Ihnen aus der Erkenntnis meiner Großmutter. Sie hat diese Energiearbeit bei Leidenden verrichtet, um ihnen Kraft zu geben:

Nehmen Sie zwölf kleine Kerzen. Ideal wäre, wenn Sie geweihte Kerzen verwenden. Sollten Sie keine geweihten Kerzen zur Hand haben, nehmen Sie gewöhnliche Teelichter. Zünden Sie die Kerzen an. Stellen Sie eine Ikone dazu, sodass diese hinter den Kerzen steht. Setzen Sie sich nun vor die Kerzen. Schauen Sie die Flammen an, eine nach der anderen. Wenn Sie alle zwölf Flammen angesehen haben, sehen Sie die Ikone an, blicken Sie genau in die Augen der heiligen Person (Jesus, Maria, Apostel, Engel). Konzentrieren Sie sich auf die Augen des Heiligen so lange, bis Sie das Gefühl bekommen, Sie gehen mental in die Augen hinein. Wenn Sie es geschafft haben, erscheint hinter dem Eingang (Augen) eine grüne Wiese oder ein Strand, voller Energie. Gehen Sie hin. Atmen Sie die Luft tief ein und aus. Bei jedem Einatmen tanken Sie neue Energien, und bei jedem Ausatmen verlieren Sie die Belastungen. Bleiben Sie bei dieser Meditation drei bis fünf Minuten und kehren dann zurück. Lassen Sie die Kerzen herunterbrennen. Der Vorgang ist beendet.

Gegen einen Fluch wirkt Folgendes:
Bestellen Sie in einer Kirche eine Liturgie (mehrere Tage lang) für die Genesung aller Familienmitglieder. Zu Hause sollten an diesen Tagen um zwölf Uhr täglich Kerzen abgebrannt werden und eine beliebige Ikone sollte auf dem Tisch stehen. Die betroffenen Menschen sollen Kleider an Bedürftige abgeben. Geben Sie die Sachen einfach beim Roten Kreuz ab.

Eine Alternative: Dieser Vorgang wird um Mitternacht gemacht. Nehmen Sie zwei Spiegel und stellen einen vor und den anderen hinter sich. Stellen Sie eine Ikone vor sich. Lassen Sie eine Kerze brennen und sprechen Sie dreimal das Gebet: »Die Nacht ist dunkel, der Spiegel auch. Alles Negative verschwindet in der Nacht, amen!« Danach sollten Sie Ihr Gesicht mit Wasser waschen und die Kerze abbrennen lassen. Am nächsten Tag gehen Sie in eine Kirche und stellen drei Kerzen vor Marias Ikone, drei Kerzen vor die Ikone von Jesus und sechs Kerzen vor andere Ikonen. Insgesamt sind das zwölf Kerzen, die Sie anzünden sollen.

Wirbelsäulenausrichtung durch Ikonen
Wenn Sie an Rückenschmerzen leiden, machen Sie Folgendes: Nehmen Sie zwei Ikonen und lassen sie, eine links und die andere rechts neben Ihrem Bett, über Nacht stehen. Am nächsten Tag nehmen Sie beide Ikonen und legen Sie sie auf Ihr Wurzel- und Herzchakra. Bleiben Sie zehn Minuten lang so liegen.

Selbstheilung aktivieren
Nehmen Sie eine Marienikone und küssen Sie sie dreimal. Danach nehmen Sie ein neues Handtuch und wischen damit die Ikone ab. Das Tuch bringen Sie in eine Kirche oder in eine Kapelle und lassen es dort liegen.

Der Tod
Wie ist der Tod? Wieso wissen Menschen nicht, was nach ihm kommt? Ich weiß es durch meine Nahtoderfahrung, die ich als Kind hatte. Wenn Sie sterben, werden Sie es auch erfahren. Das Leben ist eine Art Vorbereitung auf den Tod, und es gibt nichts Selbstverständlicheres als den Tod. Mutig sterben, ohne zu jammern und davor das Leben zu genießen, ist aber schwer. Die Liebe stirbt dagegen nicht, und man trifft sich immer wieder in verschiedenen Inkarnationen. Also sollte man keine Angst vor dem Tod haben. Sterbende werden seit Tausenden von Jahren in ihren letzten Stunden begleitet. Um ihnen den Fortgang zu erleichtern, stellt man drei Ikonen an

ihr Bett und lässt eine Kerze brennen. Dazu betet man. Auf die Hände der sterbenden Person wird etwas Olivenöl aufgetragen.

Verlorene Menschen kontaktieren

Wenn Sie einen noch lebenden Menschen aus den Augen verloren haben, machen Sie Folgendes: Legen Sie an Mitternacht alle Schmuckstücke ab. Stellen Sie sich barfuß auf ein schwarzes Stück Stoff und legen Sie einige Münzen unter die Fersen. Nehmen Sie eine schöne Ikone in die Hand und öffnen Sie ein Fenster. Stellen Sie sich die verloren gegangene Person vor und sagen: »Zu meinem Haus, dein einziger Weg, amen!« Küssen Sie die Ikone und gehen Sie schlafen. Die Person kann sich nun melden.

Starke Reinigung und Wunscherfüllung

Nehmen Sie eine Flasche mit Leitungswasser und gehen Sie auf einen Friedhof. Stellen Sie die Flasche auf ein Grab. Lassen Sie die Flasche dort 30 Minuten lang stehen, damit sie mit Energie aufgefüllt wird. Anschließend nehmen Sie die Flasche mit nach Hause. Zu Hause nehmen Sie drei Kerzen, stellen sie in einem Dreieck um die Flasche und zünden sie an. Vor die Flasche stellen Sie bitte einen Teller und holen sich einen Zettel, einen Stift sowie eine Mülltüte. Nehmen Sie nun zwei Ikonen in die Hände und sehen Sie dem Heiligen kurz in die Augen. Legen Sie diese Ikonen danach ab und sprechen Sie das Gebet: »Für Gutes im Namen der Güte. Ich rufe die Kräfte des Lichtes, um mir zu helfen. Teilt eure Kräfte mit mir und erfüllt meine Wünsche. Das Wasser nimmt eure Kräfte auf, amen!« Sprechen Sie danach Ihren Wunsch aus und schreiben diesen auf den Zettel. Rollen Sie den Zettel zu einem Röhrchen und zünden ihn an einer der Kerzen an. Legen Sie den brennenden Zettel auf den Teller und lassen ihn brennen. Geben Sie dazu Wasser aus der Flasche. Lassen Sie die Kerzen schließlich komplett abbrennen, legen Sie die Kerzenreste, die Flasche und den Teller mit der Asche in den Müllbeutel und werfen ihn weg.

Allgemeine Stärkung

Nehmen Sie ein Foto von sich und legen es zwischen zwei Ikonen für eine unbestimmte Zeit. Machen Sie einen Kranz aus Lorbeer und Eiche. Setzen Sie den Kranz auf den Kopf und tragen ihn eine Stunde lang. Danach gehen Sie zu einer Ikone der Mutter Maria. Bitten Sie Maria, Ihnen zu helfen. Sagen Sie: »Ich komme, um gesund zu werden, mache mich gesund.« Legen Sie den Kranz ab und lassen Sie ihn trocknen. Bringen Sie ihn zehn Tage später in einen Wald und legen ihn unter eine Eiche. Gehen Sie nach Hause.

Geldfluss

In Russland gibt es einen interessanten Vorgang, der Gewinne verspricht. Begießen Sie einen Geldschein mit Wachs. Um diesen Geldschein sollte ein roter Faden gebunden werden. Verstecken Sie den Geldschein hinter einer Marienikone.

Kerzenheilung

Stellen Sie sechs Kerzen vor drei Ikonen. Zünden Sie sie an. Der Klient soll sich hinlegen. Dann verteilen Sie die Kerzen seitlich an der Liege, seinem Rumpf entlang: eine Kerze rechts, eine links usw. Lassen Sie die Kerzen 20 Minuten brennen. Sprechen Sie ein beliebiges Gebet dazu. Löschen Sie die Kerzen und geben Sie diese dem Klienten. Er soll sie zu Hause komplett abbrennen lassen.

Kraftlosigkeit

Decken Sie im Haus alle Spiegel mit Tüchern zu und zünden zwölf Kerzen an. Stellen Sie drei beliebige Ikonen auf einen Tisch. Nehmen Sie ein Stückchen Weihrauch in den Mund und sagen folgenden Satz: »40 Heilige, 40 Priester, helft mir, gesund zu werden. Gebt mir Kraft, amen!« Lassen Sie die Kerzen abbrennen und die Ikonen bis zum nächsten Tag stehen. Der Weihrauch wird nach dem Lutschen ausgespuckt und verbrannt.

Hausreinigung

Nehmen Sie an einem Mittwoch Leitungswasser und bespritzen damit alle Ecken im Haus. Danach bereiten Sie einen Teig. Sie brauchen zwei frische Eier, vier Gläser Mehl, zwei Esslöffel Zucker und etwas Salz und Butter. Stellen Sie eine Marienikone vor den Teig und lassen alles eine Stunde lang stehen. Backen Sie ein Brot aus diesem Teig. Wenn das Brot fertig ist, nehmen Sie das Blech aus dem Ofen und zünden drei Kerzen an. Sagen Sie: »Gott, Jesus, Maria, alles wird in diesem Haus gut, amen!« Lassen Sie die Kerzen abbrennen, stellen Sie ein Glas Wasser dazu und sagen: »Das Haus ist geschützt, amen!« Das Brot wird nicht gegessen. Nach einigen Tagen sollte es an Tiere verfüttert werden.

Angriffe durch Energien und Schutz durch Gebete

Solche Angriffe sind extrem selten, ich spreche sie trotzdem an. Wenn Ihnen eine solche Energie begegnet, achten Sie auf Folgendes: Exorzieren Sie diese sofort. Arbeiten Sie mit unten stehendem Gebet. Sprechen Sie es zehnmal am Tag fünf Tage lang.

Besorgen Sie sich:

- eine weiße Kerze, die nicht zu groß ist, weil sie abbrennen muss, und
- eine beliebige Ikone.

Beide Utensilien werden auf einen Tisch gestellt. Zünden Sie die Kerze an und sprechen Sie dieses Gebet:

> Liebes Universum und deine Kräfte,
> kommt zu mir.
> Schützt mich (sagen Sie hier Ihren eigenen Namen).
> Deine Kräfte nehme ich an.
> Amen, amen, amen!

Lassen Sie die Kerze abbrennen. Die Ikone stellen Sie an Ihr Bett.

Ikonen selbst gestalten

Vor dem Malen

Machen Sie eine Meditation, bevor Sie mit dem Ikonenmalen beginnen. Es wird empfohlen, einen Tag davor zu fasten. Es gibt mehrere Meditationstechniken, eine möchte ich Ihnen hier vorstellen. Sie werden schnell merken, wie gut sie Ihnen tut: Setzen oder legen Sie sich bequem hin. Machen Sie Ihre Augen zu und zählen Sie rückwärts von 20 bis null. Denken Sie dann an einen Strand oder an die Wellen des Meeres. Stellen Sie sich vor, wie schön das Geräusch der Wellen ist. Diese Wellen berühren Ihre Füße. Sprechen Sie gedanklich: »Kräfte des Wassers, verbindet euch mit meiner Seele.« Sie werden das ganz sanfte Gefühl bekommen, dass die Wellen Sie berühren. Sie werden blaues Wasser sehen, das Sie reinigt. Lassen Sie es geschehen. Das Wasser erreicht nun jeden Zentimeter Ihres Körpers und gibt Ihnen Kraft. Tanken Sie sie. Bleiben Sie 15 Minuten lang sitzen oder liegen. Machen Sie danach Ihre Augen auf und bedanken sich beim Wasser für seine Arbeit. Nun können Sie mit dem Malen beginnen. Gestalten Sie die Ikone langsam und ohne Eile.

Das Material

Was brauchen Sie zum Ikonenmalen? Man kann eine Ikone auf Papier, Holz oder Leinwand malen. Also brauchen Sie:

- ein Blatt Papier (verwenden Sie die Schablonen aus dem Buch) oder ein Holzbrett oder eine Leinwand
- einen Bleistift
- Farben und Pinsel
- etwas Steinpulver (am besten vom Malachit)
- ein Eiweiß

- Blattgold
- Kreide
- Lack
- einen Rahmen

Das Wort »Ikone« ist wahrhaft ein Zauberwort. Damit verbindet sich die Vorstellung von etwas Echtem, Altehrwürdigem, von eindrucksvollen Sammlerstücken und einer guten Geldanlage. Der erste Schritt ist das Vorzeichnen der Ikone. Durch das Vorzeichnen entsteht eine meisterhafte Komposition. Wichtig ist, dass diese Komposition harmonisch wirkt. Verwenden Sie die Buchvorlagen, ersparen Sie sich das Vorzeichnen. Sie zeichnen also auf das Papier oder grundierte Holz mit Bleistift die heilige Figur. Viele Ikonen werden auf Holzbrettchen gemalt, vor allem auf Linde, Eiche oder Tanne. Theoretisch können Sie jedes Holz dazu verwenden. Zuerst wird eine bestimmte Beize auf die Oberfläche des Holzes aufgetragen. Der nächste Schritt ist das Auftragen des Kreidegrundes. Erst nachdem alle Schichten aufgetragen und getrocknet sind, beginnt der Maler mit dem tatsächlichen Malen.

Nun wird die Ikone farbig gestaltet. Der Hintergrund kann eine goldene, silberne oder blaue Farbe haben, sie verkörpern theologische Inhalte. Bemalen Sie das Bild nun mit Farben (Pigmente, Wasser- oder Ölfarben).

Das Gesicht sollte in einem Rosaton bemalt werden. Hellen Sie das Gesicht an einigen Stellen auf und arbeiten danach eventuell mit Steinpulver. Man nimmt etwas Steinpulver und mischt es zu der Farbe, dann trägt man diese Farbe auf. Das Pulver wird zum Glanz der Oberfläche verwendet. Anschließend kann man auch einen Text schreiben.

Blattgold wird mit einem Pinsel aufgelegt und mit Eiweiß verklebt. Heutzutage kann man auch eine spezielle Einlegemilch für das Blattgold verwenden. Das, was nicht vergoldet sein soll, wird davor mit Kreide überdeckt.

Als letzter Schritt wird die Ikone mit Dammarlack bedeckt, damit sie zu einem wasserfesten Kunstwerk wird.

Elemente einer Ikone

Sogar in Ägypten wurden Bilder (wie Ikonen) erschaffen. Alle haben ähnliche Elemente. Gesichtszüge, Gewand und Körperteile (Haltung der Hand) sind bei allen Ikonen ähnlich. Es gab mehrere Vorlagen, die zum Zusammenstellen eines Bildes genutzt wurden (wie eine Schablone). Durch Schablonen erschuf man eine Ikone spielerisch.

Gesicht
Das Gesicht kann auf einer Ikone seitlich oder frontal abgebildet werden. Für Augen, Nase, Ohren, Augenbrauen sowie Lippen wird unabhängig vom Geschlecht der Heiligen immer die gleiche Schablone verwendet.

Gewand
Das Gewand bedeckt in der Regel den Oberkörper komplett. Bei Maria sind meistens die Haare ebenfalls bedeckt, bei Jesus sind sie offen. Auf einer Ikone kann das Gesicht, der halbe Körper oder der ganze Körper eines Heiligen abgebildet werden.

Die Aufhellung
Das Gesicht wurde immer zuerst bemalt und dann aufgehellt. Auf die aufzuhellenden Stellen pinselte man spezielle Farbpaste, die die Farbe aufhellen konnte. Die Aufhellung wurde an der Stirn (Drittes Auge) und an den Augenbrauen sowie bei den Gesichtskonturen vorgenommen. Das Malen wird nach der traditionellen Ikonenmalerei in Schichten ausgeführt. Sowohl das Gesicht als auch die Bekleidung ist im Inneren dunkler als zur Oberfläche hin. Oft wird

eine schwarze Kontur verwendet, um die Farbendynamik stärker zu betonen.

Zeichen und Linien

Es gibt einige Regeln, die beim Ikonenmalen beachtet werden sollten:

Die lebendige Materie, wie Gesichtszüge und Haare, wird immer mit geschwungenen Linien dargestellt.

Die tote Materie, wie Bekleidung oder Bücher, wird nur mit geraden oder leicht geschwungenen Linien dargestellt.

Die Linien können alleine gezeichnet werden oder ineinanderfließen. Man spricht dabei von der Musik der Linien bei Ikonen. Zudem können diese Linien stark oder schwach sein. Starke Linien gibt es meistens bei der Gestaltung der Bekleidung und weiche Linien bei den Gesichtszügen.

Die Aura wird meistens in Gold gestaltet. Sie wird durch Punkte oder Linien verfeinert. Auch Worte und die Namen der Heiligen findet man oft auf den Ikonen. Auf der Aura von Jesus wird immer ein Kreuz abgebildet.

Beispiele aus der Kirche

Maria, Mutter der Barmherzigkeit

Diese seltene Ikone einer Gottesmutter ohne Kind zählt zu den wichtigsten Heiligtümern der katholischen Kirche in Litauen. Sie ist heute im Tor der Morgenröte in der historischen Stadtmauer von Vilnius zu finden und gilt als wundertätig. In der Zeit der Ritter war sie besonders begehrt, da sie eine Stadt geschützt hatte. Diese wunderbare Ikone schützt das Zuhause und seine Bewohner und bewahrt vor

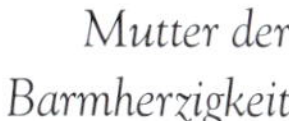

Mutter der Barmherzigkeit

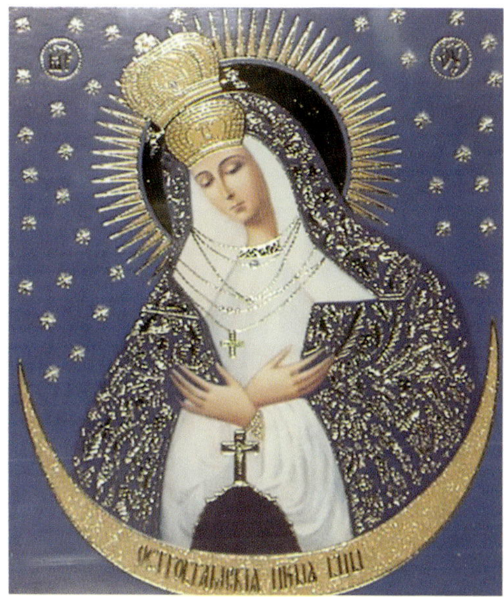

Betrug und Überfällen. Sie ist auch in den USA beliebt und wird während der Wirbelsturmzeit eingesetzt. Mond und Sonne auf der Ikone symbolisieren Energie, Heilung und Verbindung zwischen den Chakren.

Geburt Jesu

Die Weihnachtszeit ist Besinnungszeit. Diese Ikone ist das Symbol der Kraft, der Güte und bringt Freude ins Leben. Sie unterstützt alle Bedürftigen, hilft bei Karmabewältigung und beseitigt Kummer und Ängste. Sie sagt: »Das Heilige wird nicht in Schlössern und Zarenpalästen geboren! Das Geniale und Heilige wird in der Not geboren!« Sie können diese Ikone zusammen mit oder anstatt einer Krippe ver-

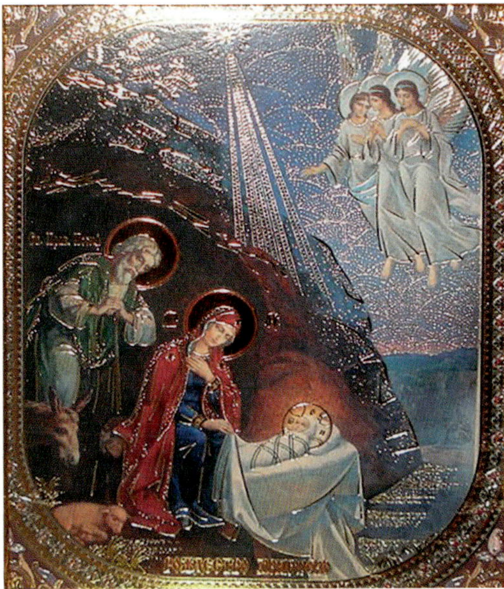

Geburt Jesu

wenden. Der auf der Ikone abgebildete Stern wird Licht und Wissen in Ihr Leben bringen.

Die Ikone schützt das Haus und alle Bewohner. Sie hilft gegen Magie, den bösen Blick und jenen, die auf Selbstständigkeit aus sind.

Ikone »Unzerstörbare Wand«

Die »Unzerstörbare Wand« ist eine russische Ikone zum Schutz gegen negative Energien. Sie wird in einem kleinen Format hergestellt und dient dem Schutz der Seele. Maria segnet Ihr Heim. Sie ist mit erhobenen Händen dargestellt. Symbolisch werden sie Ihre Bitten ans Universum weiterleiten. Auf der Ikone sehen Sie das ausdrucksvolle Gesicht der Madonna, umhüllt von dem Maphorion mit dem

Unzerstörbare Wand

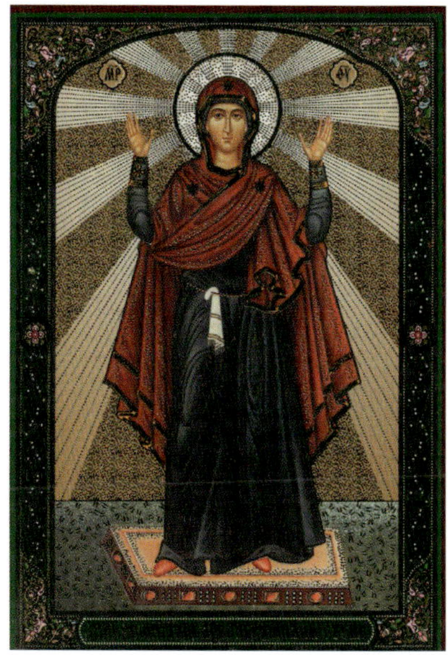

eingestickten »Gottesmutter-Stern« an der Stirn. Diese Spica (lateinisch für Kornähre) galt als Zeichen der Jungfrau Maria, hergeleitet von dem hellsten Stern gleichen Namens im Sternbild der Jungfrau. Die Strahlen um Marias Kopf symbolisieren Schutz und Segen. Diese Marienikone ist eine außergewöhnliche Ikone. Man bittet sie um Heilung, wenn es keine Hoffnung mehr gibt, um Schutz und Segen, wenn alles andere versagt hat. Sie hilft bei Liebes-, Geld- und Berufsproblemen aller Art. Sie ermöglicht Gnade und reinigt von Sünden. Deshalb ist sie so oft in russischen Gefängnissen zu finden. Diese Ikone hilft auch bei Eheproblemen, wirkt gegen Betrug und verbindet Sie als Heiler mit dem großen Geist. Sie hilft Ihnen, sich spirituell zu entwickeln, und vollbringt sehr oft wahre Wunder. Die Farben des Gewandes der Maria – Blau, Grün und Rot – symbolisieren Freude, Geduld, Güte, Heilung und Energiearbeit.

Klappikonen und Körperikonen

In Russland gibt es auch kleine Ikonen, die man ständig bei sich hat: Klappikonen und Körperikonen.

Bei der Betrachtung einer Ikone werden Sie an eine andere Wirklichkeit jenseits von Sorgen erinnert. Sie haben eine heilkräftige Wirkung, sind wunderschön und sollten Sie auch auf Reisen begleiten. Klappikonen sind zum Mitnehmen gedacht. Sie bestehen aus zwei Teilen und sehen wie ein Buch aus.

Körperikonen werden als Talisman am Körper getragen.

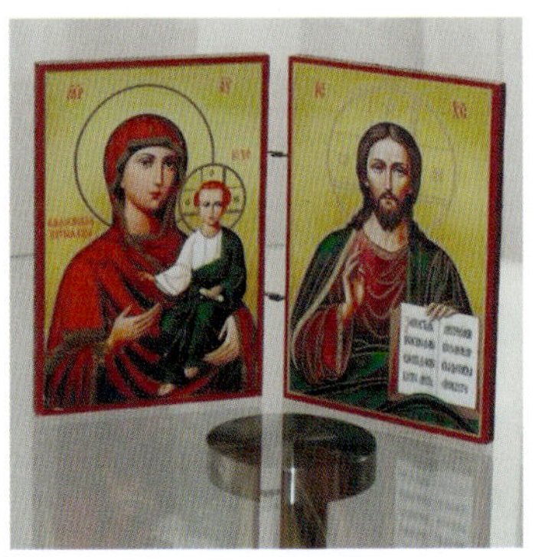

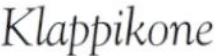

Klappikone

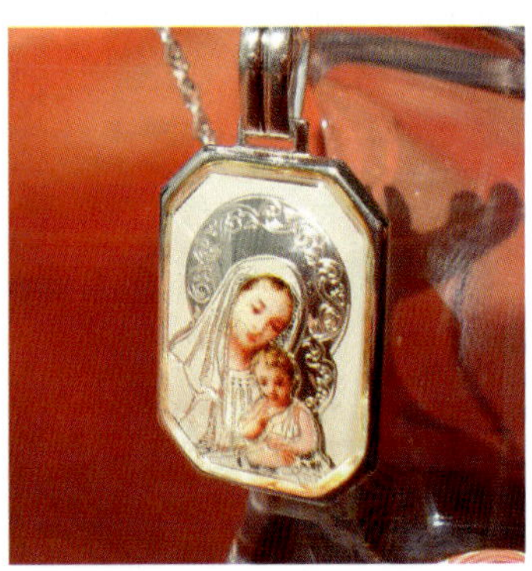

Körperikone

Malvorlagen und Originale

In diesem Abschnitt finden Sie einige Vorlagen von berühmten Ikonen, die Sie selbst nach Ihren Wünschen und Bedürfnissen gestalten können.

Ikone Jesus Pantokrator (der All- oder Weltenherrscher)
zum Beten und zum energetischen Heilen

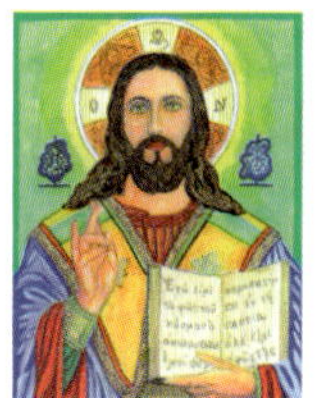

Farbgebung:
Gesicht: helles Ocker mit etwas Rosé
Haarfarbe: Braun und Schwarz
Gewand: Blau, Gelb, Grün, Rot, Orange, Violett
Hintergrund: Blau oder Gelb-Grün

Jesus Pantokrator

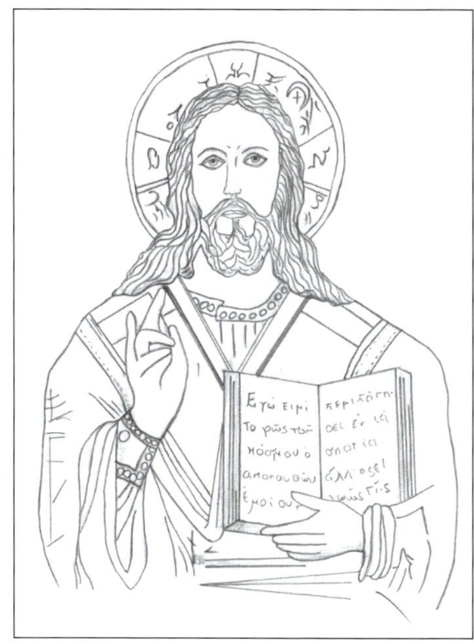

Ikone Madonna zum Channeln und zur Wunscherfüllung

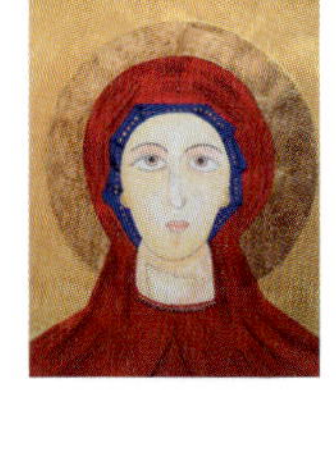

Farbgebung:
Gesicht: helles Ocker mit etwas Rosé
Haarfarbe: keine, da ihre Haare bedeckt sind
Gewand: Weinrot und Hellblau
Hintergrund: Gold

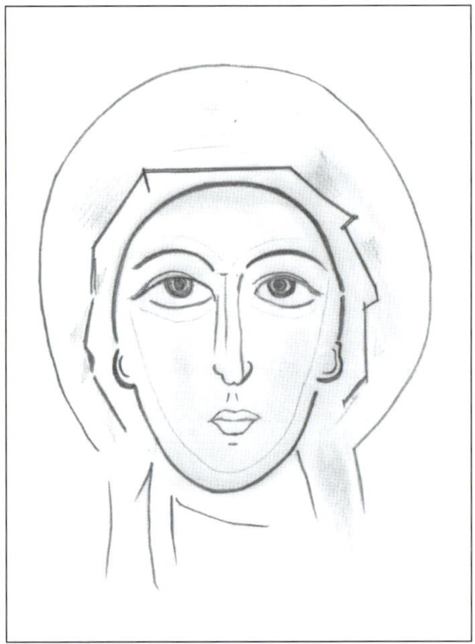

Madonna

Ikone Erzengel Gabriel zum Schutz des Hauses und für mehr Vitalität

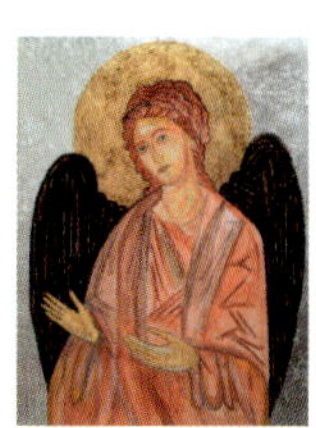

Farbgebung:
Gesicht: helles Ocker mit etwas Rosé
Haarfarbe: Rot-Braun, Umbra
Gewand: Grau-Grün oder Braun-Rot
Hintergrund: Silber oder Gold

Erzengel Gabriel

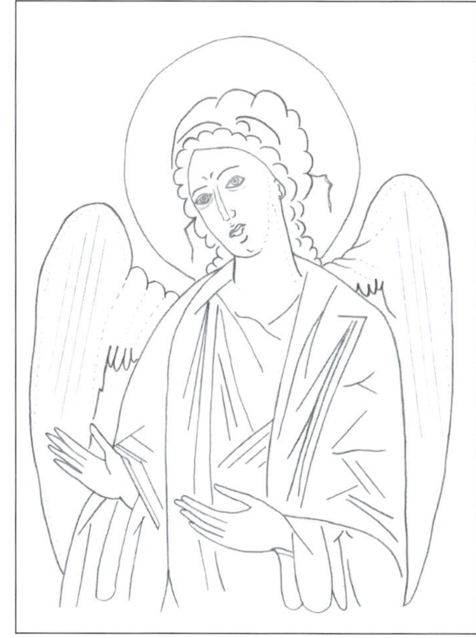

Ikone Gottesmutter, die Wegweiserin für Reisen

Farbgebung:
Gesicht: helles Ocker mit etwas Rosé
Haarfarbe Jesus: Umbra
Gewand: Maria: helles Ocker mit etwas Weiß;
Jesus: Rot
Hintergrund: Weinrot-Braun

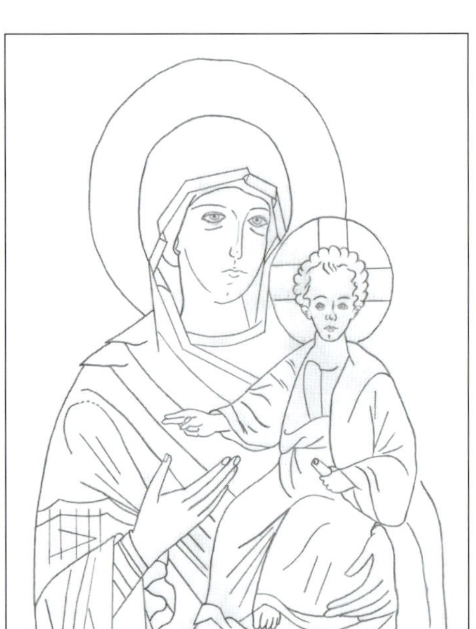

Gottesmutter Wegweiserin

Ikone Maria mit Kind für Frauen und Männer als Schutz

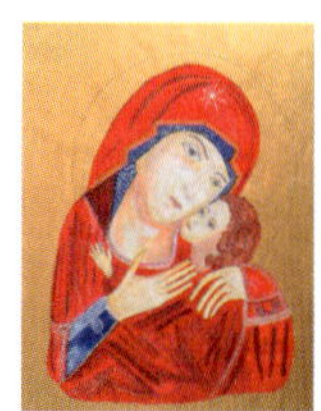

Farbgebung:
Gesicht: helles Ocker mit etwas Weiß
Haarfarbe Jesus: helles Ocker
Gewand: Weinrot
Hintergrund: Gold

Maria mit Kind

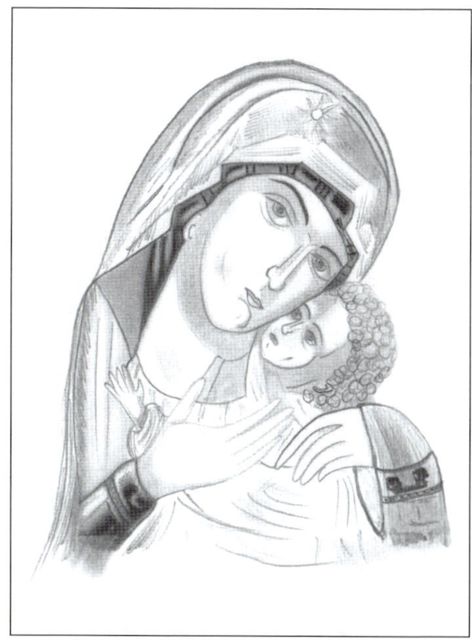

Maria, die Fürbittende für den Job, Schutz des Geldes und Sicherheit

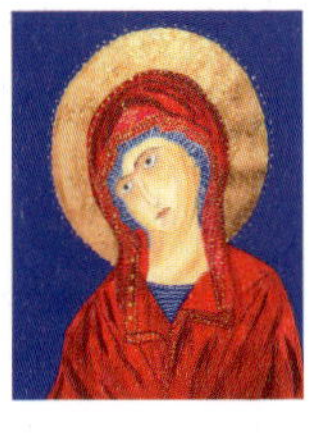

Farbgebung:
Gesicht: helles Ocker mit etwas Gelb
Haarfarbe: keine
Gewand: Weinrot, Blau, Weiß
Hintergrund: Blau

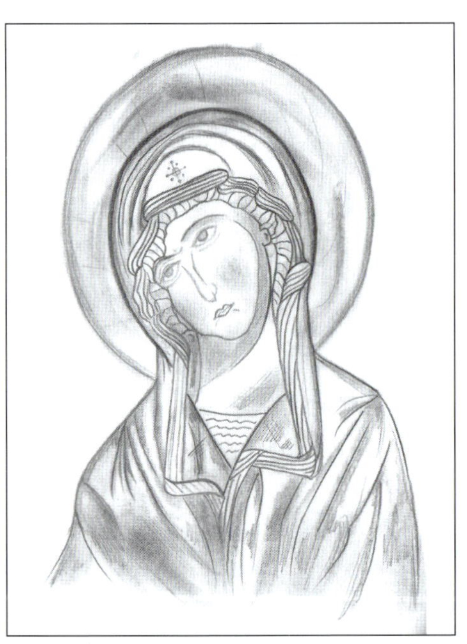

Maria Fürbittende

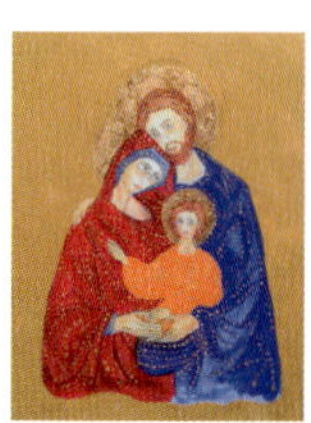

Die Heilige Familie zum Schutz der ganzen Familie und zur Geistheilung

Farbgebung:
Gesicht: helles Ocker mit etwas Gelb
Haarfarbe Josef und Jesus: helles Ocker mit etwas Braun
Gewand Maria: Rot; Josef: Blau; Jesus: Orange mit Goldpunkten
Hintergrund: helles Ocker oder Gold

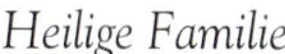

Heilige Familie

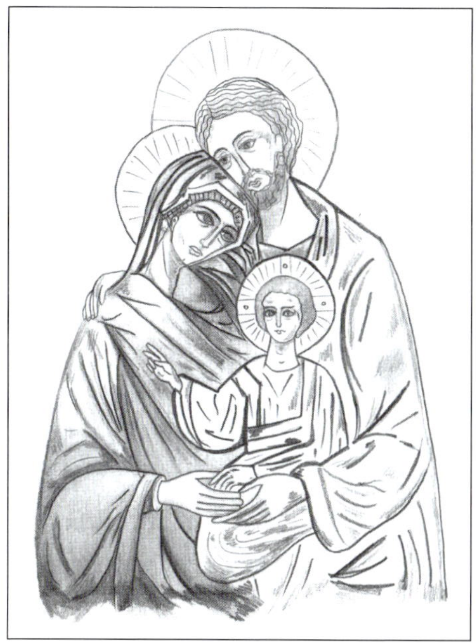

Ikone Christus für Selbsterkenntnis und das Erkennen der eigenen Gaben

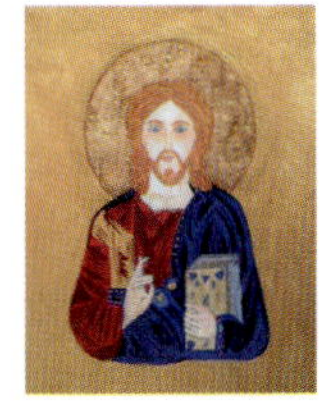

Farbgebung:
Gesicht: helles Ocker mit etwas Rosé
Haarfarbe: Gelb mit Braun
Gewand: Weinrot, Blau und Gold
Hintergrund: Gold

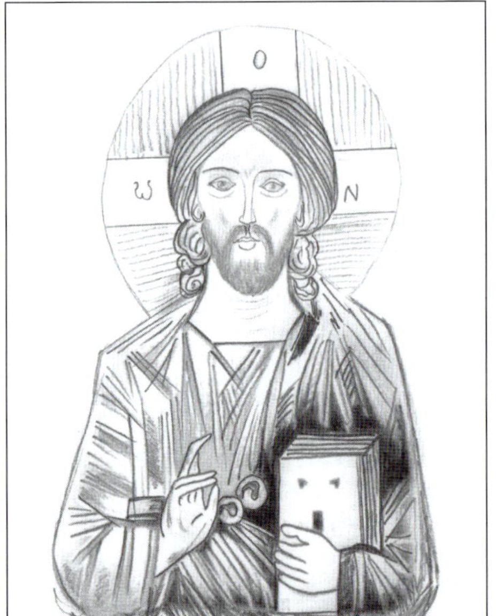

Christus

Ikone Christus für mehr Spiritualität

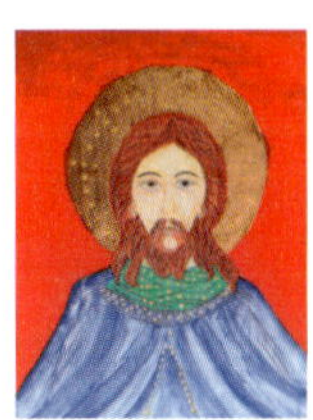

Farbgebung:
Gesicht: helles Ocker mit etwas Rosé
Haarfarbe: Braun mit hellem Ocker
Gewand: Grün und Blau
Hintergrund: Rot

Christus

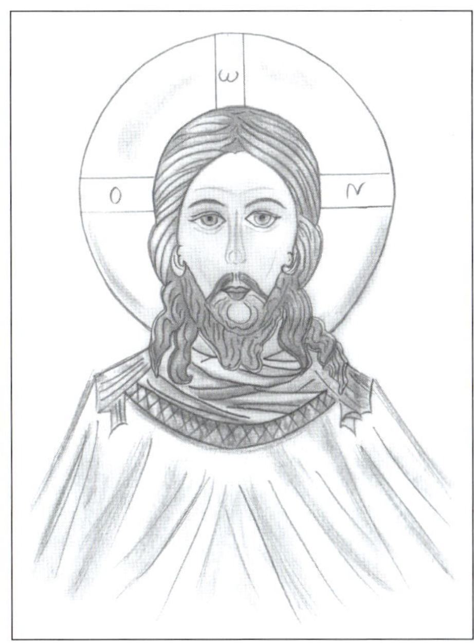

Ikone Erzengel zum Schutz in fremden Ländern

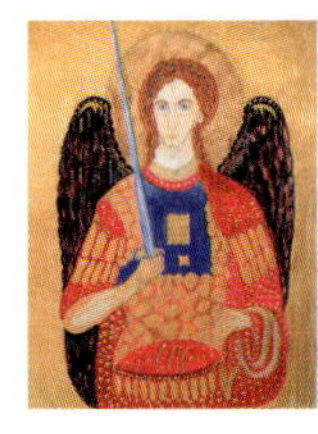

Farbgebung:
Gesicht: helles Ocker mit etwas Rosé und Weiß
Haarfarbe: Braun mit hellem Ocker
Gewand: Weinrot, Blau, Gold; Flügel: Schwarz und Gold
Hintergrund: Gold

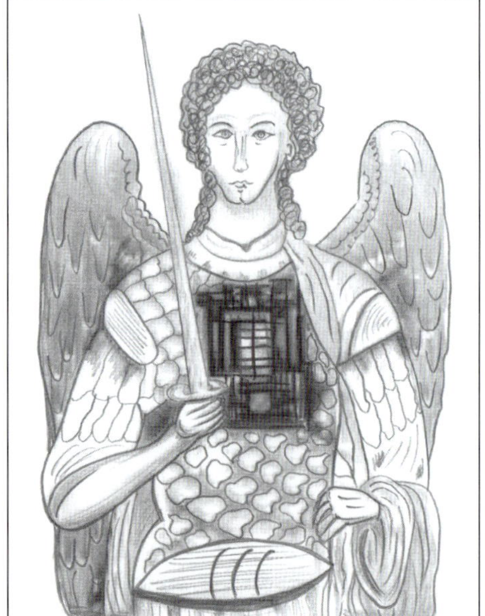

Erzengel

Ikone Maria, die Helferin zur Trauerverarbeitung

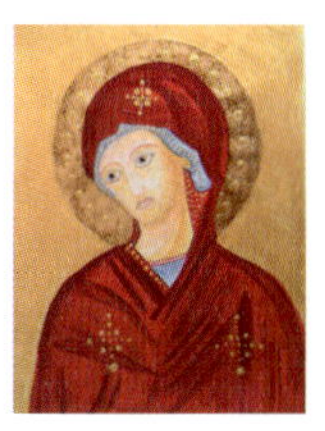

Farbgebung:
Gesicht: helles Ocker mit etwas Rosé
Gewand: Weinrot und Hellblau sowie Titanweiß
Hintergrund: Gold

Maria Helferin

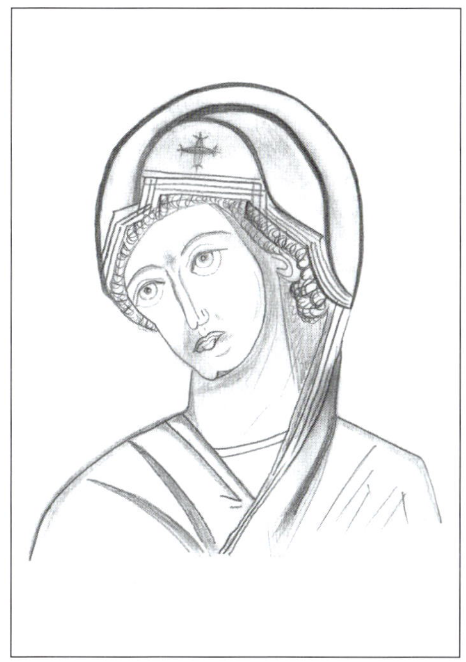

Ikone Erzengel Gabriel gegen Kummer und Leid

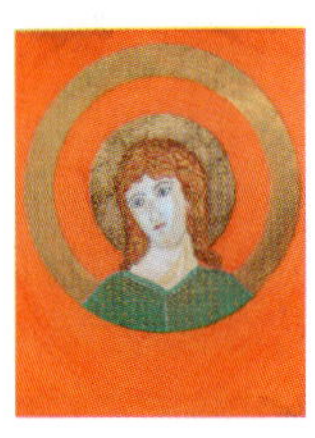

Farbgebung:
Gesicht: helles Ocker mit etwas Rosé und Weiß
Haarfarbe: Hellbraun
Gewand: Hellgrün sowie Titanweiß
Hintergrund: Gold und Orange

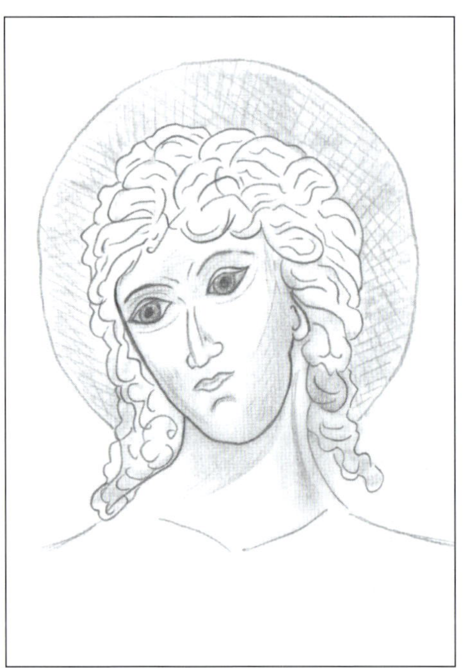

Erzengel Gabriel

Folgende Ikonen können mit verschiedenen Farben ohne Farbvorgabe bemalt werden:

Ikone Erzengel Gabriel für mehr Erkenntnis sowie für Bildung und Wissen

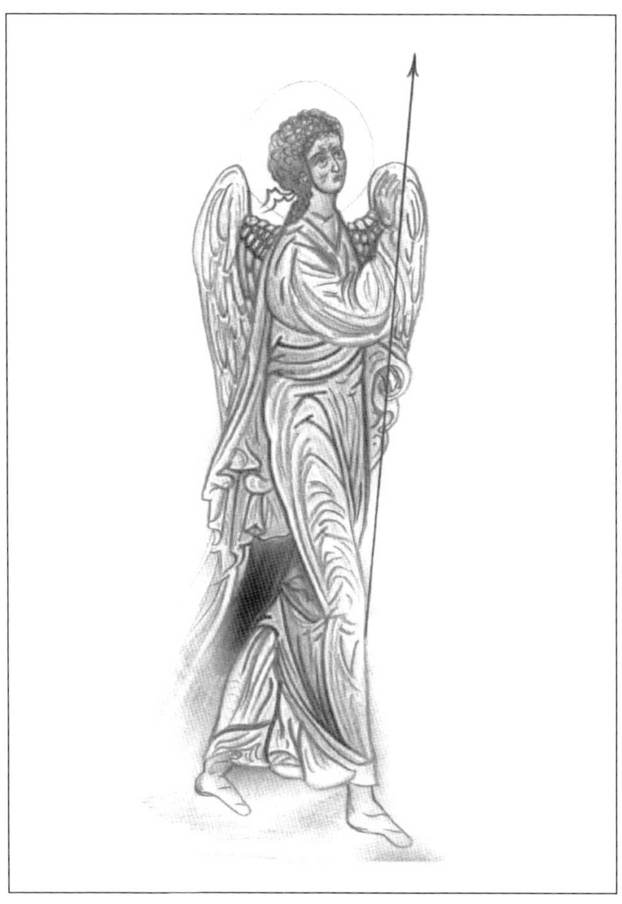

Erzengel Gabriel

Ikone heilige Maria zur Heilung der Seele und des Leibes

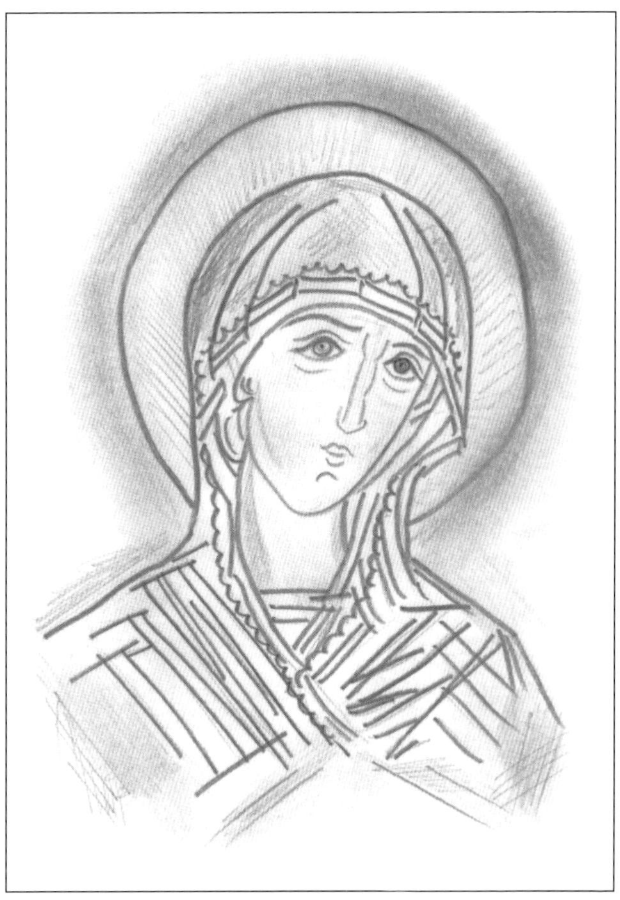

Maria

Ikone Maria für innere Ruhe

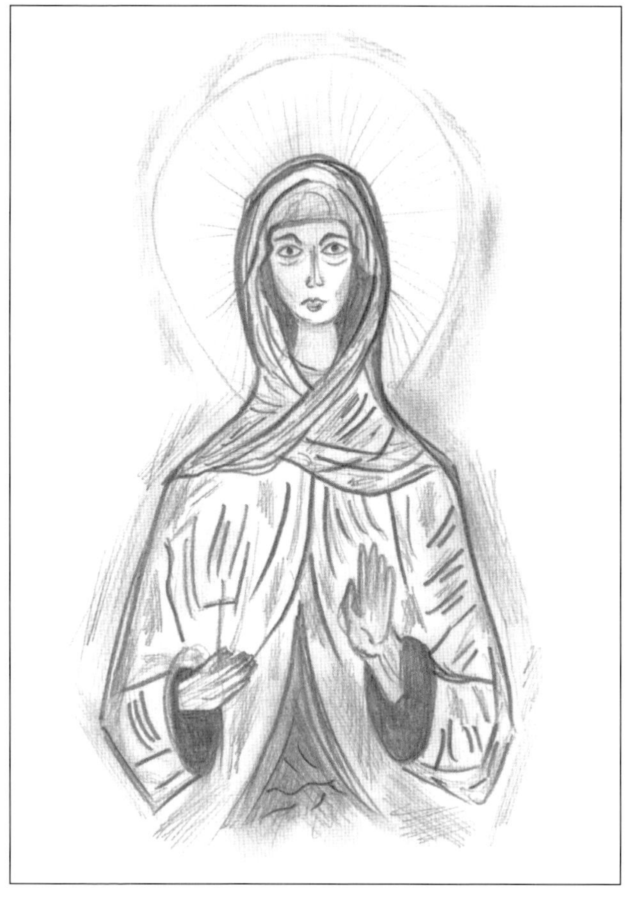

Maria

Ikone Maria mit Kind für allgemeines Wohlbefinden

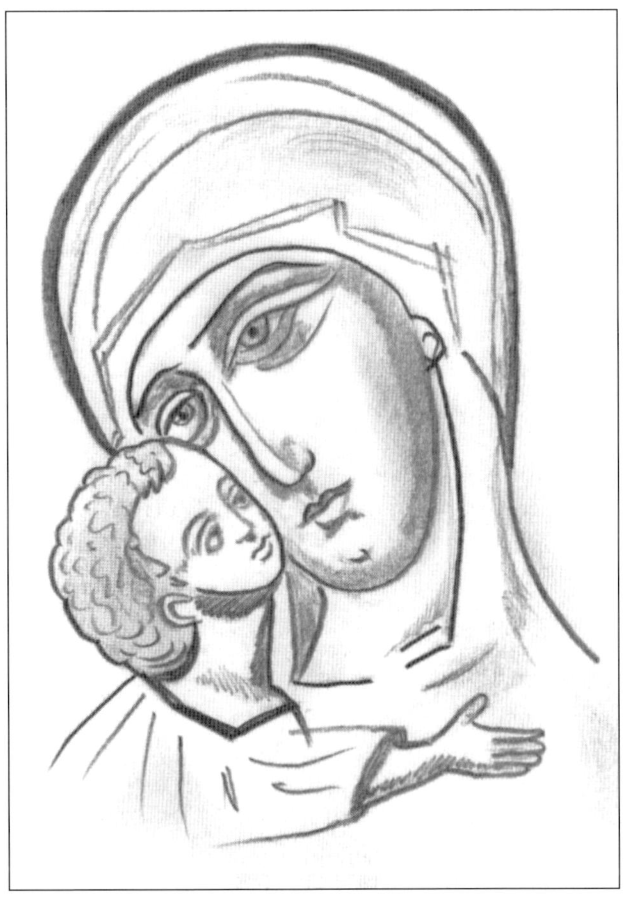

Maria

Kapitel 4

Räucherung als Transformation der Materie

Was bewirken Räucherungen?

Seitdem die Menschheit das Feuer beherrscht, werden diesem aromatische Stoffe als Räuchermittel beigegeben. Räuchern gehört auch zur russischen Tradition. Nach alter Überlieferung sind Kräuter den Planeten zugeordnet und können durch ihre Verbrennung bestimmte Planetenenergien anziehen. So reinigt der Rauch bestimmter Pflanzen die Atmosphäre und die Aura. Pflanzen- und Holzpulver werden aus getrockneten aromatischen Substanzen gewonnen. Sie können auf heißer Kohle verbrannt werden. Wenn man das Räuchern aus der Sicht der Quantenphysik betrachtet, ist dieser Vorgang sehr interessant. Die Wirkung von Rauch ist mehr als nachvollziehbar. Wenn Sie ein Kraut in die Hand nehmen, stellt es eine Materie dar, die Sie anfassen können. Beim Verbrennen verschwindet diese Materie. Es entsteht die sogenannte Antimaterie oder Energie. Man spricht von einer Transformation.

Meine Oma Walja hat gerne mit Kräutern gearbeitet. Auch ich kann mir das Leben ohne Kräuter nicht vorstellen. Ich biete auch für meine Schüler Kräuterseminare an. Meine Oma sagte, jedes Kraut habe eine Seele und diese sei auch in getrockneten Kräutern verankert. Verbrenne man ein Kraut, so löse sich die Energie in dem Raum auf. Als sie erblindete, erkannte sie ihre Kräuter nur mit der Hand. Denn die Schwingung der Kräuter wird gefühlt.

Wann wird überhaupt geräuchert?

- gegen negative Energien,
- bei Meditationen,
- bei spirituellen Sitzungen,
- gegen schlechte Gedanken,
- für verschiedene Wünsche,
- gegen schwarzmagische Angriffe,
- gegen Neider.

Wenn Sie den Drang nach Reinigung empfinden oder mit negativen oder kranken Menschen zu tun haben, sollten Sie diese Methode ausprobieren. Besonders wichtig ist die Verwendung von Räucherwerk für Menschen, die sich mit Esoterik, Channeling und Pflege beschäftigen.

An dieser Stelle möchte ich mich der magischen Bedeutung einiger Pflanzen widmen. Diese werden oft für Rituale verwendet. Man kann sie bei Zeremonien auslegen oder zur Räucherung verwenden oder bei einer Räucherung mehrere Pflanzen kombinieren.

Erfolgsrituale

- Majoran fördert den klaren Verstand und unterstützt neue Geschäfte.
- Safran verspricht Erfolg, Gesundheit und Frieden.
- Dill symbolisiert Geldwachstum, Bewusstseinserweiterung und Selbstliebe.
- Sauerampfer verspricht Wohlstand, Erfolg und neue Ideen.

Geldrituale

- Borretsch zieht Wohlstand, Erfolg und Geld an.
- Kümmel klärt den Verstand, sorgt für Disziplin und bringt Geld.
- Minze zieht Geld an, reinigt die Gedanken und bringt Erfolg in Geldangelegenheiten und in der Sexualität.
- Zitronen stehen für Glück, Zufriedenheit, Blockadenlösung und vermehren Geld.

Liebesrituale

- Anis ist das stärkste Kraut für Liebe, mediale Fähigkeiten und Geld.
- Melisse zieht neue Liebe an, bringt Harmonie und erregt Mitleid.
- Nelken stehen für Liebe, Wohlstand und Frieden.
- Petersilie regt die Leidenschaft an, zieht Geld an und klärt den Verstand.
- Vanille steht für Liebe, Frieden und bringt Schutz.
- Waldmeister macht erotisch und bringt Frieden und Glück.
- Zimt steht für Erotik, Heilung, Kreativität und mediale Fähigkeiten.
- Ingwer hilft beim Loslassen und Entspannen, bringt Liebe und Geld.

Reinigungsrituale

- Lavendel wird für die Reinigung der Seele und mehr Weisheit eingesetzt.
- Lorbeer steht für Erfolg, Reinigung, Schutz und Heilung.
- Pfeffer steht für einen höheren Schutz und Reinigung der Seele.
- Thymian bringt Power und reinigt von Neid-Energien.

Spirituelle Rituale

- Bohnenkraut steht für mehr Verstand, mediale Fähigkeiten und für die Weisheit.
- Basilikum ermöglicht Energiefluss und Schutz.
- Chilischoten stehen für Schutz vor bösen Geistern.
- Himbeeren bringen Glück, Zufriedenheit und Liebe.

Schamanische Rituale

- Kardamom erzeugt Liebe zu Mutter Natur, Frieden und bringt Glück.
- Muskat lässt Sie Ihre medialen Fähigkeiten entfalten und bringt Erfolg.

- Oregano bringt Frieden und schärft den Geist.
- Rosmarin wird von Schamanen für Gesundheit, Treue und Heilung eingesetzt.

Schutzrituale

- Knoblauch bringt Schutz für die Gesundheit.
- Meerrettich bringt Schutz für die Aura.
- Pimpernelle bringt mehr Energie in das Energiekostüm und stärkt die Seele.
- Senf bringt Energie und Schutz für alle Familienmitglieder.

Vitalitätsrituale

- Estragon steht für Gesundheit, mehr Energie und Power.
- Liebstöckel symbolisiert Erfolg, Gesundheit und Lebensfreude.
- Pfefferminze unterstützt die Gesundheit, Erotik und Ausstrahlung.
- Salbei unterstützt die psychische Gesundheit und steht für Reinigung und ein langes Leben.
- Zudem werden Pflanzen verschiedenen Planeten zugeordnet. Die sieben Planetenkräfte (Sonne, Mond, Mars, Merkur, Jupiter, Venus und Saturn) manifestieren sich in den Pflanzen und im feinstofflichen Menschen.

Die *Sonne* symbolisiert Heilung und Lebenskraft. Ihre Pflanzen streben in die Höhe und haben gerade Stängel. Sie wirken herzstärkend und ermutigend. Die Sonne ist lebenswichtig für alle Wesen, Kräuter und Pflanzen. Im neuen Zeitalter verändert sich die Energie der Sonne. Sie wird immer stärker. Kräuter der Sonne sind: Johanniskraut, Kamille, Margerite, Mistel, Pfingstrose, Rosmarin, Ringelblume, Sonnenblume und Wacholder.

Der *Mond* symbolisiert Fruchtbarkeit und die Intuition. Mondpflanzen wachsen und vergehen schnell. Sie sind wässrig wie Gurken und Melonen sowie milchsafthaltige Pflanzen wie Salat und Mohn. Sie wirken auf die Sexualorgane und das Gehirn. Kräuter des Mondes gelten als Frauenkräuter, besonders Efeu, Schöllkraut, Kresse und Kohl.

Der *Mars* steht für Antriebskraft und Motivation. Seine Pflanzen haben Dornen und Stacheln. Viele Wundkräuter gehören zu diesem Planeten, z.B. Weißdorn und Knoblauch. Sie stärken das Blut und regen die Galle an. Kräuter dieses Planeten stärken Ihren Kampfgeist, das Immunsystem und das körperliche Wohlbefinden: Basilikum, Brennnessel, Brombeere, Hopfen, Senf, Wermut und Zwiebel.

Der *Merkur* symbolisiert Kommunikation und Wandel. Seine Pflanzen wachsen schnell. Dazu gehören Salate oder auch die Aloe vera. Sie wirken auf das Nervensystem. Die Kräuter des Planeten wirken unter anderem sehr positiv auf die Lunge. Sie verhelfen zur inneren Mitte: Baldrian, Fenchel, Karotte, Lavendel, Majoran und Petersilie.

Der *Jupiter* symbolisiert Fülle, Reichtum und Reife. Daher vertritt er das süße Obst sowie Ölpflanzen wie Ölbaum und Raps. Die Kräuter des Jupiters wirken kräftigend auf die Leber, den Geist und die Seele. Sie lassen Sie die Welt positiver sehen: Löwenzahn, Salbei, Mariendistel, Melisse, Rotklee und Thymian.

Die *Venus* steht für Schönheit und Liebe. Sie verleiht der Vegetation ihre grüne Farbe. Ihr Symbol ist die Goldrute. Die Pflanzen aktivieren die Nieren und Drüsen. Die Kräuter der Venus verhelfen zu Harmonie und Selbstliebe: Eisenkraut, Schafgarbe, Apfel, Beifuß, Engelwurz, Gänseblümchen, Holunder, Minze, Rose, Schlüsselblume und Veilchen.

Der *Saturn* symbolisiert Struktur und Strenge. Er trocknet die Pflanzen aus. Tannen gehören zu diesem Planeten ebenso wie himmelblau blühende Blumen. Sie wirken auf die Milz. Die Kräuter des Saturn gleichen den Wasserhaushalt aus: Alraune, Beinwell, Malve, Quitte, Rote Bete sowie Königskerze.

Schamanische Räucherungen

Je nach Thema verwendet man verschiedene Mischungen von Weihrauch, Pflanzen und Hölzern. Es gibt unzählige thematische Rezepturen. Hier sind die echten russischen schamanischen Räucherungen meiner Oma Baba Walja. Diese bestehen aus mindestens fünf Zutaten mit Beigabe von Steinpulver. Sie hat Pulver von Malachit und Schungit verwendet. Ihrer Meinung nach verstärkt das Steinpulver die Wirkung der planetarischen Impulse.

Zunächst möchte ich Ihnen jedoch die Herstellung von Räucherstäbchen erklären, die Sie sehr leicht nachmachen können. Nehmen Sie ein paar Zweige frischer Kräuter:

Thymian
Rosmarin
Salbei
Lorbeer
Kiefer oder Zypresse

Wickeln Sie sie mit einem dünnen Baumwollfaden zu einem dichten Büschel. Verknoten Sie den Faden jeden Zentimeter und umwickeln Sie alle Blätter, damit sich beim Abbrennen nichts löst. Lassen Sie dann das Büschel einige Wochen kopfüber an der Luft trocknen.

Räucherung »Freude am Leben«

Der aromatische Rauch dieser kostbaren Zutaten wird von sibirischen Schamanen in Heilritualen eingesetzt. Dieser Duft bringt Vertrauen in das irdische Leben und in den eigenen Körper. Die Mischung aus verschiedenen Hölzern, Kräutern und Harzen ermöglicht zudem inneren Ausgleich und Ruhe. Nehmen Sie:

2 Teile Zimt
2 Teile Zitronengras
1 Teil Kamillenblüten
3 Teile Fichtennadeln
2 Teile Schafgarbe
Geben Sie eine Prise Steinpulver dazu.

Räucherung »Schutz der Seele«

Diese Räucherung wird für inneren Frieden und das Gefühl, angekommen zu sein, verwendet. Daher ist sie auch bei Kummer einsetzbar. Besonders wichtig ist die Verwendung dieses Räucherwerks für Menschen, die sich mit Beratungen oder auch kranken Menschen beschäftigen. Nehmen Sie:

1 Teil Zedernholz
2 Teile Rosmarin
4 Teile Fichtennadeln
2 Teile Zitronengras
1 Teil Rosenblätter
Geben Sie eine Prise Steinpulver dazu.

Räucherung »Der weiße Bär«

Durch diese Mischung aus Kräutern werden schlechte Gedanken verarbeitet und das berühmte »Kopfkarussell« abgestellt. Außerdem wird diese Kräutermischung in Russland gegen schwarzmagische Angriffe von Feinden eingesetzt. Durch den Rauch wird das Böse vertrieben. Nehmen Sie:

1 Teil Myrrhe
2 Teile Rosmarin
3 Teile Eichenrinde
2 Teile Salbei
2 Teile Muskatellersalbeikraut
Geben Sie eine Prise Steinpulver dazu.

Räucherung »Kreml«

Zur Abwehr von Schicksalsschlägen und für eine bessere Stellung in der Gesellschaft wurde diese Räucherung sogar vom Zarenhof verwendet. Dies ist ein russisches Räucherwerk, das seit circa 1000 Jahren genutzt wird. Der Rauch der ausgewählten Pflanzen wird für die Reinigung von Häusern, Körpern und des Karmas benutzt. Nehmen Sie:

2 Teile Eichenrinde
2 Teile Weihrauch
3 Teile Zimt
2 Teile Mistel
1 Teil Sandelholz
Geben Sie eine Prise Steinpulver dazu.

Räucherung »Mutter Erde«

Diese Räucherung ist eine Mischung, die Ihren Finanzen zugutekommen soll, also um gute Geschäfte abzuschließen oder um die Karriere zu unterstützen sowie den Geldgeist anzusprechen. Diese Räucherung inspiriert zudem Ihre Seele und bringt Ihnen kreative Gedanken, die Gold wert sind. Nehmen Sie:

3 Teile Fichtennadeln
1 Teil Weihrauch
1 Teil Zedernholz
3 Teile Schafgarbe
2 Teile Salbei
Geben Sie eine Prise Steinpulver dazu.

Räucherung »Baba Walja«

Dieses russische Rezept meiner Oma Baba Walja ist einer der stärksten Reiniger gegen negative Energie und spricht einige Themen an. Die Räucherung verbreitet den warmen Duft der Liebe und schützt die Seele vor Energievampiren. Der Wohlgeruch verstärkt zudem die Intuition und Offenheit für das Spirituelle. Dieser Duft wirkt ausgleichend und gilt als Entspanner, der alte Muster auflöst. Nehmen Sie:

2 Teile Fichtennadeln
2 Teile Rosmarin
2 Teile Zimt
2 Teile Zitronengras
2 Teile Mistel
Geben Sie eine Prise Steinpulver dazu.

Räucherung »Ladan«

Diese Mischung gegen negative Energie im Raum spricht direkt Ihre Seele an. Dieser Duft kann für verschiedene Rituale genutzt werden. Wenn Sie sich schlecht fühlen und den Drang nach Reinigung empfinden, dann sollten Sie diese Mischung anzünden, damit Ihre Aura wieder gereinigt wird. Danach öffnen Sie kurz ein Fenster, um das gebundene »Negative« verschwinden zu lassen. Nehmen Sie:

1 Teil Weihrauchharz
1 Teil Zimt
2 Teile Eukalyptus
2 Teile Zeder
3 Teile Salbei
Geben Sie eine Prise Steinpulver dazu.

Räucherung »Krafttier«

Diese Räucherung aus Kräutern wird bei Meditationen verwendet. Um die Atmosphäre zu reinigen und Schutz zu bereiten, verwenden russische Schamanen diese Mischung seit Hunderten von Jahren. Der einzigartige Duft bringt Zufriedenheit und lässt alles Alltägliche vergessen. So gelingt es Ihnen, einen tiefen Meditationszustand zu erreichen. Nehmen Sie:

2 Teile Muskatellersalbeikraut
1 Teil Eukalyptus
3 Teile Salbei
2 Teile Zitronengras
2 Teile Mistel
Geben Sie eine Prise Steinpulver dazu.

Räucherung »Das Medizinrad«

Diese Räucherung wird bei Séancen wie Hellsehen, Wahrsagen, Pendeln, Channeln oder Familienaufstellungen eingesetzt. Beim Verbrennen dieser Kräuter verwandelt sich die feste Materie in Rauch. Dieser transportiert die energetische Substanz direkt in Ihre Räume auf feinstofflicher Ebene und verbindet Ihre Seele mit der geistigen Welt. Das warme Aroma schützt zudem vor unerwünschten Energien und löst ein Gefühl der Geborgenheit aus. Nehmen Sie:

2 Teile Sandelholz
1 Teil Kamillenblüten
1 Teil Weihrauch
3 Teile Mistel
3 Teile Rosenblätter
Geben Sie eine Prise Steinpulver dazu.

Räucherung »Schamanische Reise«

Diese Räucherung wird zur Reinigung der Seele und für eine schnelle Wunscherfüllung verwendet. Die Kraft der Pflanzen stärkt die Verbindung zwischen Mensch und Natur. So entsteht ein direkter Kanal zwischen Ihrem Geist und dem Kosmos. Dies ermöglicht eine schnelle Manifestation. Nehmen Sie:

1 Teil Weihrauch
1 Teil Myrrhe
3 Teile Eukalyptus
1 Teil Salbei
4 Teile Fichtennadeln
Geben Sie eine Prise Steinpulver dazu.

Räucherung »Trommelzauber«

Dieser Duft hat eine klärende Wirkung. Diese Kräutermischung wurde für die energetische Reinigung aller Gegenstände wie Schmuck, Kleider oder auch Möbel genutzt. Der Duft entzieht das Negative und hält es fern. Nehmen Sie:

3 Teile Mistel
1 Teil Sandelholz
1 Teil Rosenblätter
2 Teile Muskatellersalbeikraut
3 Teile Weihrauch
Geben Sie eine Prise Steinpulver dazu.

Räucherung »Weisheit der Liebe«

Diese Räucherung ist für Liebesrituale geeignet. Sie unterstützt eine liebevolle, romantische Stimmung und stärkt die Liebe beider Partner zueinander. Diese Räucherung darf in keinem Haushalt fehlen, denn Liebe muss zum Alltag gehören. Nehmen Sie:

1 Teil Rosenblätter
1 Teil Zeder
3 Teile Schafgarbe
3 Teile Mistel
2 Teile Zitronengras
Geben Sie eine Prise Steinpulver dazu.

Räucherung »Naturkraft«

Diese echt schamanische Rezeptur begünstigt die Nähe zu Mutter Natur und zum Kosmos. Sie verbreitet eine friedvolle Stimmung und stärkt Visionen der Zukunft. Außerdem wird sie zur Kerzenweihung eingesetzt. Die darin enthaltenen Kräuter haben die Fähigkeit, durch ihre Substanz gute Geister anzuziehen und das Böse zu vertreiben. Nehmen Sie:

2 Teile Salbei
3 Teile Zitronengras
1 Teil Kamillenblüten
2 Teile Schafgarbe
2 Teile Eichenrinde
Geben Sie eine Prise Steinpulver dazu.

Weitere Vetucha-Kräuter

Hier verrate ich Ihnen noch einige Kräuter aus dem Vetucha-Bereich, die nach den Kräften der Planeten verwendet werden:

Ackerschachtelhalm trägt die Signatur der Wirbelsäule, deswegen wird das Kraut bei allen Arten von Rückenbeschwerden und Knochenproblemen eingesetzt. Das Kraut trägt die Signatur von Saturn und wird als Räucherung für mehr Stabilität eingesetzt.

Augentrost heilt gereizte Augen. Seine planetarische Signatur ist die Sonne, die für das Augenlicht verantwortlich ist. Als Räucherung dient das Kraut der Klarsicht.

Beinwellblätter sind äußerst fest, deswegen wird das Kraut bei Knochenbrüchen, Prellungen, Zerrungen und Wunden eingesetzt. Das Kraut trägt die Signatur des Saturn und wird als Räucherung bei Geldproblemen eingesetzt.

Bitterkräuter wie Enzianwurzel, Bitterklee, Wermut, Tausendgüldenkraut gelten als Signatur der Galle. Die Kräuter gehören zum Mars, der im Körper die Gallenblase regiert. Als Räucherung werden sie bei Mangel an Mut eingesetzt.

Braunwurz hat harte, braune Blüten und wird bei Drüsenschwellungen, Geschwülsten, Beulen, Hämorrhoiden und Abszessen verwendet. Das Verhärtete, Knotige gilt als Ausdruck von Saturnkräften, wird aber auch mit dem Merkur in Verbindung gebracht. Daher wird das Kraut als Räucherung bei Geldmangel, für die Umsetzung von Ideen und für mehr Mut empfohlen.

Goldrute hat eine gelbe Farbe. Die Blüte erinnert an Urin, daher wird sie für Nierenerkrankungen verwendet. Zugeordnet ist sie der Venus, der Herrin der Hormonorgane und Nieren. Als Räucherung wird sie bei Liebeskummer eingesetzt.

Johanniskraut kennt jeder. Der rote Saft, der aus zerquetschten Blüten kommt, galt als Blut des geköpften Johannes. Die Pflanze wird bei Stichwunden verwendet. Das leuchtende Kraut trägt die Signatur der Sonne. Als Räucherung wird es bei Heilritualen verwendet.

Die *Klette* erinnert an Haare. Somit wird sie als Haarwuchsmittel verwendet. Das Kraut trägt die Signatur von Jupiter und wird als Räucherung bei Unglück eingesetzt.

Die *Mariendistel* hat Stacheln und einen bitteren Geschmack. Sie wird dem Mars (bei stechenden Schmerzen) und dem Jupiter (der die

Leber regiert) zugeordnet. Als Räucherung wird das Kraut bei Körperleiden verwendet.

Melisse gilt als Herzmittel für Frauen (bei Beklemmungen, Schwindel, Schwermut). Das Kraut hat die Signatur von Sonne und Venus. Als Räucherung hat sie in Liebesritualen Verwendung gefunden.

Schöllkraut ist ein giftiges Kraut. Seine gelbe Blüten und der gelbe Saft riechen nach Leber. Das Kraut gilt als Leberpflanze und wird Jupiter und Mond zugeordnet. Als Räucherung wird das Kraut bei Kummer eingesetzt.

Die *Weide* wächst in feuchten, sumpfigen Tälern, in denen Menschen früher oft Rheuma hatten. Sie hilft bei rheumatischen Beschwerden und trägt die Signatur des wässrigen kalten Mondes. Als Räucherung wird sie bei Gesundheitsritualen eingesetzt.

Kräuter werden zudem den Sternzeichen zugeordnet. Diese Kräuter gleichen Schwächen aus und wandeln sie in Stärke um:

Widder – Estragon
Stier – Kresse
Zwillinge – Minze
Krebs – Oregano
Löwe – Basilikum
Jungfrau – Schnittlauch
Waage – Lavendel
Skorpion – Brunnenkresse
Schütze – Thymian
Steinbock – Kamille
Wassermann – Lorbeer
Fische – Salbei

Kraftsteine, Kraftbäume und Kraftdüfte

Stellen Sie Ihr eigenes Amulett aus verschiedenen Edelsteinen, Zweigen oder Düften zusammen! Sie brauchen entweder nur drei Edelsteine, drei Zweige oder drei verschiedene Duftöle (miteinander vermischt), die Sie zusammen auf Ihr Foto legen oder stellen und wirken lassen. Sehen Sie einfach die ersten drei Zahlen Ihres Geburtsdatums ohne Jahrhundert an. Diese verraten Ihnen, welche Kraftsteine, Zweige oder Düfte Sie brauchen. Ich bin beispielsweise am 10.8.73 geboren. Meine Kraftsteine sind den Zahlen 1, 0 und 8 zugeordnet (Bergkristall, Amethyst und Onyx). Sollten Sie am 1.8.73 geboren sein, brauchen Sie die Steine 1, 8, 7. Halten Sie sich an diese Drei-erste-Zahlen-Regel. Sollte eine Zahl mehrmals vorkommen, nehmen Sie zwei gleiche Steine. Wenn Sie sich für Zweige entscheiden, haben Sie eine Wahlmöglichkeit, denn jeder Zahl sind zwei Bäume zugeordnet.

Ihre Kraftsteine:

1 Bergkristall
2 Rosenquarz
3 Orangencalcit
4 Malachit
5 Magnesit
6 Turmalin
7 Hämatit
8 Onyx
9 Achat
0 Amethyst

Ihre Kraftbäume:

1 Eiche, Magnolie
2 Tanne, Ahorn
3 Holunder, Kastanie
4 Esche/Vogelbeere, Platane
5 Birke, Zypresse
6 Kiefer, Fichte
7 Linde, Jasmin
8 Zeder, Fichte
9 Apfel, Flieder
0 Birne, Buche

Ihre Kraftdüfte:

1 Rose
2 Orange
3 Zitrone
4 Eukalyptus
5 Lavendel
6 Jasmin
7 Minze
8 Fichte
9 Zedernholz
0 Basilikum

Kapitel 5

Behandlung der Karmapunkte

Was ist Karma?

Karma ist ein Wort, das Sie bestimmt schon oft gehört haben. Was bedeutet es aber überhaupt? Karma ist eine Energieform, die Sie in diesem Dasein durchs Leben führt. Das Karma ist gleichzeitig ein Gut und eine Belastung. Karma ist eine Energie, die aus zwei Polen besteht, nämlich aus einem Plus- und einem Minuspol. Diese Energie ist fest in Ihrer Seele verankert und begleitet Sie bei allen Handlungen. Sie korrigiert zudem Ihr Verhalten.

Diese Energie stellt einen Austausch mit der Außenwelt dar. Aus wissenschaftlicher Sicht ist Karma eine Art Materie, die mit Quanten zu tun hat. Quanten sind die kleinsten Energieteilchen, und jede Materie besteht aus Quanten. Sie sind kleiner als Atome bzw. Atome bestehen aus Quanten. Da die ganze Welt schwingt, schwingt auch Ihr karmisches Gut mit.

Die Quantenphysik kennt Beispiele eines solchen Austausches. Quantenaustausch gibt es z.B. auch bei Bienen. Wenn die Bienenkönigin wegfliegt, fliegt ihr ganzes Volk mit ihr. Auch bei Ameisen ist das nicht anderes: Entfernt man die Ameisenkönigin und bleibt sie dem Volk fern, arbeiten die Ameisen erst einmal weiter. Stirbt die Königin, stellen sie ihre Arbeit ein.

Die Quantenphysik ist eine interessante Lehre. Auch Voodoo und alle anderen Magiearten basieren darauf. Schamanen und Vetucha-

Heiler arbeiten mit derselben Materie. Sie können durch ihren Geist Flüssigkeiten aufladen und Informationen durch eine Weihung darin verankern. Sie arbeiten auch mit karmischen Leiden – Leiden, die aus dem Vorleben kommen, oder Leiden durch falsche Verhaltensweisen.

Man kann behaupten, dass Karma auch eine Art programmierte Energie ist, in der Informationen verankert sind.

Zudem gibt es mehrere Karma-Arten:

- Sie werden mit Ihrem eigenen Karma geboren. Darin liegen alle Erfahrungen Ihrer Seele.
- Ihre Seele speichert Dogmen und Erfahrungen der Gesellschaft. Das ist das Gesellschaftskarma.
- Sie sind in eine Familie geboren, und die Familienenergie ist auch ein Karma, nämlich das Familienkarma.
- Sie gehen Beziehungen ein, dabei entsteht ein Energieaustausch, den man Beziehungskarma nennt.
- Und schließlich gibt es auch Volkskarma, Planetenkarma, Stadtkarma, Hauskarma usw.

Linguisten behaupten, dass jede Sprache ebenfalls eine bestimmte Energie aufweist. Sie nennen das Sprachkarma. So verraten die Artikel einer Sprache ihre Mentalität und Denkweise.

Hier sind ein paar Beispiele:

Deutsch	Russisch
die Decke	*der* potolok
das Mädchen	*die* devushka
der Weg	*die* doroga
das Kind	*der* rebjonok
der Baum	*das* derewo

der Fuß	*die* stopa
das Brot	*der* chleb
die Entscheidung	*das* reschenije
das Auge	*der* glas
der Tod	*die* smert
der Krieg	*die* wojna

Folglich assoziiert jedes Volk die gleichen Begriffe mit verschiedenen Geschlechtszugehörigkeiten. Die Sprache spiegelt somit die Energiewahrnehmung des Volkes wider. Einige Völker assoziieren dieselben Gegenstände mit männlicher und andere mit weiblicher Energie. Die Artikel verraten, ob man als Volk bei gewissen Themen aktiv oder passiv handelt. Ich möchte das am Beispiel des Wortes »Weg« anschaulich machen:

der Weg	*die* doroga

Den Weg muss man gehen, sagen Deutsche, man kann »sie« gehen, sagen Russen. Es ist erstaunlich, dass Deutsche viel mehr Arbeitswillen zeigen als Russen. Sie gehen DEN Weg (»der« Weg ist männlich, also hier wird angepackt). Russen sind ausgewogener, entspannter und gemütlicher. So gehen sie den Weg gemütlicher (»die« doroga ist weiblich, also passiv). Sie lassen sich eher führen.

Karmablockaden lösen

Im Folgenden zeige ich Ihnen, wie Energieverbindungen gelöst bzw. Karmafäden getrennt werden können.

Menschen sind schon komisch: Sie suchen einen Partner, finden ihn und trennen sich oft wieder. Dann leiden sie und verlieben sich neu. Menschen kommen alleine und gehen alleine, dazwischen haben sie Beziehungen, die einen Sinn haben: Sie lernen vom Partner, und er lernt von Ihnen. Sie verbinden sich energetisch mit ihm und er sich mit Ihnen. Kommt es zu einer Trennung, bestehen diese energetischen Verbindungen auch danach fort. Diese Energie bleibt noch ein Jahr nach der Trennung am Partner hängen, bei Karmabeziehungen kann es noch länger dauern. Wenn eine Karmabeziehung zehn Jahre gedauert hat, wird diese Energie mindestens weitere fünf Jahre bestehen. Diese Verbindungen werden gespürt. Einige Partner bleiben weitere sieben Jahre nach einer Scheidung energetisch verbunden. Wie kann man das lösen? Dafür gibt es ein Vetucha-Ritual: Nehmen Sie Fotos von beiden Partnern und beten Sie das »Vaterunser« viermal hintereinander. Bestreuen Sie die Fotos danach mit Salz und lassen Sie sie vier Tage lang liegen. Nehmen Sie nach vier Tagen die Fotos in Ihre Hände und legen sie in zwei verschiedene Alben. Dazu zitieren Sie diesen Spruch: »So, wie diese beiden Fotos sich nicht sehen, sich nicht berühren und nicht aneinander denken, so werden (nennen Sie bitte die beiden Namen) sich nicht sehen und nicht aneinander denken, amen!«

Auch gegen Familienkarma-Probleme gibt es ein Ritual: Pflanzen Sie einen Pflanzensamen in einen kleinen Topf. Welche Pflanze Sie bevorzugen, spielt keine besondere Rolle. Wenn dieser Samen gekeimt ist, sollten alle Familienmitglieder die Pflanze sehen und den Topf anfassen. Je größer die Pflanze wird, desto mehr Verständnis wächst zwischen den Familienmitgliedern.

Karma ist ein interessantes Thema. Für mich ist Karma genauso real, wie für einen Koch das Kochen real ist. Karma ist eine Energiesubstanz, eine Verbindung zwischen Menschen aus verschiedenen Inkarnationen (Leben). So gibt es immer ein karmisches Band zwischen Ihnen nahestehenden Menschen und Ihnen selbst, aber auch zu denen, die Ihnen einmal nahestanden. Diese Bande können manchmal deprimieren und negative Einflüsse haben. Oft werden Beziehungen stärker, wenn das sogenannte »karmische Band« geheilt wird. Hierfür nutzt man eine Fernheilungstechnik. Sie funktioniert so: Wenn Sie z.B. die Beziehung zwischen Ihnen und Ihrer Mutter verbessern wollen, sollten Sie diese Beziehung in Ihrer Handfläche visualisieren. Sie visualisieren einfach die Personen, in diesem Beispiel sich selbst und Ihre Mutter. Sollte es Ihnen schwerfallen, legen Sie zwei Fotos in die Hand, eines von Ihnen und eines von Ihrer Mutter. Legen Sie dann die Handflächen zusammen und lassen den Energiefluss beginnen. Stellen Sie sich vor, die Energie gelangt zu beiden Personen und heilt deren Gefühle. Es muss nicht immer eine Person sein, mit der Sie karmisch verbunden sind. Sie können auch eine Situation oder eine persönliche Charaktereigenschaft heilen, z.B. Eifersucht, Nervosität, Ängstlichkeit, Trauer oder auch Ärger. Sie stellen sich diese Eigenschaft oder Situation als eine kleine Kugel vor, die in Ihren Händen liegt. Dann senden Sie Energie. Heilungen können auch für Tiere, Pflanzen und Orte durchgeführt werden. Nach diesem Arbeitsvorgang sollte der Kanal wieder gereinigt werden. Dazu können Sie folgende etwa zehnminütige Meditation machen. Sie wird Ihre Lebensenergie erhöhen und verstärken. Setzen Sie sich mit geschlossenen Augen auf einen Stuhl. Denken Sie daran, dass Ihre Lebensenergie erhöht wird, und entspannen Sie sich. Sie werden merken, dass die Energie nun fließt. Stellen Sie sich nun vor, dass ein schöner Diamant an Ihren Kopf platziert wird. Das Chakra nimmt die Eigenschaften dieses Diamanten an. Sagen Sie: »Ich bin stark wie ein Diamant«, und lassen Sie die Energie fließen. Bleiben Sie danach eine Weile sitzen.

Alles ist ein Hologramm oder, besser gesagt, alles ist eine Projektion. Alles spiegelt sich in Ihrem Leben wider und bildet eine unsichtbare Materie, Matrix genannt. Eigentlich ist die Matrix ein Karma. So sieht man z.B. in einer Iris die Organe. Die Organe spiegeln sich jedoch auch in Ihrer Fußsohle (Reflexzonen), im Gesicht, in der Hand oder auch an der Ohrmuschel. Denken Sie an die Akupunktur.

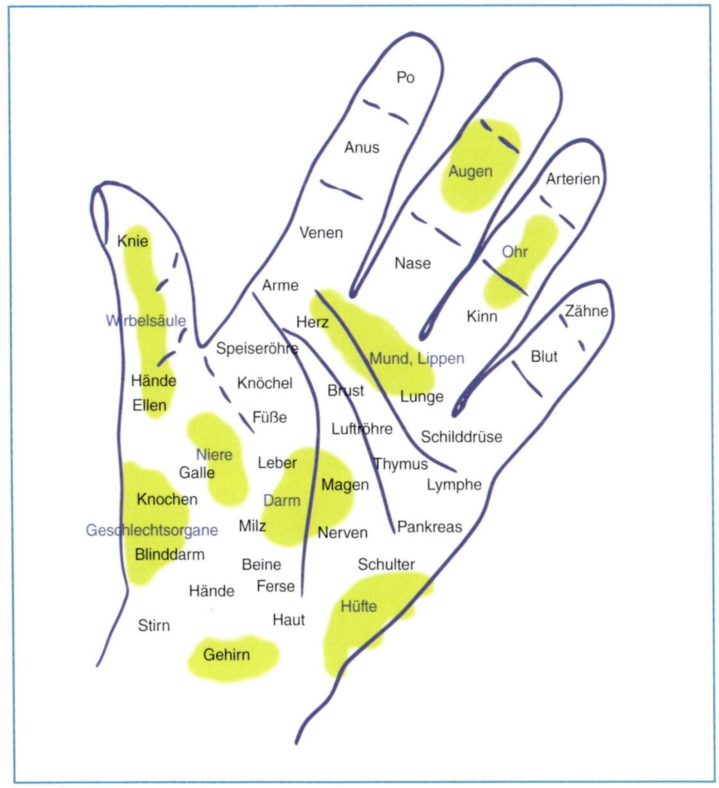

Die linke Hand

Jedes Land hat ein Karma, eine Energie, die das Land ausmacht und so besonders macht. Nach dem heutigen Stand kann man sagen, dass einige Länder, in denen es unruhig ist oder Kriege herrschen, kein besonders gutes Karma haben. So sind die USA eines der ärmsten karmischen Länder. Indien gilt als Friedhof der alten Götter. Pakistan und Israel arbeiten ihr negatives Karma heute noch ab. Auch Städte haben ihr Karma. Dachau trägt sein Karma bis heute noch ab.

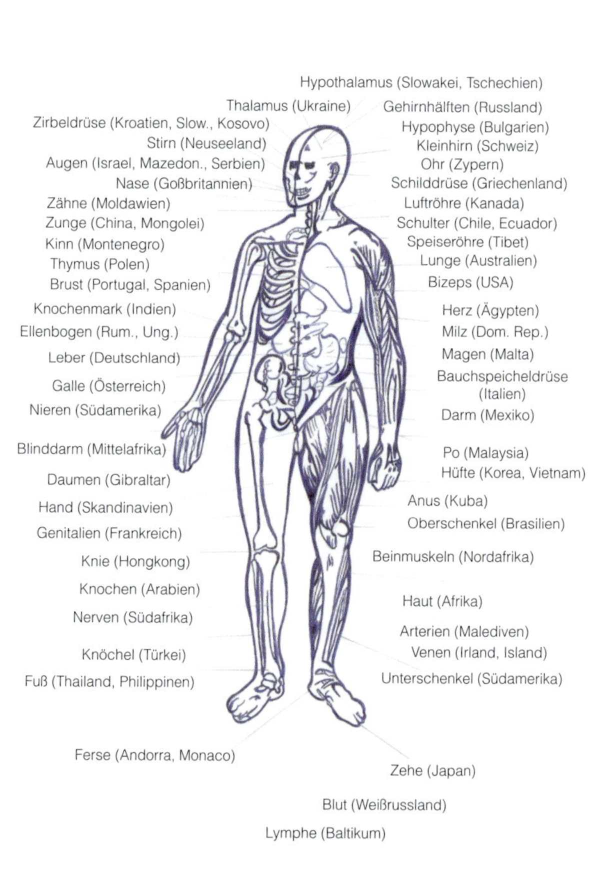

Körperprojektion Länder

Wo es also seelisch, geistig oder kämpferisch hoch hergeht, liegt schlechtes Karma vor. Genau dort, wo die karmische Abtragung geschieht, kommt es zu Katastrophen und Kriegen. Zudem gibt es eine Projektion der Länder auf den menschlichen Körper.

Karmareinigung

Karma ist ein interessantes Thema, nicht wahr? Nicht alles, aber vieles und sicher mehr, als Sie denken, hat mit dem Karma zu tun. Der Kosmos beeinflusst Ihr Leben permanent. Es ist kein Zufall, dass Sie in eine bestimmte Familie oder in einem bestimmten Körper geboren wurden. Auch das ist Karma. Somit bringen Sie einige Vorgaben mit, die Ihr Leben prägen, und einige Aufgaben, die Sie erledigen müssen. Die Seele kauft sich sozusagen ein Ticket von A nach B und fährt den Zug des Lebens. Leider sind die Karmaaufgaben nicht immer leicht zu erledigen, da es auch negative Energien im Karmabereich gibt. Diese Negativitäten sind Blockaden, die das Leben zur Hölle machen können. Auch Ihre Vitalität sowie Ihre Laune werden durch solche Karmablockaden geprägt.

Muss das sein? Nein! Da Sie das Karma täglich verarbeiten können, ist es möglich, auch das Leben dadurch positiv zu beeinflussen und die Aura zu heilen. Zur Karmareinigung bietet sich die sogenannte Karmapunkt-Methode aus dem Vetucha an. Sie funktioniert schnell und zuverlässig und wirkt innerhalb kurzer Zeit. Diese Methode beschäftigt sich mit den »karmischen Punkten«, die sich an der Hautoberfläche befinden. Das sind Verknüpfungen zu Ihrer Aura. Durch die Arbeit mit diesen Punkten können Sie negative Einflüsse im Aurafeld abschalten und den Schutzkokon korrigieren, die gesamte Körperenergie beleben und Ihre Seele zum Wachsen bringen. Diese Karmakorrektur bringt außerdem positive Ereignisse in Ihr Leben und macht sie lockerer.

Am leichtesten gelingt die Aktivierung dieser spezifischen Punkte mit einem Stift. Es geht jedoch auch mit einem Finger. Die Behandlung der Punkte ist kinderleicht und geschieht am einfachsten im Sitzen. Man drückt nach und nach leicht auf die Punkte.

Drücken Sie auf jeden Punkt sanft, mit geringem Druck circa 30 Sekunden lang, ohne einen festen Druck zu erzeugen. Sollten Sie über genug Zeit verfügen, nehmen Sie sich circa eine Minute Zeit pro Punkt. Der Druck kann nach 30 Sekunden verstärkt werden. Machen Sie mit dem Stift oder mit dem Finger immer eine kreisende Bewegung abwechselnd im und dann gegen den Uhrzeigersinn. Nach zehn Tagen ist Ihre Aura abgedichtet, und Sie werden einen höheren energetischen Zustand erreichen.

Warum funktioniert diese Methode? Astromedizin und Karmalehre beschäftigen sich seit Jahrtausenden mit den kosmischen Zusammenhängen. Die Astrologie (Astral- oder Sternlehre) untersucht die Rolle der kosmischen und seelischen Substanzen (den sogenannten Astral), die wir auch als Aura oder Bioenergiefeld, Astralkörper oder auch Seele bezeichnen, auf Ihr Leben. Die Karmalehre (Wiedergeburtslehre) erklärt die Beeinflussung des heutigen Daseins durch frühere Inkarnationen.

Menschen leben in einem energetischen Meer. Der Astralkörper ist in der Lage, positive und negative kosmische Energien zu empfangen und zu speichern. Diese Energien werden im Laufe der Jahre im Körper verteilt und verarbeitet.

Die kosmische Energie (Lebensenergie, Fluid, Chi, Prana) bekommen Sie automatisch durch Licht und Atmung sowie durch die Nahrung und Ihre Glaubenssätze. Diese Energie besteht aus zwei Polen: dem Plus- und dem Minuspol. Das Verhältnis zwischen beiden Teilen sollte harmonisch sein. Mit dem ersten Atemzug fließt diese Energie durch eine sogenannte Matrix in Sie hinein. Somit erhalten Sie auch eine besondere, nur für Sie spezifische kosmische Frequenz.

Die Geburtszeit, der Ort und das Sternzeichen projizieren sich ebenso auf Ihre Aura, somit hat jeder einen eigenen Biorhythmus. Dieser beinhaltet günstige sowie ungünstige Einflüsse. Die kosmische Energie zeigt sich am ehesten in Bezug auf Ihre Wirbelsäule, wo sie verbreitet wird. In der Wirbelsäule wird diese Energie gespeichert und an die Organe weitergeleitet. Diese Energie fließt ins Herz und in die Nieren sowie in alle zwölf Hauptmeridiane hinein. Sie nehmen jedoch diese Energie auch durch andere Körperteile auf.

Es kommt sehr oft vor, dass ein Mensch leidet, weil ein Mangel an positiver Energie durch seine Sternzeichen-Veranlagungen oder das Karma sowie Planeteneinflüsse hervorgerufen wird. Diese Veranlagungen machen einen Bereich der Aura schwach und beeinflussen damit gewisse Organe und die Seele.

Hier ist eine kurze Tabelle:

Widder
Der Widder hat eine Auraschwäche im oberen Kopfbereich.
Schwachstellen im Körper sind: Gehirn, Lunge und Solarplexus.
Seelenbelastung: Intuition

Stier
Der Stier hat eine Auraschwäche im unteren Kopfbereich.
Schwachstellen im Körper sind: Hals, Unterkiefer, Schilddrüse und Speiseröhre.
Seelenbelastung: Unruhe

Zwillinge
Der Zwilling hat eine Auraschwäche im Schulterbereich.
Schwachstellen im Körper sind: Wirbelsäule, Lunge, Nervensystem und Hände.
Seelenbelastung: Stimme und Kommunikation

Krebs
Der Krebs hat eine Auraschwäche im Brustbereich.
Schwachstellen im Körper sind: Leber und Verdauungsorgane.
Seelenbelastung: Gedächtnis

Löwe
Der Löwe hat eine Auraschwäche im mittleren Wirbelsäulenbereich.
Schwachstellen im Körper sind: Herz und Rücken.
Seelenbelastung: Psychosomatik und Sexualität

Jungfrau
Die Jungfrau hat eine Auraschwäche in der Bauchgegend.
Schwachstellen im Körper sind: Dünndarm, Zwölffingerdarm sowie der Stoffwechsel.
Seelenbelastung: Nervosität

Waage
Die Waage hat eine Auraschwäche im Hüftbereich.
Schwachstellen im Körper sind: Harnsystem und Drüsenschwäche.
Seelenbelastung: Gleichgewicht

Skorpion
Der Skorpion hat eine Auraschwäche im Nabelbereich, Steißbeinbereich, Sexualchakra und der Nase.
Schwachstellen im Körper sind: Immunsystem und Sexualorgane.
Seelenbelastung: Blockaden im Bereich des 3. Auges

Schütze
Der Schütze hat eine Auraschwäche im Hüftbereich und Po.
Schwachstellen im Körper sind: Kreislauf und Muskulatur.
Seelenbelastung: Zerrissenheit

Steinbock
Der Steinbock hat eine Auraschwäche im Kniebereich.
Schwachstellen im Körper sind: Zähne, Knochenbau und die Haut.
Seelenbelastung: Zeitwahrnehmung

Wassermann
Der Wassermann hat eine Auraschwäche im Bein- und Fußbereich.
Schwachstellen im Körper sind: Nervensystem, Haut, aber auch Zähne.
Seelenbelastung: Genialität, Intuition und Telepathie

Fische
Der Fisch hat eine Auraschwäche im Fußsohlenbereich.
Schwachstellen im Körper sind: Hormonsystem, Nerven und Blutdruck.
Seelenbelastung: Intuition

Durch die spezielle Behandlung der kosmischen bzw. karmischen Punkte am Körper können Sie die oben genannten Schwächen beseitigen und die positive Energieaufnahme aus dem Kosmos verstärken.

60 karmische Punkte: Bedeutung und Behandlung

Die Energien der Aura sind mit einigen Punkten am Körper verknüpft. Durch eine selbstständige Behandlung (oder Behandlung durch einen Partner) kann man diese Punkte aktivieren und damit die Aura positiv beeinflussen sowie viele Blockaden in der Seele und auch im Körper lösen. Drücken Sie auf jeden Punkt 30 bis 60 Sekunden lang. Behandeln Sie die folgenden Punkte der Reihe nach von 1 bis 48. Bei einem Klienten können Sie anschließend noch die Zusatzpunkte behandeln. Wenn Sie sich von einer anderen Person behandeln lassen, könnten die Zusatzpunkte auch mit behandelt werden. So geht die Korrektur schneller.

Achtung: Besondere Schmerzempfindlichkeit in einigen Zonen signalisiert energetische Disharmonien oder Stauungen. Sollten Sie also Schmerzen an einem oder mehreren Punkten empfinden, lesen Sie nach, was das bedeutet. Behandeln Sie diese »Wunderpunkte«, werden Sie sich womöglich nicht nur besser fühlen, sondern Ihre zweite Geburt erleben. Sie werden Ihre neue positive Realität erschaffen, ruhiger werden und Ihre Seele enorm weiterentwickeln. Verändern Sie hiermit Ihr karmisches Programm und werden Sie gesund und munter sowie glücklich und begeistert von Ihrem Leben!

Die ersten acht Punkte:

1. Punkt

Aufgabe: Er aktiviert die Lichtaufnahme aus dem Universum und korrigiert den oberen Aurabereich am Kopf.
Auf der körperlichen Ebene hilft die Arbeit mit diesem Punkt (beiderseits) bei Nervenerkrankungen, Gesichtsneuralgien, Augenleiden und Kopfschmerzen. Durch das Aktivieren des Punktes wird man ruhiger und kann besser einschlafen.
Sollte bei der Aktivierung des Punktes Schmerz empfunden werden, weist das auf energetische Fremdenergien im oberen Aurabereich hin sowie auf zu viel Stressenergie, die im Körper gespeichert wurde.
Lage: Die Stirnmitte direkt oberhalb der Augen.

2. Punkt

Aufgabe: Das 3. Auge empfängt Informationen aus der Umgebung. Diese Gegend ist für die Psyche verantwortlich. Sie aktiviert die Intuition und korrigiert den oberen Aurabereich am Kopf und an den

Ohren. Außerdem werden die rechte und die linke Auraseite zueinander harmonisiert.

Auf der körperlichen Ebene hilft die Arbeit mit diesem Punkt bei psychosomatischen Erkrankungen, Augenleiden, Magenverstimmungen und Beschwerden an den Füßen.

Sollte bei der Aktivierung des Punktes Schmerz empfunden werden, weist das auf eine Auraausdehnung und auf eine schwammige Aurastruktur hin.

Lage: Direkt zwischen den Augenbrauen oberhalb der oberen Nasenwurzel am 3. Auge.

3. Punkt

Aufgabe: Er stärkt die Aura ganzheitlich in mehreren Aurabereichen, besonders am Rücken. Diese Zone kontrolliert das Gedächtnis und die geistige Welt (Wahrnehmung). Sie unterstützt außerdem die Verbindung zwischen Gehirnenergien und Organen wie der Leber und der Galle sowie des Solarplexus.

Auf der körperlichen Ebene hilft die Arbeit mit diesem Punkt dem Gehirn, bei Schlafproblemen, Kopfschmerzen, Müdigkeit, psychosomatischen Erkrankungen, Ischias, Schmerzen in den Beinen und dem unteren Rücken und bei Darmproblemen.

Sollte bei der Aktivierung des Punktes Schmerz empfunden werden, stimmt das Verhältnis zwischen männlicher und weiblicher Energie im Aurabereich nicht (zu viel oder zu wenig Erdung).

Lage: Rechts und links oberhalb der Augenbrauen.

4. Punkt

Aufgabe: Er stimuliert die Hypophyse, die Konzentration und stärkt die Aura im Gesichtsfeld.

Auf der körperlichen Ebene hilft die Arbeit mit diesem Punkt bei Problemen des endokrinen Systems, bei Unruhe und Hautproblemen, Kopfschmerzen und Magenbeschwerden, außerdem bei Müdigkeitssyndrom, Fußschmerzen und Nasenbluten.

Sollte bei der Aktivierung des Punktes Schmerz empfunden werden, liegen Blockaden im Solarplexus vor.
Lage: Direkt zwischen den Augenbrauen an der oberen Nasenwurzel unter dem 3. Auge.

5. Punkt
Aufgabe: Er lässt die Energie in tiefere Aurabereiche und in den Solarplexus fließen. Außerdem erzeugt die Arbeit mit diesem Punkt einen klaren Kopf.
Auf der körperlichen Ebene hilft die Arbeit mit diesem Punkt bei Augenbeschwerden, Schwindel, Übelkeit, Gesichtsnervenproblemen, Nasennebenhöhlenproblemen.
Sollte bei der Aktivierung des Punktes Schmerz empfunden werden, verweist dies auf eine Blockade in der Gefühlswelt. Man lässt etwas nicht los oder zu.
Lage: Am Anfang der Augenbrauen.

6. Punkt
Aufgabe: Dieser Punkt steht für karmische Aufgaben der Familienmitglieder. Die Arbeit mit diesem Punkt löst die nicht realisierten Ambitionen, unterdrückte Aggressivität und aktiviert das Verzeihen.
Auf der körperlichen Ebene hilft die Arbeit mit diesem Punkt bei Magenbeschwerden, Gallenbeschwerden, Zwölffingerdarmerkrankungen, Erkältungen, außerdem liefert sie Energie für die Lunge und das Gehirn.
Sollte bei der Aktivierung des Punktes Schmerz empfunden werden, wird ein Ungleichgewicht im Körper zwischen männlichen und weiblichen Energien angezeigt.
Lage: In der Nasenmitte am Übergang des Knochens zum Knorpel.

Karmapunkte 1–8

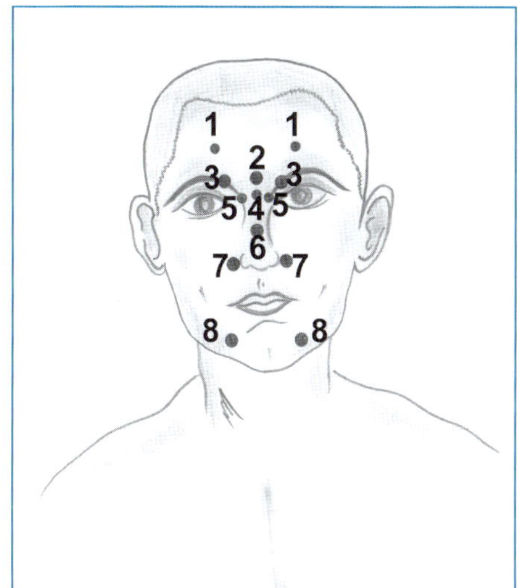

7. Punkt

Aufgabe: Das ist der sogenannte Gottespunkt. Hier ist die Verknüpfung zum astralen Kanal sehr stark. Dieser Punkt steht für den Hinterkopf-Aurabereich. Er verbindet das Gehirn mit der Lunge.

Auf der körperlichen Ebene hilft die Arbeit mit diesem Punkt bei Kreislauf-, Lungen- und Nierenbeschwerden. Eine unterstützende Wirkung ist auch bei Allergien, Bronchitis, Nasenpolypen und Unruhe gegeben. Der Punkt stärkt auch das Immunsystem.

Sollte bei der Aktivierung des Punktes Schmerz empfunden werden, weist das auf einen Mangel der göttlichen Energien im Aurafeld hin.

Lage: Jeweils links und rechts neben dem Nasenflügel.

8. Punkt

Aufgabe: Dieser Punkt kontrolliert die gesamte Kopfaura und die Balance zwischen männlichen und weiblichen Energien im Kopf-Aurabereich.

Auf der körperlichen Ebene hilft die Arbeit mit diesem Punkt bei Schleimhautproblemen, Gehirn- und Lymphsystemerkrankungen, Schnupfen und hormonellen Schwierigkeiten.
Sollte bei der Aktivierung des Punktes Schmerz empfunden werden, weist das auf Entzündungen im Körper und Energiedefizite im Solarplexusbereich hin. Ansonsten verweist der Schmerz auf zu viel weibliche Energie (bei Männern) und zu viel männliche Energie (bei Frauen).
Lage: Links und rechts unter den Lippenwinkeln (zwischen Unterkieferknochen und Kinnknochen).

Die nächsten 13 Punkte, wiederum in der Regel beidseitig:

9. Punkt
Aufgabe: Das ist eine der wichtigsten karmischen Zonen. Dieser Punkt stärkt die Aura des ganzen Körpers. Er wirkt bei der Reinigung von negativen Energien im Aurafeld und stimuliert die Gabe der Hellsichtigkeit.
Auf der körperlichen Ebene hilft die Arbeit mit diesem Punkt bei Wahrnehmungsstörungen, psychosomatischen Erkrankungen und sie unterstützt die Entgiftung des Körpers. Die Arbeit mit diesem Punkt ermöglicht eine schnelle Entwässerung des Gewebes und stimuliert die Tätigkeit der Leber. Auch bei Psychosen und Migräne, Infektionskrankheiten und Immunschwäche sowie bei Herzerkrankungen sollte man diesen Punkt behandeln.
Sollte bei der Aktivierung des Punktes Schmerz empfunden werden, zeigt dies eine Belastung des Familienkarmas an. Außerdem ist der Lymphfluss reduziert, und es besteht Sauerstoffmangel.
Lage: In der Mitte der Schläfe.

10. Punkt
Aufgabe: Er schützt die Aura im Bereich der Hüfte.
Auf der körperlichen Ebene hilft die Arbeit mit diesem Punkt bei nervösen Anspannungen, Stress und chronischen Erkrankungen der Stirnhöhle.
Sollte bei der Aktivierung des Punktes Schmerz empfunden werden, so fehlt es an der kosmischen Energie, die man aufnehmen sollte.
Lage: Der oberste Rand der Wange.

11. Punkt
Aufgabe: Diese Zone unterstützt das Herzchakra und den Solarplexus. Außerdem fördert sie die Aura im Bauchbereich.
Auf der körperlichen Ebene hilft die Arbeit mit diesem Punkt bei Zahnschmerzen und Darmbeschwerden.
Sollte bei der Aktivierung des Punktes Schmerz empfunden werden, so liegt ein Überschuss an männlicher Energie im Magenbereich vor.
Lage: Unter dem Unterkiefer.

12. Punkt
Aufgabe: Schützt vor negativen Informationen (Neid usw.) aus der Umgebung.
Auf der körperlichen Ebene hilft die Arbeit mit diesem Punkt bei Verdauungsschwierigkeiten und Müdigkeit.
Sollte bei der Aktivierung des Punktes Schmerz empfunden werden, liegt eine Belastung des Mutterkarmas vor.
Lage: Seitlich in der Mitte des Unterkiefers.

13. Punkt
Aufgabe: Er wirkt beim Lösen von verankerten Ängsten und Unruhe. Dieser Punkt aktiviert die Selbstliebe und den Glauben an sich selbst. Er kontrolliert die Aufnahmefähigkeit der Aura und steht für Kommunikation mit kosmischen Energien.

Auf der körperlichen Ebene hilft die Arbeit mit diesem Punkt bei Ängsten, Kopfdruck, Augenleiden und Alkoholkater.
Sollte bei der Aktivierung des Punktes Schmerz empfunden werden, weist das auf Belastungen aus dem Familienkarmabereich und eine schwierige Zeit in der Kindheit hin.
Lage: Der hintere Teil des Unterkiefers unter dem Ohr.

14. Punkt
Aufgabe: Er steht für kreative Tätigkeit und verbindet energetische kreative Kanäle von innen nach außen. Er kontrolliert unter anderem den Hinterkopf-Aurabereich.
Auf der körperlichen Ebene hilft die Arbeit mit diesem Punkt der Konzentrationsfähigkeit sowie gegen Schläfrigkeit, Müdigkeit, Faulheit und Depressionen.
Sollte bei der Aktivierung des Punktes Schmerz empfunden werden, fehlt die Balance zwischen Yin und Yang, also männlichen und weiblichen Energien. Außerdem kann eine Stauung der Lymphe vorliegen.
Lage: Die untere Grenze des Nackenknochens.

15. Punkt
Aufgabe: Dieser Punkt ist der Verbindungskanal zur göttlichen Energie. Er riegelt das Kronenchakra von unerwünschten Energien aus der Zwischenwelt ab.
Auf der körperlichen Ebene hilft die Arbeit mit diesem Punkt bei Depressionen, Verdauungsbeschwerden und Konzentrationsschwäche.
Sollte bei der Aktivierung des Punktes Schmerz empfunden werden, liegt eine Blockade im oberen Aurabereich vor.
Lage: Haarwirbel am Hinterkopf.

16. Punkt

Aufgabe: Er steht für die Wahrnehmungsfähigkeit, die kontrollierte Aura um den gesamten Kopf herum.

Auf der körperlichen Ebene hilft die Arbeit mit diesem Punkt bei Kapillar-, Herz- und Lungenerkrankungen.

Sollte bei der Aktivierung des Punktes Schmerz empfunden werden, liegen Auralöcher in Kopfbereich vor.

Lage: Oberhalb der Schläfen.

17. Punkt

Aufgabe: Das ist der wichtigste karmische Punkt überhaupt. Er kontrolliert den gesamten Aurabereich und das zentrale Nervensystem. Die Arbeit mit diesem Punkt ermöglicht das Lösen karmischer Probleme und neutralisiert Aurastauungen. Zudem leitet er die negativen Energien aus dem Aurabereich (z.B. Besetzung, Magie) hinaus.

Auf der körperlichen Ebene hilft die Arbeit mit diesem Punkt bei Herz-, Lungen- und Augenleiden, Nervensystemschwäche und bei zu hohem Blutdruck. Er gilt als Notfallpunkt bei Übelkeit, Kopfdruck und Schläfrigkeit.

Sollte bei der Aktivierung des Punktes Schmerz empfunden werden, liegen einige Blockaden vor. Bei richtigem Aktivieren dieser Zone fühlen Sie Wärme im Kopf, Bauch und in den Beinen.

Lage: In der Mitte der Ohrmuschel.

18. Punkt

Aufgabe: Dieser Punkt beseitigt Stress und psychische Disharmonie. Er hebt die Gesamtenergetik des Körpers und reinigt die Seele. Außerdem aktiviert er die geistige Tätigkeit.

Auf der körperlichen Ebene hilft die Arbeit mit diesem Punkt bei Psychosen, Ängsten und Magen-Darm-Erkrankungen.

Sollte bei der Aktivierung des Punktes Schmerz empfunden werden, liegt eine Schwäche im Halsaurabereich vor.

Lage: Die Seitenhalsmuskeln unter dem Unterkiefer.

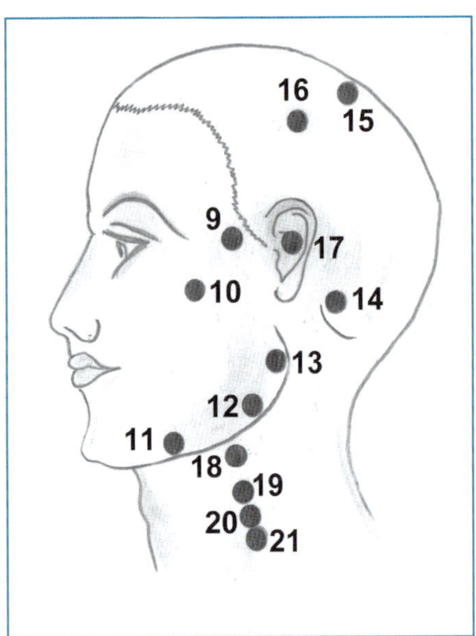

Karmapunkte 9–21

19. Punkt
Aufgabe: Dieser Punkt überwacht das Immunsystem und kontrolliert den Halschakrabereich.
Auf der körperlichen Ebene hilft die Arbeit mit diesem Punkt bei Gehirnproblemen, der Menopause und Blutdruckproblemen.
Sollte bei der Aktivierung des Punktes Schmerz empfunden werden, deutet das auf gespeicherte Wut im Körper hin.
Lage: Die Seitenhalsmuskulatur unter dem Unterkiefer im oberen Drittel des Halses.

20. Punkt
Aufgabe: Er entfaltet die nicht umgesetzten geistigen Kräfte.
Auf der körperlichen Ebene hilft die Arbeit mit diesem Punkt bei Hormonproblemen, Unruhe und Gedächtnisschwäche.

Sollte bei der Aktivierung des Punktes Schmerz empfunden werden, deutet das auf Astralparasiten im Aurabereich hin.
Lage: Die Seitenhalsmuskeln unter dem Unterkiefer in der Mitte des Halses.

21. Punkt
Aufgabe: Er kontrolliert die Auraschichten im Bereich des oberen Körpers.
Auf der körperlichen Ebene hilft die Arbeit mit diesem Punkt bei Melancholie und Unruhe.
Sollte bei der Aktivierung des Punktes Schmerz empfunden werden, deutet das auf eine Stauung der Energie im Kopf hin.
Lage: Die Seitenhalsmuskeln unter dem Unterkiefer unten fast am Schlüsselbein.

Die nächsten drei Punkte befinden sich am Oberarm. Sie bilden eine einheitliche Zone.

22. Punkt
Aufgabe: Er steht für die Kontrolle der Psyche und unterstützt den Rückenaurabereich.
Auf der körperlichen Ebene hilft die Arbeit mit diesem Punkt bei Unruhe, Depressionen und Magenbeschwerden. Auch bei Übersäuerung des Magens und Problemen mit dem Darm ist es empfehlenswert, diesen Punkt zusammen mit dem 23. und 24. Punkt zu aktivieren.
Sollte bei der Aktivierung des Punktes Schmerz empfunden werden, deutet das auf eine schlechte Versorgung mit Sauerstoff hin.
Lage: Der hintere Teil des Oberarms am Muskelursprung/Bizeps.

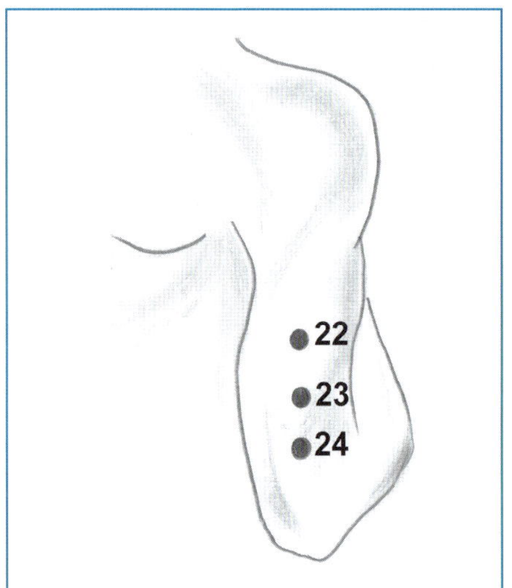

Karmapunkte 22–24

23. Punkt

Aufgabe: Er kontrolliert den Rückenaurabereich und die Psyche.

Auf der körperlichen Ebene hilft die Arbeit mit diesem Punkt bei energetischen Stauungen in den Organen und Muskeln.

Sollte bei der Aktivierung des Punktes Schmerz empfunden werden, weist dies auf eine falsche Atmung hin.

Lage: Der hintere Teil des Oberarms in der Mitte.

24. Punkt

Aufgabe: Er kontrolliert die Solarplexusarbeit und den gesamten Rückenaurabereich.

Auf der körperlichen Ebene hilft die Arbeit mit diesem Punkt bei Darmbeschwerden und innerer Unruhe.

Sollte bei der Aktivierung des Punktes Schmerz empfunden werden, weist das auf zu wenig vorhandene Energie im Solarplexus hin.

Lage: Der hintere Teil des unteren Oberarms.

Karmapunkt 25

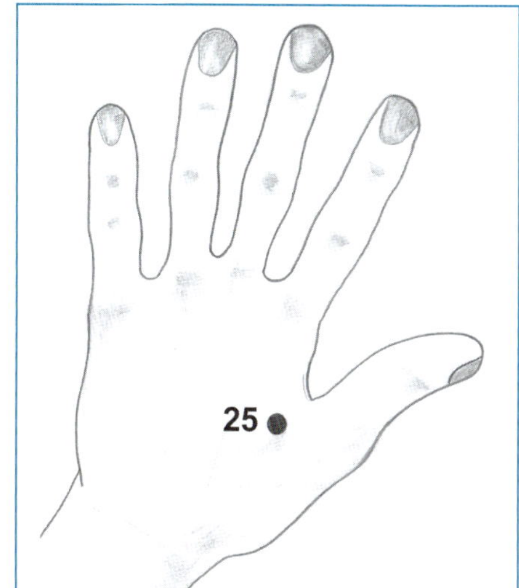

25. Punkt

Aufgabe: Dieser Schmerzpunkt steht für die Kommunikation mit der Außenwelt. Die Arbeit mit diesem Punkt reinigt die Aura im Kopf- und Brustbereich. Er stärkt das 3. Auge und ermöglicht die leichtere Aufnahme von Pranaenergie (Lebensenergie) aus dem Universum.

Auf der körperlichen Ebene hilft die Arbeit mit diesem Punkt bei Angespanntheit, Stress, Depressionen und bei Darmerkrankungen. Sie hilft auch bei Beschwerden im Gesicht (Nase, Augen), Zahnschmerzen, Grippe, Ohrensausen und Migräne sowie bei Schlaflosigkeit und bei übermäßigem Schwitzen.

Sollte bei der Aktivierung des Punktes Schmerz empfunden werden, deutet dies auf fremde Energien im Aurabereich hin.

Lage: In der Mulde zwischen Daumen- und Zeigefinger.

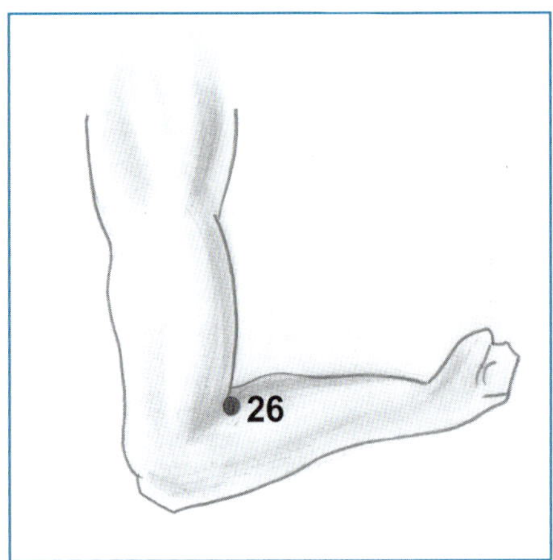

Karmapunkte 26

26. Punkt

Aufgabe: Dieser Schmerzpunkt steht für die Kommunikation mit der Außenwelt. Die Arbeit mit diesem Punkt reinigt die Aura im Kopf- und Brustbereich und stärkt das 3. Auge.

Auf der körperlichen Ebene hilft die Arbeit mit diesem Punkt bei Lymphstauungen, Kopfschmerzen, Frauenleiden, Lungenproblemen und Rückenschmerzen. Sie stimuliert die Darmtätigkeit und stärkt das Unterbewusstsein.

Sollte bei der Aktivierung des Punktes Schmerz empfunden werden, deutet das auf vorhandene negative Energien durch Neid oder Hass hin.

Lage: An der inneren Ellenbeuge.

Nun folgen die Punkte am Rumpf. Viele davon gibt es doppelt, daher sollte man jeweils beide Körperseiten behandeln.

27. Punkt

Aufgabe: Diese Zone ist eine der wichtigsten, da sie einen energetischen Filter darstellt. Sie ist eine astrale Barriere für Energien, die um uns herum herrschen.

Auf der körperlichen Ebene hilft die Arbeit mit diesem Punkt bei Stoffwechselstörungen. Die Arbeit mit dieser Zone erneuert zudem die Körperzellen.

Sollte bei der Aktivierung des Punktes Schmerz empfunden werden, deutet dies auf gespeicherte Toxine im Körper und energetische Stauungen in der Aura hin.

Lage: In der Umgebung der Schilddrüse.

28. Punkt

Aufgabe: Diese Zone unterstützt Aurakonturen nach außen und kontrolliert die Körpertemperatur.

Auf der körperlichen Ebene hilft die Arbeit mit diesem Punkt bei Erkrankungen im HNO-Bereich, Verdauungsstörungen und Unterleibsbeschwerden. Diese Gegend filtriert das Blut, das zum Gehirn strömt.

Sollte bei der Aktivierung des Punktes Schmerz empfunden werden, deutet das auf Blockaden im Denkprozess hin.

Lage: Oberhalb der Schilddrüse rechts und links.

29. Punkt

Aufgabe: Dieser Punkt weckt Körperenergien und Selbstheilungskräfte. Er ist für die Reinheit der Aura, besonders im Brustbereich, zuständig.

Auf der körperlichen Ebene hilft die Arbeit mit diesem Punkt bei Spannungen im Brustbereich. Sie gleicht die Lunge aus und wirkt bei Schulterverspannungen, beseitigt Nervosität und Unruhe. Außerdem hilft sie bei Asthma und Magenbeschwerden.

Sollte bei der Aktivierung des Punktes Schmerz empfunden werden, liegt eine energetische Herzschwäche vor.
Lage: Unter dem Schlüsselbein.

30. Punkt
Aufgabe: Er ist für die Reinheit der Aura zuständig, besonders im Kopfbereich.
Auf der körperlichen Ebene hilft die Arbeit mit diesem Punkt bei Durchblutungs- und Herzstörungen, Atemproblemen, geschwächter Psyche und Gelenkbeschwerden. Störungen in diesem Bereich blockieren die Magenenergie. Die Arbeit mit diesem Punkt hilft auch bei Darmbeschwerden.
Sollte bei der Aktivierung des Punktes Schmerz empfunden werden, ist die Aura nicht ausgeglichen, d.h. eine Seite ist schwächer als die andere.
Lage: An beiden Seiten der Speiseröhre unterhalb des Schlüsselbeines.

31. Punkt
Aufgabe: Er behebt Energiedefizite im Aurabereich.
Auf der körperlichen Ebene hilft die Arbeit mit diesem Punkt bei Anspannungen im Gewebe und Kreislaufproblemen sowie bei Lungenerkrankungen und Gesichtsödemen (Schwellungen).
Sollte bei der Aktivierung des Punktes Schmerz empfunden werden, verweist dies auf angestaute Gefühle der Wut und negative Fremdenergien.
Lage: Oberhalb der Brustmuskulatur.

32. Punkt
Aufgabe: Er schützt das Aurafeld im Bauchbereich.
Auf der körperlichen Ebene hilft die Arbeit mit diesem Punkt bei Darmproblemen und Erkrankungen des venösen Systems sowie bei Herzarterienproblemen.

Sollte bei der Aktivierung des Punktes Schmerz empfunden werden, fehlt es an Lebensenergie.
Lage: Symmetrisch an der Brustmuskulatur in der Mitte des Körpers.

33. Punkt
Aufgabe: Er schützt den Mittelpunkt der Aura (Solarplexus).
Auf der körperlichen Ebene hilft die Arbeit mit diesem Punkt bei Lungen- und Herzerkrankungen, Husten, Neuralgien und Schluckauf.
Sollte bei der Aktivierung des Punktes Schmerz empfunden werden, liegt eine Solarplexusschwäche vor.
Lage: In der Brustmitte zwischen den Brustwarzen.

34. Punkt
Aufgabe: Er unterstützt die Aufnahmefähigkeit der Seele.
Auf der körperlichen Ebene hilft die Arbeit mit diesem Punkt bei Magen-, Lungen- und Nierenbeschwerden.
Sollte bei der Aktivierung des Punktes Schmerz empfunden werden, fließen zu wenig Energien in die Aura.
Lage: Etwas oberhalb der Brustwarzen in Richtung Körpermitte.

35. Punkt
Aufgabe: Er unterstützt die Aura im Bereich von Herz und Solarplexus.
Auf der körperlichen Ebene hilft die Arbeit mit diesem Punkt bei Herztätigkeitsanomalien, Tinnitus, Lymphproblemen, Blutdruckproblemen, Lebererkrankungen oder Ohrenbeschwerden.
Sollte bei der Aktivierung des Punktes Schmerz empfunden werden, fließt die Lymphe im Körper zu langsam.
Lage: Rechts und links im Solarplexusbereich.

36. Punkt

Aufgabe: Er reinigt die äußere Auraschicht von negativen Energien. Auf der körperlichen Ebene hilft die Arbeit mit diesem Punkt bei Magen-Darm-Trakt-Erkrankungen aller Art, Appetitlosigkeit, Phobien, Leberschäden und Gallenbeschwerden.
Sollte bei der Aktivierung des Punktes Schmerz empfunden werden, liegen Stress, negative Belastungen und falsche Ernährung vor.
Lage: Am unteren Rippenbogen.

37. Punkt

Aufgabe: Dieses starke energetische Zentrum unterstützt den Herzchakrabereich, die Gefühlswelt und das Harnsystem (Ausscheidungssystem).
Auf der körperlichen Ebene hilft die Arbeit mit diesem Punkt bei Lungenbeschwerden, Herzbeschwerden, Knochenmarkserkrankungen, Depressionen und Nierenleiden. Sie beeinflusst auch die Darmtätigkeit und die Aorta.
Sollte bei der Aktivierung des Punktes Schmerz empfunden werden, liegt eine Schwäche im Wurzelchakrabereich vor.
Lage: In der Umgebung des Bauchnabels.

38. Punkt

Aufgabe: Er verbindet die Körperenergie mit der Auraenergie.
Auf der körperlichen Ebene hilft die Arbeit mit diesem Punkt bei allgemeiner Schwäche, Darmbeschwerden und Lernschwäche sowie einer verminderten Konzentrationsfähigkeit.
Sollte bei der Aktivierung des Punktes Schmerz empfunden werden, liegen psychische Blockaden aus der Kindheit vor.
Lage: Oberhalb des Nabels.

Karmapunkte 27–39

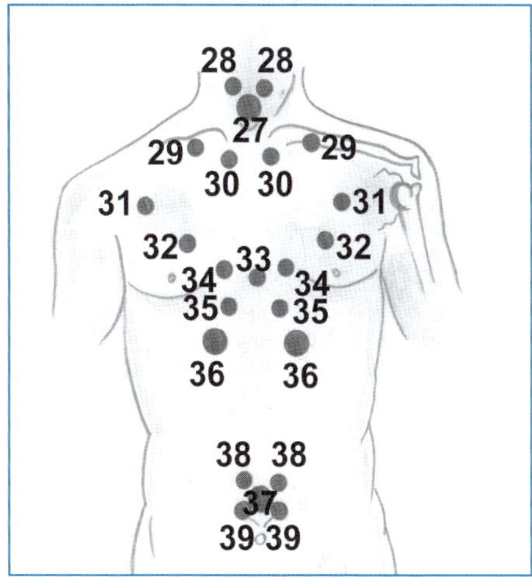

39. Punkt

Aufgabe: Hier wird das gesamte Blut mit Lebensenergie versorgt. Der Nabel selbst ist genauso wichtig wie diese Zone.

Auf der körperlichen Ebene hilft die Arbeit mit diesem Punkt bei Müdigkeit und Unruhe.

Sollte bei der Aktivierung des Punktes Schmerz empfunden werden, liegen mehrere Blockaden im Wurzelchakrabereich vor.

Lage: Unterhalb des Nabels.

Die Karmapunkte der Füße:

40. Punkt

Aufgabe: Dieser Punkt kontrolliert die sexuelle Energie im Körper und im Aurabereich, im Wurzelchakra sowie in der Fußgegend (Fußchakren). Der Punkt neutralisiert alle karmischen Stauungen, beseitigt und entfernt negative Energien aus dem Aurabereich.

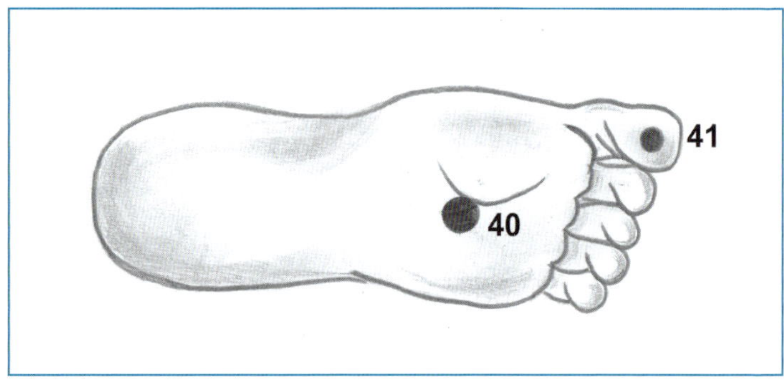

Karmapunkte 40–41

Auf der körperlichen Ebene hilft die Arbeit mit diesem Punkt bei Erkrankungen der Geschlechtsorgane, bei Gicht und Rheuma sowie Fußschmerzen.
Sollte bei der Aktivierung des Punktes Schmerz empfunden werden, weist dies auf Blut- und Energiestauungen im unteren Bauchbereich und auf negatives Karma hin.
Lage: In der Mitte des oberen Drittels der Fußsohle.

41. Punkt
Aufgabe: Er kontrolliert die Gehirntätigkeit und die Hypophyse.
Auf der körperlichen Ebene hilft die Arbeit mit diesem Punkt bei Lungenerkrankungen und Anämie.
Sollte bei der Aktivierung des Punktes Schmerz empfunden werden, liegt eine Lernschwäche sowie verminderte Konzentrationsfähigkeit vor.
Lage: Am großen Zeh auf der Fußsohlenseite.

Karmapunkt 42

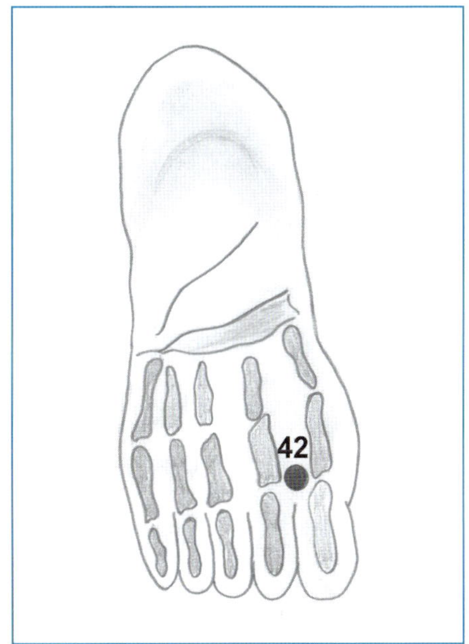

42. Punkt

Aufgabe: Das ist die Zone der Wahrnehmung und der Intelligenz. Sie steht für das Sexualchakra und unterstützt die Energie in den Füßen. Auf der körperlichen Ebene hilft die Arbeit mit diesem Punkt bei Lymphproblemen, Sexualproblemen, Leber- und Nierenschäden. Der Punkt unterstützt zudem den Stoffwechsel. Außerdem hilft er bei Schmerzen in den Rippen und bei Koliken sowie bei Kopfschmerzen, Zahnbeschwerden, Problemen mit der Stimme, Epilepsie und Diabetes.

Sollte bei der Aktivierung des Punktes Schmerz empfunden werden, liegen womöglich Probleme mit dem Stoffwechsel vor, er kann jedoch auch auf Nierensteine hindeuten.

Lage: Zwischen dem großen und dem 2. Zeh auf dem Fußrücken.

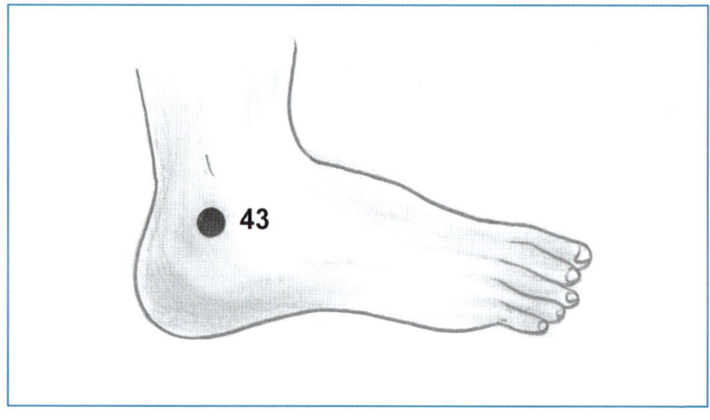

Karmapunkt 43

43. Punkt

Aufgabe: Dieser Punkt gleicht die Psyche aus und versorgt die gesamte energetische Struktur des Organismus. Er ist für die energetische Harmonie im Aurabereich verantwortlich. Durch ihn dringen aber auch die negativen und pathologischen Energien in die Aura ein. Dieser Punkt steht zudem für Freiheitsdrang.

Auf der körperlichen Ebene hilft die Arbeit mit diesem Punkt bei zu hohem Blutdruck, Epilepsie, Schlafstörungen und Kopfschmerzen. Außerdem hilft die Arbeit mit diesem Punkt bei übermäßigem Schwitzen, Krämpfen und Muskel- sowie Gelenkschmerzen.

Sollte bei der Aktivierung des Punktes Schmerz empfunden werden, liegt eine Muskelschwäche vor.

Lage: Seitlich an der Fußaußenseite unter dem Knöchel.

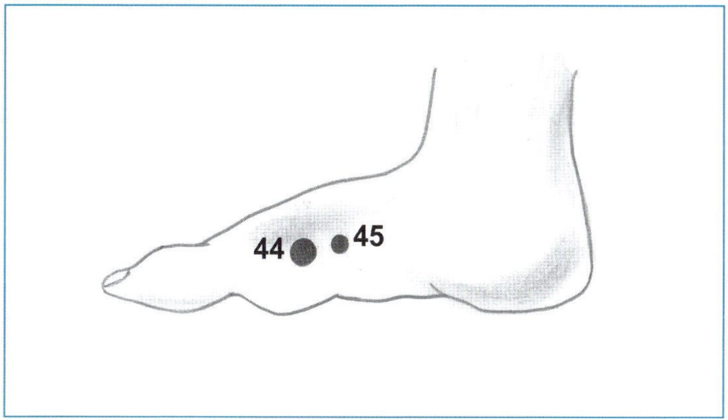

Karmapunkte 44–45

Punkte 44 und 45

Aufgabe: Beide Punkte schließen das Aurafeld im unteren Körperbereich ab.

Auf der körperlichen Ebene hilft die Arbeit mit diesen Punkten bei ständiger Nervenüberlastung und bei Stress. Diese Punkte regulieren die Lunge, die Galle, die Bauchspeicheldrüse, den Unterleib und den Magen.

Sollte bei der Aktivierung des Punktes Schmerz empfunden werden, ist die Aura schwammig und durchlässig.

Lage: Am Ursprung der Achillessehne.

Die Karmapunkte der Beine:

46. Punkt

Aufgabe: Er neutralisiert Stress, Emotionen und negative Gedankenmuster. Die Arbeit mit diesem Punkt bringt neue Lebensenergie in den Körper.

Auf der körperlichen Ebene hilft die Arbeit mit diesem Punkt bei Beschwerden im Oberbauch, bei einem geschwächten Dünndarm und Frigidität sowie Impotenz.

Sollte bei der Aktivierung des Punktes Schmerz empfunden werden, weist dies auf abgelagerte Toxine im Körper hin.

Lage: Am inneren Oberschenkel.

47. Punkt

Aufgabe: Dieser Punkt wird als Punkt der Langlebigkeit bezeichnet. Durch die Arbeit mit diesem Punkt nimmt man viele neue Energien auf und befreit die eigene Aura von negativen Ansammlungen und Fremdenergien. Es wird empfohlen, diesen Punkt vor allem im fortgeschrittenen Alter zu aktivieren.

Auf der körperlichen Ebene hilft die Arbeit mit diesem Punkt bei Störungen des Metabolismus (Stoffwechsel), Lymphproblemen und bei Leber- und Nierenschäden.

Sollte bei der Aktivierung des Punktes Schmerz empfunden werden, weist dies auf mangelnde Lebensenergie hin. Ansonsten kann Schmerz in dieser Zone auch auf Nierenleiden hindeuten.

Lage: Am Knie.

48. Punkt

Aufgabe: Diese Zone neutralisiert Stress und Ärger. Sie reinigt von negativen Energien und bringt neue Lebensenergien aus dem Universum zu uns.

Auf der körperlichen Ebene hilft die Arbeit mit diesem Punkt bei Potenzschwierigkeiten und Herzbeschwerden.

Sollte bei der Aktivierung des Punktes Schmerz empfunden werden, liegt eine negative energetische Belastung im unteren Bauchbereich vor.

Lage: Auf den inneren Waden beider Beine.

Karmapunkte 46–48

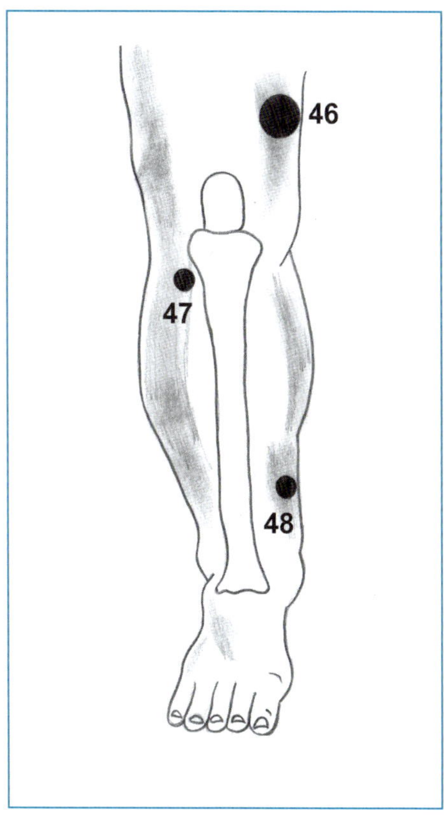

Die zwölf Zusatzpunkte:

49. Punkt

Aufgabe: Dieser Punkt ist ein Schalter zur Energieaufnahme. Die Arbeit mit diesem Punkt ermöglicht eine schnelle Energieaufnahme von außen und wird bei Energielosigkeit empfohlen. Der Punkt beseitigt negative Ansammlungen und macht den Kopf klar.
Auf der körperlichen Ebene hilft die Arbeit mit diesem Punkt bei Neurosen, Depressionen, Atemschwierigkeiten und Venenproblemen. Sie reguliert den Appetit, die Denkfähigkeit und stärkt die Sexualität und kreative Gedanken.
Sollte bei der Aktivierung des Punktes Schmerz empfunden werden, deutet das auf negative Energien im ganzen Aurafeld hin. Außerdem liegt eine Blockade im Solarplexus (nicht gelebte Gefühle) vor.
Lage: Am oberen Nacken rechts und links außen am Ende des unteren Schädelknochens.

50. Punkt

Aufgabe: Er unterstützt das 3. Auge und das Ich- sowie das Wir-Bewusstsein. Er stärkt die Bioenergie im Gehirn. Die Arbeit mit diesem Punkt verbessert die Wahrnehmung und schafft gute Laune.
Auf der körperlichen Ebene hilft die Arbeit mit diesem Punkt bei Bauchspeicheldrüsen- und Magenbeschwerden, Kopfschmerzen, Psychosen, Leberleiden, Meteorismus und Fieber.
Sollte bei der Aktivierung des Punktes Schmerz empfunden werden, liegen Blockaden im Herzchakra und im Solarplexus vor.
Lage: Oberhalb des 1. Halswirbels, circa zwei bis drei Zentimeter oberhalb der Haargrenze.

51. Punkt

Aufgabe: Er nimmt die Energie aus dem Kosmos auf und stärkt die körpereigene Energie im Wirbelsäulenkanal und kontrolliert das Aurafeld um die Lunge.

Auf der körperlichen Ebene hilft die Arbeit mit diesem Punkt bei Spannungszuständen des Kopfes, Erkrankungen des vegetativen Nervensystems und Stauungen im Schulterbereich.
Sollte bei der Aktivierung des Punktes Schmerz empfunden werden, deutet dies auf Nervenerkrankungen hin.
Lage: Am Ursprung des Trapezmuskels.

52. Punkt
Aufgabe: Dieser Karmapunkt ist der Punkt des Zulassens. Durch ihn fließen Energien und Informationen aus den äußeren Kanälen zu. Dieser Punkt ist mit dem Nabel verbunden und kontrolliert die Nackenaura.
Auf der körperlichen Ebene hilft die Arbeit mit diesem Punkt bei Lymphproblemen, Stoffwechselstörungen sowie Energiestauungen in der Bauchgegend. Außerdem hilft sie bei Müdigkeit, Angespanntheit und Halsbeschwerden.
Sollte bei der Aktivierung des Punktes Schmerz empfunden werden, liegt eine energetische Stauung im Brust- und Bauchbereich vor.
Lage: 7. Halswirbel.

53. Punkt
Aufgabe: Er verstärkt die Aurareinigung, beseitigt energetische Blockaden und die sogenannten »energetischen Parasiten«.
Auf der körperlichen Ebene hilft die Arbeit mit diesem Punkt bei Muskelschmerzen, Muskelatrophie, Bauchspeicheldrüsenerkrankungen, Menopausenbeschwerden und weiblichen Unterleibsbeschwerden. Sie stärkt das Immunsystem und hilft bei depressiven Verstimmungen und Apathie. Außerdem hilft sie bei Alkoholkater und bei der Reisekrankheit.
Sollte bei der Aktivierung des Punktes Schmerz empfunden werden, deutet das auf eine Schwäche des Immunsystems oder der Galle hin.
Lage: Links und rechts an der Wirbelsäule.

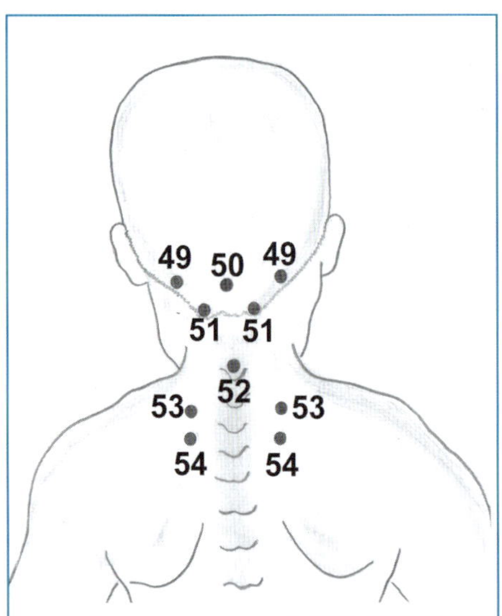

Karmapunkte 49–54

54. Punkt

Aufgabe: Er beseitigt energetische Blockaden im Bereich der Wirbelsäule.

Auf der körperlichen Ebene hilft die Arbeit mit diesem Punkt bei schweren Beinen, Muskelverspannungen und -schmerzen.

Sollte bei der Aktivierung des Punktes Schmerz empfunden werden, liegt eine energetische Blockade im Bereich des Solarplexus und am 3. Auge vor.

Lage: In der Nähe der oberen Grenze des Schulterblattes.

55. Punkt

Aufgabe: Dieser Punkt steht für die Verbindung zu Mutter Erde. Er unterstützt das Gehirn.

Auf der körperlichen Ebene hilft die Arbeit mit diesem Punkt bei Problemen mit der Potenz.

Sollte bei der Aktivierung des Punktes Schmerz empfunden werden, liegt eine Stauung der Energie in den Sexualorganen vor.
Lage: Unter dem Anus (Darmausgang).

56. Punkt
Aufgabe: Er stützt das ganze Aurafeld und die Energie in den Hüften.
Auf der körperlichen Ebene hilft die Arbeit mit diesem Punkt bei Problemen mit den Beinen und bei Unterleibbeschwerden, Hauterkrankungen und zu hohem Blutdruck.
Sollte bei der Aktivierung des Punktes Schmerz empfunden werden, liegt negative Energie im Unterleib vor.
Lage: Seitlich an der unteren Grenze der Pobacke.

57. Punkt
Aufgabe: Er unterstützt die Aura im Bauchbereich. Die Arbeit mit diesem Punkt erhellt die Gedanken.
Auf der körperlichen Ebene hilft die Arbeit mit diesem Punkt bei Verdauungsschwierigkeiten, Herzschwäche und bei Problemen mit den Sexualorganen.
Sollte bei der Aktivierung des Punktes Schmerz empfunden werden, staut sich die Energie in den Beinen. Die Energien im oberen und unteren Körper sind nicht harmonisch verteilt.
Lage: Seitlich in der Mitte der Pobacke.

58. Punkt
Aufgabe: Er unterstützt die Aura im Bauchbereich und an den Körperseiten.
Auf der körperlichen Ebene hilft die Arbeit mit diesem Punkt bei Lernschwäche sowie verminderter Konzentrationsfähigkeit, Herzerkrankungen, Lungenbeschwerden und bei Übergewicht.
Sollte bei der Aktivierung des Punktes Schmerz empfunden werden, staut sich Energie in den Füßen.
Lage: Seitlich an der oberen Grenze der Pobacke.

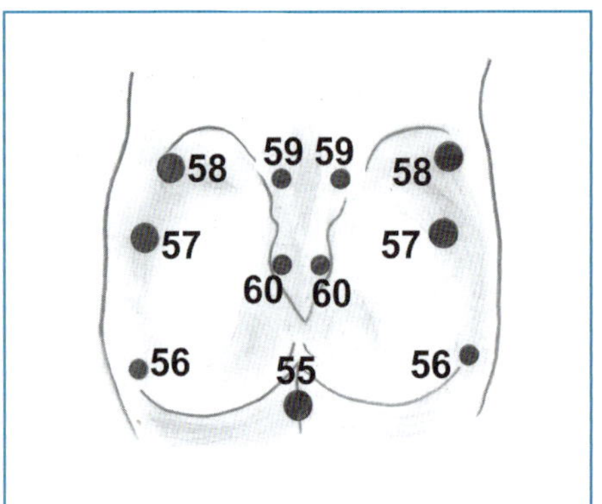

Karmapunkte 55–60

59. Punkt

Aufgabe: Das ist der Punkt der Reinigung. Er steuert die Energien im Darm. Die Arbeit mit diesem Punkt ermöglicht die Beseitigung der negativen Energien aus dem Darmbereich und aus dem kompletten Körper und verhilft der Aura, positives Prana (Lebensenergie) aufzunehmen.

Auf der körperlichen Ebene hilft die Arbeit mit diesem Punkt bei Blutdruckproblemen, Darmerkrankungen (besonders Dickdarm) und bei Verstopfungen.

Sollte bei der Aktivierung des Punktes Schmerz empfunden werden, liegen negative Stauungen im Körper vor. Die Aura ist durchlässig.

Lage: Zwischen dem 4. und 5. Lendenwirbel neben der Wirbelsäule.

60. Punkt

Aufgabe: Er unterstützt die Aura im Bauchbereich und bringt Energie zu den Nervenenden. Die Arbeit mit diesem Punkt erhellt den Kopf.

Auf der körperlichen Ebene hilft die Arbeit mit diesem Punkt bei Lymphproblemen und Potenzschwierigkeiten.

Sollte bei der Aktivierung des Punktes Schmerz empfunden werden, sind die Energien im oberen und unteren Körper nicht harmonisch verteilt.
Lage: Seitlich des Steißbeines.

Schnelle Hilfe mit nur fünf Punkten

Ich habe ein System entwickelt, das karmische Blockaden lösen kann und Ihnen mehr Ruhe verleiht. Es ist einfach und genial. Der Vorgang beseitigt schnell und unkompliziert Energiestauungen im Sekundentakt.

Man geht folgendermaßen vor:

- Kreisen Sie druckvoll mit dem Zeigefinger zwei Minuten lang um das 3. Auge (Stirnmitte) an Punkt 2.
- Danach drücken Sie zwei Minuten lang auf die Schläfen, Punkt 9.
- Anschließend setzen Sie sich bequem hin und drücken je zwei Minuten jeweils eine Fußsohle (in der Mitte der Sohle), Punkt 40.
- Im Anschluss lassen Sie den Kopf nach vorne kippen und tasten den 7. Halswirbel (den Buckel) und drücken zwei Minuten lang sanft oberhalb dieser Stelle, Punkt 52.
- Zum Schluss machen Sie ein paar klopfende Bewegungen in den inneren Ellenbeugen, Punkt 26.

Führen Sie die Behandlung mehrere Tage nacheinander durch, dann werden Sie eine wunderbare Veränderung Ihrer gesamten Situation erleben. Viel Erfolg dabei!

Nachwort

Liebe Leser,
bereits seit Jahrtausenden arbeiten russische Schamanen und Priester mit einer Magiemethode, die noch heute bis ins tiefste Sibirien hinein lebendig geblieben ist: der Vetucha-Heilung. Diese weißmagische Energiearbeit ermöglicht es, Blockaden in den Chakren und im Aurafeld sowie karmische Muster nachhaltig zu lösen.

Ich wurde von meiner Großmutter Baba Walja in dieses Wissen eingeweiht.

Mein umfassendes Praxisprogramm umfasst Gebete, Räuchern, die Arbeit mit Ikonen und Geheimrituale aus der Vetucha-Heilung. Es ist eine leicht erlernbare Technik, die die Selbstheilungskräfte aktiviert und im wahrsten Sinne des Wortes Wunder wirken kann.

Mir ist daran gelegen, dass alles, was ich von meinen Vorfahren sowie in meinem Leben gelernt habe, auch andere Menschen erfahren. Deshalb war es schon immer mein Wunsch, dieses Buch zu schreiben. Das Erbe, das ich von meiner Familie erhalten habe, möchte ich Ihnen, liebe Leser, nicht vorenthalten.

Ich hoffe sehr, dass Sie einige Tipps anwenden und dadurch Ihr Dasein bereichern werden. Wenn Sie mein Wissen beherzigen, werden Sie sehr schnell merken, dass sich Ihr Wohlergehen verbessern wird.

Die Energielehre ist ein sehr umfangreiches Gebiet und kann in einem einzigen Buch nicht alle Fragen beantworten. Sollten Sie noch mehr lernen wollen, würde es mich freuen, wenn Sie sich für meine

Seminare interessierten. Weitere Informationen finden Sie auf meiner Internetseite www.vadimtschenze.ch.

Ihr Vadim Tschenze

Literatur

Bücher des Autors

»Russisch-tibetische Honigmassage«, Videel 2001
»Das geheime Wissen – Einführung in die Welt der Esoterik«, Silberschnur 2006
»Orientalisches Wahrsagen – Kaffeesatzlesen«, Silberschnur 2007
»Karma-Orakel – der Mensch und die karmischen Gesetze«, Urania 2007
»Geheimnisse der Liebesmagie«, Silberschnur 2008
»Übersinnliche Phänomene«, Silberschnur 2008
»Das alte russische Wissen«, Silberschnur 2009
»Die russische Kräuterheilkunde«, Aquamarin 2012
»Geheimnisse der Edelsteine«, Neuzeit 2013
»Vadims Methode«, Goldmann 2014
»Die Aura und die Haut«, zusammen mit Katarina Michel, Aquamarin 2015
»Vetucha-Heilung«, Goldmann Verlag 2016
»Wer war ich in meinem früheren Leben?«, Goldmann 2016
»Schamanischer Kalender«, Goldmann 2016
»Sex und Karma«, Goldmann 2017
»Heilenergetische Ernährung«, Goldmann 2017
»Meine 100 Seelenschützer«, Goldmann 2018
»Matrix-Wiederherstellung«, Goldmann 2020

Geführte Meditationen auf CD

»Goldene Mitte: Verändere Dein Leben – Meditation zur Blockadenlösung bei karmischen Ursachen«

»Heilende Gebete für Liebe, Wohlbefinden, Geld und Blockadenlösung«

»Wasser aufladen: Heilende Töne für die Seele zum Wasseraufladen und für mehr Lebensqualität«

»Mystische Zahlenmeditation: Öffne und stärke dein Herzchakra«, Arkana 2017

»Meditation der fünf schamanischen Elemente: Erfülle deine

Wünsche und finde Harmonie«, Arkana 2017

»Meditationen der Weiblichkeit: Erwecke deine ursprüngliche Liebe und Intuition«, Arkana 2017

Seminare auf DVD

»Kartenlegen einfach gelernt, Seminar für Anfänger und Fortgeschrittene mit Vadim Tschenze – Basiskurs«

»Kartenlegen einfach gelernt, Seminar für Fortgeschrittene mit Vadim Tschenze – Aufbaukurs«

»Wohlfühlmassagen«

»Aberglaube, Magie, Wünsche und Heilung – Ein Vortrag mit Vadim Tschenze«

Seminare

Ausbildungen und Seminare an der Vadim Tschenze Akademie

Eine Auswahl:
Russischer Schamanismus
Geistheilung und Blockadenlösung
Kartenlegen nach russischer und sibirischer Tradition
Moderne Karmalehre und Numerologie
Engelweisheiten, Traumarbeit und Kaffeesatzlesen
Geheimnisse der Magie
Spirituelle Geistheilung hautnah auf Teneriffa
Channeling
Vetucha Healing
Selbstheilung durch Kräfte der Natur und Kräuterwissen
Anti-Aging durch Kräuterlehre
Schamanische Aufstellungen der Neuzeit
Auslandsseminare

Fordern Sie bitte das Gesamtverzeichnis an!